U0337335

中医典籍丛刊

外台秘要方

（下）

唐·王 焘 撰

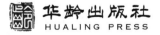

华龄出版社
HUALING PRESS

目 录

下 册

第二十九卷

从高堕下方三首

《千金》疗丈夫从高堕下,伤五脏,微者唾血,甚者吐血,及金疮伤绝崩中,皆主之方。

阿胶炙　干姜各二两　艾叶　芍药各三两

上四味,切,以水八升煮取三升,去滓,入胶令消,分二服,羸人三服。女人产后崩中伤,下血过多,虚喘,腹中绞痛,下血不止,服之悉愈。

又疗从高堕下,泻血及女人崩中方。

当归二分　大黄一分

上二味,捣为散,酒服方寸匕,日三。范汪同。并出第二十六卷中。

《千金翼》胶艾汤,主男子伤绝,或从高堕下,伤五脏,微者唾血,甚者吐血,及金疮经内绝者方。

阿胶炙　艾叶　芍药　干地黄各三两　干姜　当归　甘草炙　芎䓖各二两

上八味,切,以水八升,煮取三升,去滓,内胶令烊,分再服,羸人三服。此汤正主妇人产后、崩中伤下血多,虚喘欲死,腹痛血不止者,服之良。出第十九卷中。

从高堕下瘀血及折伤内损方一十八首

《广济》疗从高堕下，内损瘀血，消血散方。

蒲黄十分　当归　干姜　桂心各八分　大黄十二分　虻虫四分，去足翅，熬

上六味，捣为散，空腹以酒服方寸匕，日再，渐渐加至一匕半。忌生葱、猪、犬肉。出第四卷中。

《肘后》疗卒从高堕下，瘀血胀心，面青，短气欲死方。

取胡粉一钱匕，以水服之。《备急》、文仲同。

又方

煮大豆或小豆令熟，饮汁数升，和酒服之，弥佳。《千金》、《备急》、文仲同。一云：大豆二升，煮令熟，取汁二升，去豆，以淳酒六七升和饮之，一日饮尽，小豆亦佳。

又方

生干地黄二两，熬末，以酒服之。

又方

生地黄捣取汁，服一升，或二升，尤佳。

又方

乌鸦翅羽二七枚，烧末，酒和服之，即当吐血也。如得左羽尤佳。

又疗从高堕下，若为重物所顿笮，得瘀血方。

豆豉三升，沸汤二升渍之，食顷，绞去滓，内蒲黄三合，搅调，顿服之，不过三四服，神良。《删繁》、《小品》、文仲、《备急》、《集验》、《千金》同。

又方

乌梅五升,去核,以饴糖五升煮,稍稍食之,自消。文仲、《备急》、《千金》同。

又方

取茅连根叶捣,绞取汁一二升,服之,不过三四服愈。冬用根。

又方

刮琥珀屑,酒服方寸匕,取蒲黄二三匕,日四五服,良。

又方

末鹿角,酒服三方寸匕,日三。《千金》同。

又方

取败蒲荐烧灰,以酒服方寸匕。并出第三卷中。

深师疗从高堕下伤内,血在腹聚不出,疗下血方。

取好大黄二两　桃仁三十枚

上二味,捣,以水五升,煮取三升,分为三服,去血后,作地黄酒服,随能服多少,益血。过百日成微坚者,不可复下之。虚极杀人也。

又疗堕落瘀血,桃枝汤方。

桃枝一握,中指长,锉　芒硝五分　大黄四两　当归　甘草炙　桂心各二两　虻虫二十枚,去翅足,熬　水蛭二十枚,熬　桃仁五十枚,去尖皮,熬

上九味,㕮咀,以水八升,煮取三升,去滓,温分三服,内消。

又疗堕落,积瘀血,消血理中膏方。

大黄二两　猪脂二升　桂心一两　干姜一两　当归二两通草　乱发各一两

上七味,切,以膏煎发令消尽,捣药下筛,须令绝细,下膏置

地,内诸药搅匀,微火煎之,三上三下,即药成,去滓。以好酒服一两,日二服。一方不去滓。并出第二十六卷中。

《千金》疗从高堕下,及被木石所迮,或因落马,凡是伤损血瘀凝积,气急欲绝,无不疗方。

净土五升,蒸之令极热,分半,以故布数重裹之,熨病上,勿令大热,恐破肉,候冷即易之,以痛止即已。但有损伤,并以此法疗之,神效。已死不能言者亦活,三十年亦瘥。

又疗从高堕下损,有瘀血方。

蒲黄八两　附子一两,炮去皮,末

上二味,为散,以酒服五六钱匕,日三。不知,增之。并出第二十六卷中。

《近效》土质汗,疗折伤内损,有瘀血,每天阴则疼痛,兼疗产妇产后诸疾,神效方。《开宝本草》云:质汗主金疮伤折,瘀血内损,补筋,消恶血下血,妇人产后诸血,并酒消服之,亦敷病处。出西蕃,如凝血。蕃人煎甘草、松泪、柽乳、地黄并热血成之。今以益母成煎,故谓之土质汗也。

三月采益母草一重担一名夏枯草

上一味,拣择去诸杂草及干叶,以新水净洗,于箔上摊晒,令水尽,则用手捥断,可长五寸,勿用刀切,即置镬中,量水两石,令水高草三二寸,则纵火煎,候益母草糜烂,水三分减二,漉去草,取五六斗汁,泻入盆中,澄之半日,以绵滤取清汁,盆中滓淀并尽弃之。其清汁于小釜中慢火煎取一斗,如稀饧,每取梨许大,暖酒和服之,日再服,和羹粥吃并得。如远行不能,将稀煎去,即更炼令稠硬,停作小丸服之。七日内则疼痛渐瘥,二七日平复。或有产妇恶露不尽及血运,一两服即瘥。其药兼疗风,益心力,无所忌。郑长史处、吏部李郎中服之得力。

坠损方三首

《广济》疗坠损，骨肉苦疼痛不可忍方。

故马毡两段，其毡欲得故腻者，于铛中以酒五六升，著一抄盐，煮令热，即内毡于铛中，看毡热，便用裹所损处，冷即易之，勿令久热伤肉，如是三五遍，痛定即止，仍服止痛药散，即渐瘥。

又疗男子虚劳，坠伤内损，吐血不止欲死，面目黑如漆者，悉主之方。

黄芪　芎䓖　当归　芍药各三两　甘草三两，炙　生姜八两

上六味，切，以水九升，煮取二升五合，去滓，分温三服，服别相去六七里。不利。忌生冷、海藻、菘菜、猪、鱼。并出第四卷中。

《近效》疗坠损方。

生地黄一斤，分为三分

上每服取一分，熬令焦黄，以酒半升，煎一两沸，绞去滓，令温暖得所，食前，日三，无所忌。马坠亦疗之。

坠落车马方六首

《肘后》疗忽落马堕车，及坠屋坑崖腕伤，身体头面四肢内外切痛，烦躁叫唤，不得卧方。

急觅鼠矢，无问多少，烧，捣末，以猪膏和，涂封痛处，急裹之。仍取好大黄如鸡子大，以乱发裹上如鸭子大，以人所裁白越布衫领巾间余布以裹发外，乃令火烧，烟断捣末屑薄。以酒服，日再三。无越布，余布可强用，常当预备此物为要。《备急》《集验》《古今录验》同。出第三卷中。

《千金》疗凡人坠落车马,心腹积血,唾吐血无数方。

干藕根末,酒服方寸匕,日三。如无,取新者,捣取汁服之尤妙。

又疗堕马及树崩瘀血,腹满短气方。

大豆五升,水一斗,煮得二升半,去豆,顿服。剧者不过三服。并出第二十六卷中。

《千金翼》疗落马堕车及诸伤腕折臂脚,疼痛不止方。

黄芪　芍药各三两　干地黄　当归　附子炮　通草　续断　桂心　干姜各二两　蜀椒一合,汗　乌头半两,炮

上十一味,捣为散。先食,酒服五分匕,日三。忌如常法。本方有大黄一两。又云服方寸匕。出第十九卷中。

《救急》疗坠马落车被打,伤腕折臂,呼唤痛声不绝,服此散,呼吸之间不复大痛。三日筋骨相连,当归散方。

当归熬令香　桂心　甘草炙　蜀椒汗,各二分　芎藭六分,熬　附子炮　泽兰熬,各一分

上七味,捣为散。酒服方寸匕,日三。小儿被奔车马所损,裂其膝,皮肉决见骨,即绝死,小苏啼不可听闻,服之便眠,十数日便行走,其神验如此。忌同前方。《千金翼》、深师同。出第六卷中。

《近效》疗堕马内损方。

取虚药一小两,捣为末,牛乳一盏,煎五六沸,和服。李谏议云:虚药以羊肉汁和服,一日内不用吃菜,极效。出第一卷中。

折骨方三首

《肘后》疗凡脱折折骨诸疮肿者,慎不可当风卧湿,及多自扇,若中风则发痉,口噤杀人。若已中此,觉颈项强,身中急束者,急服此方。

竹沥饮三二升。若口已噤者,可以物拗开内之,令下。禁冷饮食及饮酒。竹沥卒烧难得多,可合束十许枚,并烧中央,两头承其汁,投之可活。《小品》、《备急》、文仲、《古今录验》同。出第三卷中。

《千金》疗腕折骨痛不可忍方。

取大麻根叶,无问多少,捣取汁,饮一小升。无生青者,以干者煮取汁服。亦主堕坠、打捶、瘀血,心腹胀满,短气,良。出第二十六卷中。

《救急》疗骨折,接令如故,不限人畜也方。

取钴锛铜错取末,仍捣,以绢筛,和少酒服之,亦可食物和服之,不过两方寸匕以来,任意斟酌之。出第九卷中。

伤筋方三首

《千金》疗被伤筋绝方。

取蟹头中脑及足中髓熬之,内疮中,筋即续生。

又方

捣葛根汁饮之,葛白屑熬令黄,敷疮止血。并出第二十六卷中。

《救急》续断筋方。

取旋覆草根,净洗去土,捣,量疮大小取多少敷之,日一易之,以瘥为度。《必效》同。出第九卷中。

筋骨俱伤方七首

《肘后》疗腕折,四肢骨破碎,及筋伤蹉跌方。

烂捣生地黄,熬之,以裹折伤处,以竹片夹裹之,令遍病上,急缚,勿令转动,一日可十易,三日即瘥。《千金》、《删繁》、《备急》、文仲、《古今录验》同。

又方

取生栝楼根捣之,以涂损上,以重布裹之,热除痛止。《备急》同。

又方

捣大豆末,合猪膏和涂之,干即易之。并出第三卷中。

深师疗折腕伤筋骨,槐子膏方。

槐子中仁　秦艽　白术　续断各一两　桂心六分　巴豆十枚,去皮心,熬　大附子一枚,炮

上七味,㕮咀,以醇苦酒渍槐子等一宿,以成炼猪脂二斤,于微火上煎三上三下,候膏成,绞去滓,温酒服枣子许一枚,日三,并涂敷。忌生葱、猪肉、冷水、芦笋、桃李、雀肉等。出第二十卷中。

《千金》疗四肢骨碎,及伤筋蹉跌方。

生地黄不限多少,熟捣,熬,以裹伤骨处,频易。《古今录验》同。

又方

豉三升,以水七升渍之,绞去滓,取汁饮,止烦闷。《古今录验》同。

又方

干地黄　当归　独活　苦参各二两

上四味,捣末,以酒服方寸匕,日三服。并出第二十六卷中。

折腕方一首

深师卓氏膏。

大附子四枚,生用,去皮

上一味,切,苦酒渍三宿,以脂膏一斤煎之,三上三下,膏成敷之。亦疗卒中风口噤,颈项强。出第二十六卷中。

折腕瘀血方四首

《千金》疗折腕瘀血方。

虻虫去足翅,熬　牡丹等分

上二味,为散,以酒服方寸匕,血化成水。

又方

大黄六两　桂心二两　桃仁六十枚,去皮

上三味,切,以酒六升,煮取三升,分三服,当下血瘕。并出第二十六卷中。

《千金翼》疗折腕瘀血方。

菴蔺草汁饮之,亦可作散服。出第十九卷中。

《古今录验》疗折腕瘀血方。

蒲黄一升　当归二两

上二味,捣散,酒服方寸匕,日三,先食服之。《千金》同。出第三十四卷中。

蹉跌方三首

深师疗蹉跌,补绝复伤,地黄散方。

干地黄十分　桂心　干姜　芎䓖　甘草炙　当归各二分
芍药五分

上七味,捣为散。先食,以酒服方寸匕,日三服。

又方

大豆熬令黑　大黄各二两　桂心一两

上三味,捣为散,分为三剂,酒和服。忌生葱。又大黄一两,生地黄三两切熬,以水酒二升,煮取一升,顿服之,瘥。出第二十六卷中。

范汪蹉跌膏,兼疗金疮方。

当归 续断 附子去皮 细辛 甘草炙 通草 芎劳 白芷 牛膝各二两 蜀椒二合

上十味,㕮咀,以猪膏二斤煎,以白芷色黄膏成,绞去滓,日再,以摩损处。出第十卷中。

被打有瘀血方一十三首

《肘后》疗若为人所打,举身尽有瘀血方。

刮青竹皮二升 乱发如鸡子大四枚,烧灰 延胡索二两

上三味,捣散,以一合,酒一升,煎三沸,顿服,日三四。《备急》、范汪同。

又疗被打击,有瘀血在腹内久不消,时时发动方。

大黄二两 干地黄四两

上二味,捣散,为丸,以酒服三十丸,日再,为散服亦妙。《备急》、文仲、《小品》、范汪等同。并出第三卷中。

范汪疗被打有瘀血方。

大黄二两 桃仁去尖皮,熬 虻虫各二十一枚,去足翅,熬

上三味,捣,蜜丸四丸,即内酒一升,煎取七合,服之。《备急》《肘后》同。

又方

姜叶切,一升 当归三两

上二味,为末,以酒服方寸匕,日三。并出第十卷中。

《备急》若久血不除,变成脓者,宜此方。

大黄三两　桃仁三十枚,去皮尖

上二味,切,以水五升煮取三升,分三服,当下脓血,不尽更作。文仲、《肘后》同。

又若久宿血在诸骨节及胁肋外不去者方。

牡丹　虻虫去足,熬,等分

上二味,捣末,以酒服方寸匕,血化成水。《小品》、文仲、《千金》并《翼》、《古今录验》同。

又方

大黄如鸡子一枚　蚯蚓矢一合

上二味,酒半升,煮取三沸,服之。

又方

铁一斤,酒三升煮取一升,服之。又烧令赤,投酒服之。《小品》、文仲、《肘后》同。出第八卷中。

《千金》疗被打伤破,腹中有瘀血方。

蒲黄一升　当归　桂心各二两

上三味,捣散,以酒服方寸匕,日三夜一,不能酒,饮服之。刘涓子方。

又方

捣莨菪子末,以敷疮上。

又凡有瘀血者,其人喜忘,不欲闻人声,胸中气塞短气方。

甘草一两,炙　茯苓二两　杏仁五合

上三味,切,以水一斗,煮取三升,分为三服。范汪同。

又被欧击损伤,聚血腹满方。

豉一升,以水二升煮三沸,去滓,再服。不瘥,重服之。范汪同。并出第二十六卷中。

张文仲、刘涓子疗被打腹中瘀血,白马蹄散方。

白马蹄烧令烟断,捣末,以酒服方寸匕,日三夜一。亦疗妇人瘀血,消化为水。《肘后》《备急》《千金》同。

被打损青肿方七首

《千金》疗被打,头眼青肿方。

用新热羊肉敷之。

又方

大豆黄末和敷之。

又方

墙上朽骨,唾于石上研,摩涂之,干即易。

又方

釜月下土细末,涂之。

又方

羊皮上卧之。

又方

炙肥猪肉令热拓上。又炙猪肝贴之,亦佳。出第二十六卷中。

文仲疗被打青肿方。

以水磨桂涂之,赤则以墙中朽骨磨涂之,则平复也。梁都督侍中敷效也。出第八卷中。

许仁则疗吐血及堕损方三首

许仁则论曰:此病有两种,一者缘堕打损,内伤而致此病;一者缘积热兼劳而有此病。若内伤,自须依前堕坠、内损、大便血等诸方救之。若积热累劳吐血状，更无余候，但觉心中悄悄，似欲取吐，背上烦热，便致此病，宜依后鸡苏七味汤、桑白皮八味散疗之方。

鸡苏五两　生地黄切　青竹茹各一升　生姜　桑白皮各六两　小蓟根切，六合　生葛根切，六合

上药，切，以水九升煮取三升，去滓，分温三服，服别相去如人行十里久。若一剂得力，欲重合服，至四五剂尤佳。隔三四日服一剂。如未定，则宜合后桑白皮八味散服之。

桑白皮散方。

桑根白皮六两　生姜屑六两　柏叶　鸡苏各四两　小蓟根五两　干地黄七两　青竹茹一升，新者　地菘三两

上药捣散，煮桑白皮饮和一方寸匕，日再服，渐渐加至二三匕。以竹沥下亦得。

又此病有两种，一者外损，一者内伤。外损因坠打压损，或手足、肢节、肱、头项，伤折骨节，痛不可忍。觉内损者，须依前内损法服汤药。如不内损，只伤肢节，宜依后生地黄一味薄之法，及芥子苏等摩之方。

生地黄，无问多少，净洗，捣碎令烂，熬之，候水气尽，及热以薄折处，冷即易之。如骨蹉跌，即依疗折伤法缥缚，兼薄羊脑、生龟、生鼠等法，为有所损，此不复载。如伤损处轻，捣芥子和苏，以摩伤处。若被打坠压伤损，急卒虽不至昏闷，腹内无觉触，然身之中相去非远，外虽无状，内宜通利。或虑损伤，气不散，外虽备用诸方，腹内亦须资药，但不劳大汤。如前内损欲死者，服汤取利，欲用时，间小小诸物服之，理应无嫌，其法略出如后。小便酒煮生地黄，每始王木、缤木、梓叶、卢药、楮药、猪脂，及石蜜、白石、地菘、延胡索、赤泥药。以上十一物并出下卷，吴升同。

金疮禁忌序一首

《肘后》：凡金疮去血，其人若渴，当忍之，常用干食并肥脂之物以止渴，慎勿咸食。若多饮粥辈，则血溢出杀人，不可救也。又忌嗔怒、大言笑、思想阴阳、行动作劳，勿多食酸咸饮酒、热羹臛辈，皆使疮痛肿发，甚者即死。疮瘥后犹尔，出百日、半年，乃稍复常耳。凡金疮伤天窗、眉角、脑户、臂里跳脉、髀内阴股、两乳、上下心、鸠尾、小肠及五脏六腑俞，此皆是死处，不可疗也。又破脑出血而不能言语，戴眼直视，咽中沸声，口急唾出，两手妄举，亦皆死候，不可疗。若脑出而无诸候者可疗。又疮卒无汗者，中风也。疮边自出黄汁者，中水也。并欲作痉候，可急疗之。又痛不在疮处者，伤经也。亦死之兆。又血出不可止，前赤后黑，或白，肌肉腐臭，寒冷坚急者，其疮难愈，亦死也。并出第三卷中。

金疮预备膏散方三首

《肘后》疗金疮膏散三种，宜预备合，以防急疾之要，续断膏方。

蜀续断　蛇衔　防风各三两

上三味，切，以猪脂三斤，于东向露灶煎之，三下三上，膏成，去滓。若深大疮者，但敷四边，未可使合；若浅小疮者，但通敷便相连，令止血住痛。亦可以酒服如杏子大。

又冶葛蛇衔膏方。

蛇衔　蔷薇根　续断　冶葛各二两　当归　附子各一两，半去皮　防风　黄芩　泽兰各一两　松脂　柏脂各三两上十一味,㕮咀,以猪脂二斤煎之,别以白芷一枚内中,候色黄即膏成,去滓滤,以密器收贮之,以涂疮,无问大小皆瘥,不生脓汁也。出第七卷中。

深师预备金疮散方。

干姜　甘草炙　桂心各一两　当归三两　芎䓖四两　蜀椒三两,汗

上六味,捣散,以酒服方寸匕,日三。《肘后》同。出第二十九卷中。

金疮方一十一首

《肘后》疗金疮方。

割毡方一寸,烧灰,研,以敷之,瘥。

又方

杏仁去皮尖,捣如泥,石灰等分,以猪脂和之,淹足合煎,令杏仁黄,绞去滓,以涂疮上,日五六遍,愈。

又方

烧故青布作灰,敷疮上,裹缚之,数日瘥,可解去。

又方

以蛇衔草捣敷之,瘥。

又方

狼牙草茎叶熟捣,敷贴之。兼止血。一方烊草授敷之。

又方

五月五日掘葛根,曝干,捣末,敷疮上,止血止痛。

又方

钓樟根出江南,刮取屑敷疮上,有神验。

又方

紫檀末，以敷金疮，止痛、止血、生肌。

又方

烧牡蛎末敷之，佳。凡裹缚疮，用故布帛，不宽不急，如系衣带即好。并出第七卷中。

《近效》金疮或压损断裂方。

剥取新桑皮，作线缝之，又以新桑皮裹之，以桑白汁涂之，极验。小疮但以桑皮裹即瘥。

又金疮、灸疮、火烧疮等方。

蜡如胡桃仁　杏子一抄，烂捣　槟榔仁一枚　薰陆香半合

上四味，和捣，以猪脂煎，即以此药涂帛上贴疮，此方甚效。

金疮续筋骨方三首

《千金》疗金疮粉散，辟风水、续筋骨、止血方。

石灰　地菘苗　细辛　旋覆根　葛叶　猪膏　青蒿　麦门冬苗　益母苗不限多少，切

上九味，捣取汁，和石灰作饼子，曝干，末如粉，以敷伤疮上，止血、止痛、生肌。五月五日合之神效。出第二十六卷中。

《必效》疗被斫筋断者，续筋方。

旋覆根捣汁，沥疮中，仍用滓封疮上，即封裹之，十五日即断筋便续矣，更不须开易。此方出苏景仲家，獠奴用效。出第四卷中。

《古今录验》疗金疮中筋骨，续断散方。

续断五两　干地黄　蛇衔　地榆　杜蘅各四两　干姜　蜀椒汗　细辛　桂心各一两　当归　芎䓖　苁蓉　芍药各三两　人参　甘草炙　附子炮去皮，各二两

上十六味，捣为散，以酒饮和服方寸匕，日三服。忌海藻、菘菜、生菜、生葱、猪肉、冷水。一方无杜蘅，有牡蛎。出第三十四卷中。

金疮止痛方五首

范汪疗金疮，内塞止痛，地榆散方。

地榆根　白蔹各二分　附子一分，炮　当归四分　芎䓖　白芷　芍药各三分

上七味，捣散。以酒饮服方寸匕，日三服。忌同前方。

又金疮，内塞逐痛方。

黄芩　当归各三两　甘草炙，二两　细辛　乌头炮，各二两　干姜一两　白芷四两

上七味，捣筛。以酒饮服一钱匕，日三，可至二钱匕。忌同前方。

又金疮止痛方。

马蹄烧灰，三指撮，以酒和服之。并出第十九卷中。

《千金》凡金疮若刺疮，痛不可忍者方。

葱白一把，水三升，煮数沸，渍洗疮上，痛即止。亦治因水入疼痛。《翼》、深师同。出第二十六卷中。

《古今录验》疗金疮，止痛，牡蛎散方。

牡蛎二分，熬　石膏一分

上二味，下筛，以粉疮，痛即止。出第三十四卷中。

金疮生肌方四首

《广济》疗金疮生肌破血，补劳消疮轻身，紫葛汤方。

紫葛三握，细锉之，以顺流河水三大升，煎取一升二合，去

滓。空腹,分三服。若冷,以酒一大升,水二升和煮,取一大升。无忌。出第六卷中。

范汪疗金疮,内塞止痛,生肌肉散方。

当归 甘草炙 肉苁蓉 芎䓖 芍药 蜀椒汗 吴茱萸 干姜 桂心 白芨 黄芪 厚朴 人参

上十三味,等分,捣为散。以酒饮服一方寸匕,日三服。忌同前方。

又疗金疮生肌白膏方。

白芷一两六铢 干地黄一两半 芎䓖一两六铢 甘草半两,炙 当归 白蔹 附子各十八铢,去皮 蜀椒二合半,汗

上八味,㕮咀,以猪脂五斤合煎三上三下,药成,去滓,涂疮上,日再。忌同前方。并出第九十五卷中。

《古今录验》疗金疮,生肌散方。

甘草一斤,炙 黄柏八两 当归四两

上三味,捣末,以封疮上,日再。出第三十四卷中。

金疮去血多虚竭内补方二首

《千金》疗金疮去血多,虚竭,内补方。

当归三两 芍药 细辛各五分 干姜三分 甘草二分,炙

上五味,为散。以酒服方寸匕,日三夜一。忌同前方。出第二十六卷中。

《古今录验》疗金疮去血多,虚竭,内补方。

蜀椒三分 干姜二分 苁蓉 甘草炙 芍药 当归 芎䓖 桂心 黄芩 人参 黄芪 厚朴炙 吴茱萸 桑白皮各一两

上十四味,捣散。以酒服方寸匕,日三。一方有白芨,无桑白

皮。《千金翼》同。出第三十四卷中。

金疮中风方八首

《肘后》疗金疮中风方。

蜀椒，量疮大小，用面作馄饨，煻灰中炮令熟，及热开一小口，当疮上掩之，即引风出，可多作，取瘥。《备急》《小品》同。出第三卷中。

《必效》疗金疮中风，角弓反张者方。

取杏仁碎之，蒸令馏，捣绞取脂，服一小升许，兼以摩疮上，即瘥。

又方

取蒜一大升，破去心，以无灰酒四升煮蒜，令极烂，并滓服一大升以来，须臾汗如雨出，则瘥。

又疗口噤不能语方。

蔓荆子净洗一升，捣令细，粘手，撮为炷，以灸疮上一两度，热彻即瘥。兼服后方。

又疗因疮著风方。

鸡粪一合，乌豆二升，簸令净，二味相和，于铛中熬令焦黑，及热泻出，以酒二大升淋之，与服，随多少令尽，取汗，瘥。如无汗，更作服。

又疗因疮著风，角弓反张方。

取莨菪根，可疮大小截令平，如无大者，并缚数根，称疮以为限，猪脂一大合，盐末一鸡子黄大，和膏，于火上温之，令膏盐相得，不用过热，热即伤肉，以暖得炷疮上，冷即易之，为两炷，于坩器中烧之，更相用，以瘥止，验。

又方

生鸡子、乌麻油，二味合煎，稍稠，待冷，以封疮上。

《古今录验》疗金疮得风，身体痓强，口噤不能语，或因破打而得，及斧刀所伤，得风临死，总用此方，无有不瘥，瓠瓤烧麻烛熏之方。

取未开瓠瓤一枚，长柄者，开其口，随疮大小开之，令疮相当，可绕四边闭塞，勿使通气，上复开一孔如碗口，取浮麻子烛两条并燃，瓠瓤向上，烛尽更续之，不过半日即瘥。若不止，亦可经一两日熏之，以瘥为度。若烛长不得内入瓠瓤，可中折用之。出第三十四卷中。

诸疮中风寒水露方五首

文仲云：凡以八九月刺手足金疮及诸疮中寒露水冷毒，皆杀人，不可轻也，疗之方。

生竹若桑枝两条，着熛火中令极热，斫断炷疮口中，热气尽更易一枚，尽二枚则疮当烂，乃取薤白捣，以绵裹著热灰中，使极热，去绵，以薤白薄疮上，布帛急裹之。《肘后》、《千金》同。

又疗若已中水及恶露风寒，肿痛方。

以盐数合，著疮上，以火炙之，令热达疮中毕，以蜡内竹管，插热灰中令烊，以滴入疮中，即便愈。若无盐用薤白，但单用蜡亦良。《肘后》同。出第五卷中。

《备急》疗诸疮中风寒水露肿痛，云因疮而肿者，皆中水及中风寒所作也。其肿气入腹则杀人也方。

烧黍瓤，或牛马干粪、桑条辈多烟之物，掘地作坎，于中烧之，以版掩坎上，穿版作小孔，以疮口当孔上熏之，令疮汁出尽乃止。又滴热蜡疮中佳。《集验》、《肘后》、文仲同。

又方

以桑灰汁温之,以渍疮,大良。姚云神验。《肘后》《千金》同。出第十八卷中。

《近效》疗疮因水入疼痛方。

取生葱一束,捣,以脚踏上,须臾更著之,瘥。李谏议房给事录,试效。

被刀箭伤方一十一首

刘涓子疗金疮,箭在肉中不出方。

半夏三两,洗　白蔹三两

上二味,下筛,以酒服方寸匕,日三,浅者十日出,深者二十日出,终不住肉中。《肘后》、《千金》、文仲、《小品》同。出第三卷中。

《肘后》疗卒被毒箭方。

捣蓝青,绞取汁,饮之,并薄疮上。若无蓝,取青布渍之,绞取汁饮之,亦以汁淋灌疮中。《肘后》、范汪、文仲、《备急》、《千金》同。

又方

煮藕取汁饮之,多多益善。《肘后》、文仲、《备急》同。

又方

但多食生葛根自愈,或捣生葛,绞取汁饮之,干者煮取饮之。《小品》、《千金》、《集验》、《备急》、文仲同。

又方

干姜、盐等分,捣末,敷疮上,毒皆自出。范汪、《肘后》、《备急》同。一作干葛。

又凡毒箭有三种，交广夷俚用焦铜作镞；次岭北，用诸蛇虫毒螫物汁著管中，渍箭镞。此二种才伤皮，便洪肿沸烂而死，唯射猪犬，虽困犹得活，以其啖人粪故也。人若有中之，便即餐粪，或绞滤取汁饮之，并以涂疮上，须臾即定，不尔，不可救也。又一种，是今之猎师射獐鹿，用射罔以涂箭镞，人中之，当时亦困顿，著宽处者不死，若近胸腹，亦宜急疗之。今葛氏方是射罔者耳。

又疗箭镝及诸刀刀在咽喉、胸膈诸隐处不出者方。

牡丹一分　白蔹二分

上二味，捣末。以温酒服方寸匕，日三服。刃自出。《肘后》《备急》《千金》同。出第九卷中。

《小品》疗被毒箭伤方。

雄黄末敷之愈。《肘后》《千金》《集验》同。此方亦疗蛇毒。

又方

食麻子数升愈。捣饮其汁亦佳。《肘后》、范汪、《千金》同。出第十卷中。

《集验》疗毒箭方。

以盐满疮中，灸盐上三十壮。《肘后》同。

又方

煮芦根汁，饮一二升。范汪、《小品》同。一云煮姜汁饮二三升。

又疗刀箭疮，有血不止方。

以小儿矢涂封之，三日即瘥，并不伤人。出第九卷中。

竹木刺不出方一十六首

刘涓子竹木刺不出方。

鹿角烧灰末，以水和，涂之，立出，久者不过一夕。《集验》、文仲、《备急》、《肘后》、范汪、《古今录验》、深师同。出第三卷中。

《肘后》疗竹木刺不出方。

取羊粪燥者,烧灰,和脂涂之。刺若未出,重敷之。《删繁》、《集验》、《千金》、《备急》、深师同。一云用干羊粪末。

又方

嚼白梅,涂之。《集验》《千金》同。

又方

王不留行末服之,并敷上即出。《集验》、文仲、深师、《千金》同。

又方

捣乌梅,水和,涂之刺上,立出。《千金》用白梅。并出第三卷中。

深师疗刺不出方。

以鹿脑厚敷上,燥复易之,半日即出。出第二十九卷中。

《集验》疗刺藏在肉中不出方。

用牛膝根茎,合捣,以敷之,即出。纵疮合,其刺犹自出。《肘后》、《备急》、文仲、范汪、深师、《千金》同。出第九卷中。

《千金》疗刺在人肉中不出方。

煮瞿麦汁,饮之,日三,立出。

又方

温小便渍之,次日即出。

又方

白茅根烧末,以膏和涂之,亦主诸疮因风致肿。《肘后》同。

又方

蔷薇烧灰,以水服方寸匕,日二度,十日刺出。

又方

烧凿柄为灰,酒服二方寸匕。日三度,其刺即出。

又方

酸枣核烧末,服之瘥。

又方

头垢涂之。并出第二十六卷中。

文仲疗竹木刺不出方。

刮象牙屑,水和,涂刺上,立出。《肘后》、范汪、《备急》、深师同。出第八卷中。

《救急》疗竹木刺伤方。

嚼豉封之,立瘥。《千金》《肘后》同。出第九卷中。

狐尿刺方二首

《千金翼》论:凡诸螳螂之类,盛暑之时,多有孕育,游诸物上,必有精汁,其汁干久则有毒,人手触之,不疑之间,则成其疾,故曰狐尿刺,日夜惨痛,不识眠睡,百方疗不能差方。

但取蒲公英茎叶根断之,取白汁涂,令厚一分,即瘥。神验。出第二十四卷中。

《肘后》疗狐尿棘刺人,肿痛欲死方。

以热桑柴灰汁渍之,冷复易,永瘥。《备急》、崔氏同。出第八卷中。

狐刺方五首

崔氏疗狐刺方。

取好豉心以足为限,但觉被刺,即熟嚼豉以薄之,少顷,看豉中当见毛,不见,又速嚼豉,数薄之,以昼夜勿绝,但以毛尽便愈。

又方

热捣杏仁，细研，煮一两沸，承热以浸刺处，数数易之，大良。《古今录验》同。

《集验》疗狐刺方。

热鱼汁灌疮中。

《备急》疗狐刺方。

以热蜡灌疮中，又烟熏之，令汁出愈。此狐所溺之木，犹如蛇螫也。《肘后》、《小品》、文仲同。出第八卷中。

《必效》主狐刺，痛如鸟啄者方。

生栝楼、香豉二味等分，捣之为饼，敷患处，干即易之，效。段家方。出第六卷中。

恶刺方三首

《千金翼》疗恶刺方。

五月蔓菁子，捣末，和乌牛乳封之。无乌牛，但是牛乳亦得。本方云人乳亦得。出第二十四卷中。

《古今录验》疗恶刺方。

取未煮饼油脂，以面和油调，须臾著疮上，即愈。一云蔓菁根和粉，以面和油。

又方

取曲末，和独头蒜捣之，内疮孔中，虫出即瘥。出第三十五卷中。

灸疮方四首

《肘后》论曰：凡灸不依明堂脉穴，或是恶日神，恶时杀，病人年神、入神所犯，天地昏暗，日月无光，久积阴沉，及灸日食毒物方毕,或灸触犯房室等,其灸疮洪肿,发作疼痛,病人加甚灸者,疾本不痊,增其火毒,日夜楚痛。遇其凡愚,取次乱灸,此皆因火毒伤脏,即死矣。今用方疗之。

柏白皮三两　当归一两　薤白一握

上三味,切,以猪脂一升,煎三上三下,以薤白黄,绞去滓,以涂疮上。亦疗风水中疮、火疮。出第三卷中。

《集验》疗灸疮痛,肿急方。

捣灶中黄土,末之,以水和煮令热,以渍之。深师、《千金》、《肘后》同。

又疗灸疮,薤白膏,生肌肉止痛方。

薤白　当归各二两　白芷一两　羊髓一斤

上四味,哎咀,以羊髓煎,白芷色黄药成,去滓,以敷疮上,日二。《肘后》、《千金》、文仲同。出第八卷中。

《千金》疗灸疮方。

甘草炙　当归各一两　胡粉六分,一作胡麻　羊脂六分

上四味,切,以猪脂五合煎之,去滓,以敷疮上。忌海藻、菘菜。出第二十六卷中。

灸疮脓不瘥方三首

《肘后》疗灸疮脓不瘥方。

白蜜一两　乌贼骨一两,末

上二味,相和以涂之。《千金》同。

《千金》疗灸疮,脓坏不瘥方。

腊月猪脂一斤　薤白切,一升　胡粉一两

上三味,先煎薤白令黄,去之,绵裹石灰一两,更煎,去之,入

胡粉令调,敷之,日三。

又方

石灰一两,末,细绢筛,以猪脂和相得,微火上煎数沸,先以暖汤洗疮讫,以布裹灰熨疮上,三过,便以药贴疮上,灸之,又捣薤敷之。《肘后》同。出第二十六卷中。

火烧疮及火油天火疮方三首

《集验》凡被火烧者,初慎勿以冷水、冷物并井下泥,火疮得冷,即热气更深,转入至骨,烂坏人筋挛缩者,良由此也。

又疗卒被火烧,若剧闷绝不识人方。

取新热小便,饮一升,及冷水和蜜饮之。口噤不开者,可拗开灌之,其闷瘥,然后疗外乃善。《千金》、《古今录验》、崔氏、《小品》同。出第八卷中。

《千金》疗火疮方。

未熬麻油和栀子仁末涂之,唯厚为佳。已成疮者,筛白煻灰粉之,即瘥。出第二十六卷中。

《近效》疗火油及天火疮,初出似沸子,渐渐大如水泡,似火烧疮赤色热翕翕,须臾,浸淫渐多,急速者是也方。

芸薹菜不限多少,捣绞取汁,芒硝、大黄、生铁衣各等分,捣大黄末,相和芒硝等,以芸薹汁调如稀糊,以秃笔点药敷疮上,干即再点,频用极有效。阎师云:芸薹冬月煮取汁洗亦可。

火灼烂坏方五首

刘涓子疗火烧,人肉烂坏,麻子膏方。

麻子一合　柏白皮　山栀子碎　白芷　甘草各一两　柳白

皮一两

上六味,㕮咀,以猪脂一升煎,三上三下,去滓,以涂疮上,日三。出第五卷中。

《集验》疗火烂疮,膏方。

柏白皮　生地黄研,各四两　苦竹叶　甘草各四两

上四味,切,以猪脂一斤煎三上三下,药成滤去滓,以摩疮上,日再摩。《千金》无地黄。深师、《千金》、刘涓子、范汪同。出第八卷中。

《千金》堕火灼烂疮方。

榆白皮熟嚼,封之瘥。

又火疮败坏方。

柏白皮切,腊月猪膏合淹,相和,煮四五沸,色变去滓,涂疮。范汪同。出第二十六卷中。

又方

柏白皮　生地黄　黄芩　蛇衔　栀子　苦竹叶各一两

上六味,切,以羊髓半升煎之,三上三下,去滓,涂疮上,瘥。

汤火所灼未成疮及已成疮方一十一首

《肘后》疗汤火所灼,未成疮者方。

取暖灰,以水和习习尔,以敷之,亦以灰汁洗之。

又方

黍米　女曲等分

上二味,各异熬,令黑如炭,捣下,以鸡子白和涂之,良。

又方

取菰蒋根,洗去土,烧灰,鸡子黄和涂之。

又方

取柳白皮细切，以猪膏煎，以涂之，以柏白皮弥佳。凡此以上三方，皆能止痛，疾仍不成疮也。

又方

以小便渍洗之。

又方

以苦酒和雄黄涂之。

又若已成疮者方。

以白蜜涂疮上，取竹幕贴之，日三。出第七卷中。

范汪疗汤火灼疮方。

破鸡子取白涂之。《肘后》同。

又方

以豆酱汁涂之。《肘后》、文仲同。并出第九十一卷中。

《备急》疗汤火灼疮方。

柳皮烧灰如粉，敷之。《肘后》同。

又方

猪膏和米粉，涂之，日五六过，良。此二方既令不痛，又使速愈，又无瘢痕，已试有效。《肘后》同。出第八卷中。

汤火疮无问大小方四首

崔氏疗汤火疮，无问大小，秘要方。

取狗毛碎剪，烊胶和之，以遍封疮上，一封之后，比至痂落亦不痛。《救急》同。出第五卷中。

文仲疗汤火疮，无问大小，秘要方。

新热牛粪涂之，良。崔氏同。出第十七卷中。

《救急》疗汤火疮,无问大小,秘要方。

取粟熬令焦黑,投水中,搅之良久,滤取汁,重煎如糖,以敷疮上,并灭瘢。崔氏同。

又方

取黍米煮粥,和鸡子白敷疮,良。并出第五卷中。

汤火烂疮方五首

《肘后》疗汤火烂疮方。

取石膏捣末,以敷之,立愈。《古今录验》同。出第三卷中。

《备急》汤火灼烂方。

白蔹末,涂之,立有效。

又方

以竹中蠹虫末,涂之良。

又方

石灰末,以水和涂之,干即易之。并出第八卷中。

《古今录验》疗汤火烂方。

取商陆根捣末,以粉疮上。出第四十卷中。

汤煎膏火所烧方四首

《肘后》疗为沸汤、煎膏所烧,火烂疮方。

丹参细切,以羊脂煎成膏,敷疮上。《千金》、《备急》、文仲、《集验》同。

又方

熟捣生胡麻如泥,以厚涂疮上。并出第七卷中。

《集验》被汤火热膏所烧,不问大小,栀子膏方。

栀子三十枚　　白蔹　　黄芩各五两

上三味，切，以水五升、麻油一升煎，令水气竭，去滓，冷之，以淋疮，令溜去火热毒，肌乃得完也。作二日，任用膏涂汤散治之。《千金》并《翼》《古今录验》《小品》同。出第八卷中。

文仲滚汤煎膏所灼，火焰所烧方。

牛粪新者，和以鸡子白，涂之，比常用之，亦不作疮，不痛。神验。出第七卷中。

漆疮方二十七首

《广济》疗漆疮方。

煮椒汤洗，频三五度。又嚼糯米敷上，干即易之，频四五度，即瘥。忌热面、肉、饮酒。出第五卷中。

《肘后》疗卒得漆疮方。

以鸡子黄涂之，干即易之，不过三五度。文仲同。

又方

煮柳叶汤，适寒温洗之，柳皮尤妙。《集验》、《必效》、文仲、《千金》同。

又方

取生蟹黄涂之。

又方

煮香薷，以渍洗之。深师、《古今录验》同。

又方

浓煮鼠查茎叶洗之，亦可捣取汁以涂之。《集验》《千金》同。赤瓜木也。

又方

嚼秫米以涂之。

又方

以造酒小曲捣末,以粉之,干即以鸡子白和涂之,良。

又方

挼慎火草,若鸡肠草以涂之,漆姑草亦佳。深师、《千金翼》同。

又方

以羊乳汁涂之。《千金翼》、深师同。

又咒漆法,畏漆人见漆,便漆著之。

唾之曰:漆奕丹阳,漆无弟无兄,漆自死,丹亡二七须鼠伤。三唾之。又咒三过止,则不复生疮也。出第四卷中。

《删繁》疗漆疮方。

取莲叶干者一斤,以水一斗,煮取五升,洗疮上,日再。《肘后》、崔氏、文仲、《千金》同。

又方

芒硝五两,汤浸洗之。《肘后》、《千金翼》、深师同。出第九卷中。

《千金》疗著漆洗汤方。

取磨石下滓泥涂之,取瘥止,大验。《翼》同。

又方

矾石著汤中令消,以洗之。《翼》《肘后》同。出第二十六卷中。

《千金翼》疗漆疮方。

贯众捣末,以涂之良。干,以油和涂之。《集验》、文仲、《肘后》同。

又方

取猪膏涂之。文仲、《删繁》、《千金》同。

又方

宜唉肥肉。《集验》、深师、《千金》同。

又方

嚼穄谷涂之。出第十九卷中。

崔氏疗漆疮方。

频以盐汤洗之,大良。

又方

以马尿洗之,瘥止。

《备急》疗漆疮方。

捣韭根如泥,涂之。煮薤叶,洗之,佳。《肘后》、深师、崔氏同。

又方

取蟹捣,以涂之,最妙。或以水浸之,取水数数洗之,亦效。

《救急》疗漆疮方。

以铁浆洗之,随手瘥,频为之妙。出第八卷中。

《必效》疗漆疮方。

取漆姑草,捣汁二分,和芒硝一分,涂之。若无芒硝,即朴硝最妙。炙韭熨之效。

又方

浓煮杉木汁,洗之,数数用即除,小儿尤佳。出第四卷中。

《古今录验》疗漆疮方。

黄栌木一斤,锉,盐一合,二味以水一斗,煮取五升,去滓,候冷,以洗之,即瘥。王长华家神方。出第四十三卷中。

论曰:此疾虽小,有著者,遍身头面似疹癫浮肿,生疮痛痒,毛发脱落,心烦恍惚,不得眠睡,因疗之迟,遂为他疾,或便成风癫,亦可畏也。

侵淫疮方七首

《肘后》疗卒得浸淫疮,转广有汁,多起于心,不早疗之,绕身周匝,则能杀人方。

以鸡冠血涂之,良。

又方

取牛粪新者,绞取汁,以涂之,亦烧烟熏之。

又方

胡燕窠末,以水和涂之。文仲、《备急》同。

又方

取鲫鱼长三寸者,以少豉合捣,涂之,亦疗马鞍疮。若先起四肢,渐向头面者,难疗也。又取鲫鱼油煎,去鱼,涂之。文仲、《备急》同。出第四卷中。

《集验》疗卒毒气攻身,或肿,或赤痛,或痒,并分散上下周匝,烦毒欲死方。

取生鲫鱼切之如鲙,以盐和捣,遍涂疮上,干复易之。此为侵淫疮也。《备急》同。出第八卷中。

《古今录验》疗侵淫疮,苦瓠散方。

苦瓠一两　蛇皮半两,烧　露蜂房半两,熬　大豆半升　梁上尘一合

上五味,为散,以粉粥和,涂纸,贴赤处,日三,甚良。

又疗侵淫疮,戎盐散方。

戎盐二分　大黄四分　蔄茹一分

上三味,捣散,以酒和敷疮上,日三良。

月蚀疮方一十二首

《广济》疗月蚀疮方。

自死青蛙一枚,烧作灰 母猪蹄一枚,烧灰 甘草末 救月
杖烧灰

上四味,等分,蜜和涂疮上,日二,瘥止。

又方

五月五日干虾蟆一枚,烧灰 石硫黄一两,研 矾石一两,熬
令汁尽

上三味,为散,以敷疮上,日二,瘥止。小儿耳后疮同用。并
出第五卷中。

《肘后》疗大人、小儿卒得月蚀疮方。

五月五日虾蟆灰,以猪膏和涂之,瘥止。文仲、《备急》、《集
验》同。

又方

于月望夕取兔屎,仍内虾蟆腹中,合烧为灰末,以敷疮上,瘥
止。《集验》、崔氏同。崔氏云,兔矢七枚。

又方

取萝摩草捣末,涂之瘥。

又方

烧蚯蚓矢令赤,末,以猪膏和,敷之。文仲、《备急》、《千金》、
《古今录验》同。

又云:此疮多在两耳上及七孔边,随月死生,故名月蚀疮也。
世言小儿夜指月所为,实多著小儿也。文仲、《备急》同。

又方

水银　黄连末,各二两　胡粉熬　松脂各一两,研

上四味,相和合,研水银消,以涂疮。疮如干,以腊月猪脂和。先以盐汤洗拭,然后敷之。出第十六卷中。

《集验》疗月蚀疮方。

救月蚀,鼓皮如手许大一片,以苦酒三升渍一宿,以涂疮上。或云烧作灰,脂和敷之。崔氏同。

又方

虎头骨二两,碎　浮萍屑,一两

上二味,以猪脂一斤煎,取骨黄成膏,以涂疮上。崔氏同。

又方

茱萸根　地榆根　蔷薇根

上三味,各等分,为散,作汤洗疮,取药涂疮上,日三。崔氏同。

又方

燃烛照疮,使烛热气相及疮,即愈。崔氏、《古今录验》同。并出第九卷中。

《千金翼》疗月蚀疮恶肉方。

斑蝥去足翅,熬　石硫黄　茴茹各一两,末

上三味,捣筛,以涂疮上。如疮干,以猪脂和涂之,日三。出第二十四卷中。

代指方一十一首

《小品》代指者,其状先肿,焮焮热痛,色不黯黑,然后缘爪甲边结脓,剧者爪皆脱落,亦谓之代指病也。

又代指无毒,正繇人筋骨中热盛撮结故耳。吴人名遭指,野

夫名为土卢,即皆是代指疾也。疗方。

单煮甘草汁渍之,或用芒硝汤渍之,捣青菜汁拓之,但得一种浸拓之,即瘥。《千金》同。

《肘后》疗代指方。

以猪膏和白善敷之,数易,瘥止。深师、《千金翼》同。白善,一作曲蟮土。

又方

以指刺炊上热饭中,七过。文仲、《集验》、深师、《千金》、范汪同。

又方

取梅核中仁,熟捣,以淳苦酒和敷之,须臾瘥止。文仲同。

又指忽掣痛不可忍方。

灸指头痛处七壮,愈。《千金》同。

又指端忽发疮方。

烧铁令热,勿令赤,以灼之。上二方俱主代指。并出第五卷中。

《千金翼》疗代指方。

先刺去脓,炙鲊皮令热,以裹缚指令周匝,痛即止,便愈。《千金》同。出第二十三卷中。

崔氏论:代指者,是五脏之气使然,流注于十二源经脉,热冲手指不还,即代指也。

当取热汤,急渍之,即出,使满七度,便以冷水中浸之讫,又复浸之,如此三度,即涂羊胆,愈。未成脓,此方甚效。或以猪胆盛代指,缠之,瘥。本方云渍干封桂末,便愈。出第四卷中。

《备急》疗手指忽肿痛不已者,名为代指方。

和泥,泥指令遍周匝,厚一寸许,以热灰中炮之令燥,视皮皱即愈。不皱者，更为之良。文仲、深师、范汪同。

又方

取粱米粉，铁铛中熬令赤，以众人唾和之，涂上，令厚一寸，即消。

又方

小便和盐作泥，厚裹之，数易瘥。镵针刺血出最妙。出第五卷中。

甲疽方五首

崔氏：夫甲疽之为病，或因割甲伤肌，或因甲长侵肉成疮肿痛，复缘靴窄研损四边，肿掀，黄水出，侵淫相染，五指俱烂，渐渐引上脚跌，泡浆四边起如火烧疮，日夜倍增，万医所不能疗之方。

绿矾石五两，形色似朴硝而绿色

上一味，置于铁版上，聚炭封之，以囊袋吹令火炽，即沸流出，色赤如融金，看沸定汁尽，去火待冷收取，按为末，色似黄丹。先以盐汤洗疮，拭干，用散敷疮上，唯多为佳。著药讫，以软帛缠裹，当日即汁断疮干。若患急痛，即涂少酥令润，每日一遍，盐汤洗濯，有脓处则洗使净，其痂干处不须近。每洗讫，敷药如初，似急痛，即涂酥，五六日即觉疮上痂渐剥起，但依前洗敷药，十日即疮渐渐总剥痂落，软处或更生白脓泡，即捺破敷药，自然总瘥。神验无比。刑部张侍郎亲婴此病，卧经六十余日，困顿不复可言，在京众医并经造问，皆随意处方，了无效验，唯此法得效如神，今故录之，以贻好事者。出第五卷中。

《救急》疗甲疽方。

屋上马齿菜　昆仑青木香　印成盐

上三昧,各烧成灰,并等分。又取光明砂少许,于诸药中拌总和,下筛,为细散,以敷疮上,干即易之,以瘥止。当疮未瘥以前,不宜食鸡、猪、鱼肉、腥秽、酒、蒜等,瘥后仍三十日忌酒良。出第九卷中。

《必效》疗甲疽,赤肉生甲边上,裹甲者方。

取瓜州矾石,烧令沸定,末敷之,湿即刮却,更著,日数易,即消散。窦宣城绰云效。亦主杂疮,有虫、有黄水。若得吴白矾石亦佳。若无,鸡矢矾亦好。

又疗甲疽疮,肿烂,生脚指甲边,赤肉出,时瘥时发者方。

黄芪二两　蔄茹三两

上二味,切,以苦酒浸一宿,以猪脂五合,微火上煎,取二合,绞去滓,以涂疮上,日三两度,其息肉即消散。出第四卷中。

《近效》疗甲疽疮神妙方。

熏黄悭好者　蛇皮烧灰

上二味,等分,更和研之,右先以温泔清浸洗疮令软,以尖刀子割去甲角入内处,裹干,取药枣栗许大,以敷疮上,用软帛裹之,半日许,药湿即易之,一日许即永除。其先痛者,敷药讫,一饭顷,即宜痛定,瘥讫。一二日勿著窄靴鞋,若能断酒及猪、鸡、鱼、蒜、面等,其效愈远。其药不过三四度易,永瘥。萧十四郎中有效。

肉刺方二首

《古今录验》疗肉刺方。

好薄刮之,以新酒醋和羊脑敷之,一宿洗去,常以绵裹之良。出第四十一卷中。

《近效》疗肉刺方。

以黑木耳取贴之，自消烂，又不痛，宜以汤浸木耳软，乃用之。

手足皲裂方五首

深师疗手足皲裂方。

蜀椒四大合，汗，以水一升煮之七沸，去滓，渍之，半食顷出，令燥，须臾复浸，涂羊、猪髓脑尤妙。范汪同。出第二十九卷中。

《集验》疗手足皲裂，血出痛方。一

若涉水霜冻，面及手足皲裂瘃坏，取麦窠浓煮汁，及热以浸洗之，即瘥。

又方

取葱叶荾黄及箨煮，以渍洗之。范汪同。

又疗人脚无冬夏常坼裂，名曰尸脚，此因履踏洗尸水及恶物故也方。

取鸡屎一升，以水二升，煮数沸，待小冷，以渍脚半日，不过三四度瘥。深师、《千金》、范汪同。出第九卷中。

《千金》疗手足皴裂，血出疼痛方。

猪胰著热酒中以洗之，即瘥。深师、《集验》同。云无酒用汤亦佳。出第二十四卷中。

手足逆胪及瘃坏方二首

范汪疗手足指逆胪方。

真珠一分　干姜二分

上二味，捣末，以涂疮指上，日三。《千金》、深师同。

深师疗冬月冒涉冻凌，面目手足瘃坏，及始热痛欲瘃者方。

蜀椒二分　芎䓖二分　白芷　防风各分　姜一分，一作盐上五味,以水四升,煎令浓,以洗之。出第二十九卷中。

疣目方一十九首

《肘后》疗疣目方。

月晦日夜,于厕前取故草二七茎,茎研二七过,粉疣目上讫,咒曰:今日月晦疣惊,或明日朝乃弃,勿反顾之。

又方

取亡人枕若席物,以二七拭之,亡人近,弥易去也。并出第五卷中。

《集验》疗去疣目方。

七月七日,以大豆一合,拭疣目上三过讫,使病疣目人种豆,著南向屋东头第二溜中,豆生四叶,以热汤沃杀,疣目便去矣。《千金》、《肘后》、范汪同。

又方

取松柏脂,合和,涂其上,一宿即不知处。《千金》同。

又方

作艾炷著疣目上灸之,三炷即除。范汪、《千金》同。

又方

以石硫黄突疣目上,六七过除。《千金》同。

《千金》去疣目方。

取月十五日月正中时望月,以秃苕帚扫疣目上三七遍,瘥止。

又方

以猪脂痒处揩之,令少血出,即瘥,神验不可加也。

又方

以苦酒渍石灰六七日,取汁,点疣上,小作疮,即落。

又方

杏仁烧令黑,研如膏,涂之,令瘥止。

又方

以牛涎数涂之,自落。并出第二十四卷中。

崔氏疣目方。

取月尽日平旦井花水,月生一日煮作汤,灶突北面南自洗,咒曰:日尽水,月初汤,灶突北,千疣死,百疣亡。凡七度洗及咒,甚良。

又方

先布纸一张于床上,即以笔点疣一下,还点纸一下,无问多少,皆一一点,每点即咒曰:纸亦烂,疣亦散,点一遍讫,乃深埋点纸于屋溜下,久当疣散。

又方

以蜘蛛网丝绕缠之,自落,良。

又方

盗取一酸酒酢以摩疣上,咒曰:疣疣不知羞,一酸酒酢洗你头,急急如律令。咒满七遍,久即自愈。并出第四卷中。

张文仲疗手足忽生疣目方。

蒴藋赤子挼使坏,疣目上涂之,即去。范汪同。

又方

以盐涂疣上,令牛舐之,不过三度。出第五卷中。

《近效》疗疣子法。

以墨涂之,不过五度,即瘥。

又方

以屋溜下水涂疣上。韦给事方。

去黑子方二首

《集验》去黑子及赘方。

生藜芦灰五升　　生姜灰五升　　石灰二升半

上三味，合和令调，蒸令气溜，取甑下汤一斗，从上淋之，尽汤取汁，于铁器中煎减半，更闹火煎，以鸡羽摇中即燃断，药成。欲去黑子、疣赘，先小伤其上皮，令裁破，以药点之。此名三灰煎，秘方。《古今录验》、范汪同。出第九卷中。

《救急》去黑子方。

夜以暖浆水洗面，以布揩黑子令赤痛，挑动黑子，水研白旃檀，取浓汁以涂黑子上，旦又复以暖浆水洗面，仍以鹰屎粉其上。出第三卷中。

疣赘疕黑子杂疗方六首

深师灰煎，疗瘤赘、瘢痕、疵痣及痈疽恶肉等方。

石灰一斗五升　　湿桑灰四斗　　柞栎灰四斗

上三味，合九斗五升，以沸汤令浥浥调湿，内甑中蒸之，从平旦至日中，还取釜中沸汤七斗，合甑三淋之，澄清，内铜器中，煎令至夜，斟量余五斗汁，微火徐徐煎，取一斗，洗乱发，干之如鸡子大，内药中，即消尽，又取五色彩剪如韭叶大，量五寸，著药中，亦消尽，又令不强，药成，以白罂子中贮之。作药时，不得令妇人、小儿、鸡、犬临见之。灰煎亦疗瘤，验。其肉瘤、石瘤，药敷之皆愈。其血瘤，瘤附左右胡脉，及上下悬痈、舌本诸险处，皆不可令消，消即血出不止，杀人，不可不详之。

又疗疣赘方。

取速读子熟时坏破之,以涂其上便落。并出第二十九卷中。

《千金》疗皮中紫赤,疣痣靥秽方。

干漆熬　雌黄　矾石各三两,熬　巴豆五十枚　炭皮一斤

雄黄五两

上六味,为散,以鸡子白和,涂故绵,贴病上,日二易之,即除。深师加莽草三两,余同。出第二十四卷中。

又疗疣赘疣痣方。

雄黄　硫黄　真珠　矾石熬　蔄茹　巴豆去皮心　藜芦各一两

上七味,为散,以漆和令如泥,以涂贴病上,顷成疮,及去面上黑子,点之即去。深师同。出第二十四卷中。

《古今录验》疗黑子,去疣等,五灰煎方。

石灰　蒴藋灰　桑灰　炭灰　薑灰各一升

上五味,以水溲,蒸令气匝,仍取釜中汤淋取清汁五升许,于铜器中东向灶煎之,不得令鸡、犬、小儿、女人、秽者见之,膏成好凝,强如细砂糖,即堪用,量以点封之。出第五卷中。

《广济》疗疣赘赤黑,疣痣靥秽,疮疽息肉,强结瘤等,神效,灰煎方。

炭灰三升,汤拌令湿彻,以热汤渍,令半日后,还以汤淋之,稍稍点汤,不得太速下,即灰汁不验。候汁下得三二升,即内一小铛中煎,令一两沸,即别取一两石灰,风化者为佳,恐中湿者,须熬令极热,内灰汁中和煎,以杖箄搅之勿住手,候如煎饼面,少许细细取,成膏,急泻著一瓷器中,搅令冷,不燃,须臾干燥不堪用,常候此煎,十分有一分堪久停,但有伤损,肉色须臾变赤黑色,痛如火烧状,若灸瘢发揪,经二十余日,病自然脱落,无瘢痕。

欲冲风冷、远行贴乌膏亦神效,痂亦易落。疮未瘥间,忌小豆、姜。外纵有瘢,亦不凸出。乌膏在二十四卷中。

灭瘢痕方一十七首

《广济》疗人面瘢痕,灭之方。

取白鸡,以油脂和水煮小麦,令熟纯,以饲鸡三两日,大肥,安鸡著版上,作笼笼之,七日莫与鸡食,空饲清水七日,取猪脂,去脉膜切,唻饲如食,粪皆凝白,开收,暖水取涂瘢上,十度平复旧。欲用涂,以粗葛布揩微赤离离讫,然后涂之,男女俱用效也。

又疗人面及身疮瘢不灭方。

鹰白粪 烂腐骨 尿白碱各四分 麝香二分

上四味,研令如粉,以葛布揩,令赤微离离,以脂和敷之,日二度,瘥止。并出第五卷中。

刘涓子六物灭瘢膏方。

衣中白鱼 鸡屎白 鹰粪白 芍药 白蔹 白蜂等分

上药研如粉,以乳汁和涂瘢上,日三良。出第五卷中。

《小品》灭瘢方。

鸡矢白一两 辛夷四分 白附子二分 细辛二分

上四味,酒浸一宿,以羊脂六合,微火煎三上三下,去滓,伤瘢以甘草汤洗讫,涂之。一方有桂心二分。

又方

鹰屎白一两研,白蜜和,涂瘢上,日三。并出第十卷中。

《千金翼》凡面皰疮瘢三十年以上,并冷疮、姜瘢、金疮等方。

斑蝥三枚,去足翅,熬 巴豆三枚,去心皮 密佗僧 胡粉二两 鹅脂三两 煎金矿洮沙三两 高良姜三两,去皮 海蛤三

两,取中者

上八味,为粉,用鹅脂和,夜半涂之,旦以甘草汤洗之,瘢止。出第五卷中。

《救急》灭瘢方。

猪脂三斤,饲乌鸡,令三日使尽,收取白矢,内白芷、当归各一两,煎白芷令黄,去滓,内鹰屎白二分,搅令调,涂之,旦洗之。《千金》同。

又方

蒺藜子 山栀子仁各一合

上二味,为散,酢浆和如泥,临卧时以涂之,旦洗之。《千金》同。

又方

痕凸出,秋冬小麦面,春夏大麦面,下筛令细,以酥和封之良。《千金》同。

又方

夏以热瓦熨。冬以冻凌熨之。《千金》同。

又方

鹰屎白一两 白鱼二七枚

上二味,为散,蜜和涂之,日三,即瘢。《千金》同。

又方

鹰屎白十分 白僵蚕八分

上二味,研如粉,白蜜和敷之,日三,瘢。慎五辛、肥腻、生冷物。《千金》同。

又方

腊月猪脂四升,煎大鼠一枚,令消尽,以生布摩伤以涂之,日四五过。《千金》同。并出第三卷中。

《必效》灭瘢方。

禹余粮　半夏

上二味,等分,末,以鸡子黄和之,先以新布拭瘢上,令赤,以涂之,勿令见风,二十日灭矣。十年瘢无不愈,平复如故。《救急》、范汪、《千金》同。

又疗灸疮及金疮,凡百疮瘢,能令高者平,下者起方。

鸡屎白　鹰屎白各二合　辛夷仁四分　白附子　杜若各三分　细辛二分

上六味,下筛,以赤蜜少少和,先以布揩瘢微破,涂之,日二。瘥后忌五辛、小豆、油腻及酢、饮酒等。若慎口味,如大小浅深无不瘥。一本无杜若,有桂心。并出第四卷中。

《古今录验》疗面上瘢,灭之方。

白僵蚕一两　珊瑚一两　白芷一两　鸡矢白一两　朱砂一两,研

上五味,捣,蜜和敷之,尤良。

又方

木兰香一斤,以三岁米醋浸令没,百日出,曝干,捣末,以涂之。一方用酢浆水浸百日,出曝干,末,服方寸匕,日再。出第三卷中。

第三十卷

恶疾大风方一十首

《千金》论曰:恶疾大风,有多种不同。初得虽遍体无异,而眉须已落;有遍体已坏,而眉须俨然;有诸处不异好人,而四肢腹背皆有顽处,重者手足十指已有堕落;有患四体大寒而重裘不暖者;有寻常患热不能暂凉者;有身体枯槁者;有津汗常不止者;有身体干痒彻骨,搔之白皮如麸,卒不作疮者;有疮痍荼毒,重叠而生,昼夜痛不已者;有直置顽钝,不知痛痒者。其色亦有多种,有青、黄、赤、白、黑,光明、枯暗。此疾虽种种状貌不同,而难疗易疗,皆属在病人,不繇医者。何则?此病一著,无问贤愚,皆难与语,口顺心违,不受医教,直希望药力,不欲求己,故难疗易疗属在病人,不关医药。臣尝手疗六百余人,瘥者十分有一,莫不一一亲自抚养,所以深细谙委,知其情性。若觉难共语,不受人教,即不须与疗,纵与疗,终有触药力,病既不瘥,乃劳而无功也。仁者易共语,故可疗也。

又论曰:《神仙传》有数十人,皆因恶疾而致仙道者何?皆繇割弃心累,怀颖阳之风,所以非止瘥病,乃至因祸而取福也。故臣所睹病者,其中颇有士大夫,乃至有异种名人,乃遇斯患,皆恋爱妻孥,系著心髓,不能割舍,直望药力,未肯近求诸身。若能绝其嗜欲,断其所好,非但愈疾,因兹亦可自致神仙。尝问诸病士人,皆云自作不仁之行,久久并为极猥之业,于中仍欲更作云为。

虽有悔言,而无悔意。但能自新,受师教命,餐进药饵,何有不除?臣以正观中,尝将一病士入山,教服松脂,欲至百日,须眉皆生。由此观之,唯须求之于己,不可一仰医药者也。然有人数年患身体顽痹,羞见妻子,不告之令知,其后病成,状候分明,乃云卒患,此皆自误。然斯疾也虽大,治之于微,亦可即瘥。此疾一得,多者不过十年皆死,近者五六岁而亡,然病者皆自谓百年不死,深可悲悼。

又论曰:一遇斯疾,即须断盐,常进服松脂,一切公私物务,释然皆弃,犹如脱屣。凡百口味,特须断除,渐渐断谷,不交俗事,绝乎庆吊,幽隐岩谷,周年乃瘥。瘥后终身慎房室,犯之还发。兹疾有吉凶二义,修善则吉,若还同俗类,必是凶矣。今略述其綩致,以示后之学者,可览而思焉。

又蔺豆疗恶疾方。

细粒乌豆,择取摩治之,去有皮不落者,三月、四月取天雄、乌头苗及根,净去土,勿洗,捣绞取汁,渍豆一宿,豆如熟豆大,漉出曝干,如此七度,始堪服。每服三枚,渐加至六七枚,日一。忌房室、猪鱼鸡雉肉。毕三十日,毛发即生。犯药即不瘥。

又岐伯神散,疗万病,痈疽疔癫风瘘,骨肉疽败,百节疼,眉毛发落,身体淫淫跃跃痛痒,目痛烂眦,耳聋,龋齿,痔瘘等方。

天雄炮去皮 附子炮去皮 细辛 乌头炮去皮 茵芋炙,各一两 干姜二两 石南 菖蒲 防风各二两 白术 独活各三两 踯躅一两 椒汗,二两 防葵二两 枳实二两,炙

上十五味,捣散。以酒服方寸匕,日三,勿加。

又疗恶疾,狼毒散方。

狼毒炙 秦艽

上二味,等分,为散。酒服方寸匕,日二服。五十日愈。切须忌慎。

又方

松脂炼,投冷水中二十遍,杵末,蜜丸,服二两,饥即服之,日三。鼻柱断离者,二百日瘥。断盐及杂食、房室。

又石灰酒,主生发毛,长须眉,去大风方。

松脂成炼者十斤　黍米一石　石灰一石,拌和湿,蒸令气足　上曲一石二升

上四味,先于大铛中炒石灰,以木著灰中,火出为度。枸杞根锉五斗,以水一石五斗煮取九斗半,去滓,以淋石灰三遍,澄清。以石灰汁和酿渍曲,用汁多少,一如酿法。讫,封四七日。开饮一二升,常令酒气相及为度,百无所忌,不得触风。其米泔水及饭糟不得使六畜、犬、鼠食之,皆须令深埋却。此方九月作,至二月止。恐隔上热,服后进三五口冷饭压之。妇人不能食饮,黄瘦积年及褥风,不过一石即瘥。

又疗风,身体如虫行方。

盐一斗,水一石,煎减半,澄清,湿洗浴三四遍。亦疗一切风。

又方

以淳灰汁洗面,不过一月日愈。

又方

以大豆渍饭浆中,旦温洗面,头中痒加少面沐头,勿以水濯之,十洗必瘥。

又方

成炼雄黄、松脂等分,蜜和丸。以饮服十丸,丸如桐子大,日二,百日瘥。慎酒、肉、盐、豉、生冷、生血物等。神秘不传。出第

二十四卷中。

《近效》婆罗门僧疗大风疾，并压丹石热毒，热风手脚不随方。

硝石一大两　生乌麻油二大升

上二味，内铛中，以土墼盖口，以纸泥同，勿令气出，细细进火煎之。其药未熟气腥，候香气发即熟。更以生乌麻油二大升和之，更微火煎之，以意斟量得所，讫，内不津器中。服法：患大风者，用火为使，在室中重作小纸屋子，屋子外燃火，令病人在纸屋中发汗，日服一大合，病人力壮，日二服，服之三七日，头面疱疮皆灭。若服诸药丹石热发，不得食热物、著厚衣、卧厚床。床风者，即两人共服一剂，服法同前，不用火为使，忌风二七日。或但取一匙内口待消，咽汁，热除。忌如药法。吕员外处得。

诸癞方九首

《病源》：凡癞病皆是恶风，及犯触忌害得之。初觉皮肤不仁，或淫淫苦痒如虫行，或目前见物如垂丝，或隐疹辄赤黑，此皆为疾之始起，便急疗之。断米谷肴鲑，专食胡麻、松、术辈，最善也。夫病之生，多从风起，当时微发，不将为害。初入皮肤之里，不能自觉，或流通四肢，潜于经脉，或于五脏，乍寒乍热，纵横脾肾，蔽诸毛腠理，壅塞难通。因兹气血精髓乖离，久而不疗，令人顽痹，或汗不流泄，手足酸疼，针灸不痛；或在面目，习习奕奕；或在胸颈，状如虫行；或身体遍痒，搔之生疮；或身面肿痛彻骨髓；或顽如钱大，状如蚝毒；或如梳，或如手，锥刺不痛；或青黄赤黑，犹如腐术之形；或痛无常处，流移非一；或如酸枣，或若悬铃；或似绳缚拘急，难以俯仰，手足不能摇动，眼目流肿，内外生疮，小便赤黄，尿有余沥，面无颜色，恍惚多忘，其间变状多端。毒虫若食人肝,眉睫堕落;若食人肺,鼻柱崩倒,或鼻生息肉塞孔,气不得通;若食人脾,即语声变散;若食人肾,耳鸣啾啾,或如雷敔之音;若食人筋脉,支节堕落;若食人皮肉,顽痹不觉痒痛,或如针锥所刺,名曰刺风。若虫乘风走于皮肉,犹若外有虫行,复有食人皮肉,彻外,从于头面即起为疱,肉如桃核、小枣。从头面起者,名曰顺风;从两脚起者,名曰逆风。令人多疮,犹如癣疥,或如鱼鳞,或痒或痛,黄水流出。初起之时,或如榆荚,或如钱孔,或青或白,或黑或黄,变易无定,或起或灭,此等皆病之兆。又云:风起之繇,皆是冷热交通,流于五脏,彻入骨中,虚风因湿和合,虫生便即作患。论其所犯,多因用力过度,饮食相违,房室太过。毛孔既开,冷热风入五脏,积于寒热,寒热之风,交过通彻,流行诸脉。急者即患,缓者稍远。所食秽杂肉,虫生日久,冷热至甚,暴虫遂多,食人五脏骨髓,及于皮肉筋节,久久皆令坏散,名曰癞风。若其欲疗,先与雷丸等散,服之出虫,见其虫形,青、赤、黑、黄、白等诸色之虫,与药疗者无不差。

然癞名不一。木癞者,初得先当落眉睫,面目痒,如复生疮,三年成大患,急疗之愈,不疗患成。火癞者,生疮如火烧疮,或断肢节,七年落眉睫,急疗可愈,八年成疾,难可疗。金癞者,是天所为也。负功德祟。初得眉落,二年食鼻,鼻柱崩倒,亟疗,良医能愈。土癞者作病,身体块磊,如鸡子、弹丸许。此病宜急疗之,六年成大患,十五年不可疗。水癞者,先得水病,因即留停,风触发动,落人眉须,急疗之,经年病成。蟋蟀癞者,如蟋蟀在人身体内,百节头皆欲血出,三年亟疗。面癞者,虫出如面,举体艾白,难疗,熏药可愈,多年亟疗。白癞者,斑驳或白或赤,眉须堕落,亦可疗之,多年难疗。疥癞者,状似癣瘑,身体狂痒,十年成大患,可急疗之,愈。风癞者,风从体入,或手足刺疮,风冷痹痴,不疗,二十年后便成大患,急疗之,愈。蚵癞者,得之身体沉重,状似风癞,可疗之,至久积岁成大患,疾速疗之。酒癞者,酒醉卧黍瓤上,因汗体虚,风从外入,落人眉须,令人惶惧,小疗大愈。《养生禁忌》云:醉酒露卧,不幸生癞也。又云:鱼无鳃不可食,食之令人五月发癞。出第二卷中。

《肘后》:凡癞病皆起于恶风,及触犯忌害得之。初觉皮肤不仁,淫淫若痒如虫行,或眼前见物如垂丝,或隐疹赤黑,气潸潸,此皆为疾之始,便急疗之。此疾乃有八九种,大都皆须断米谷鲑肴,专食胡麻、松、术最善,别有蛮夷酒、决疑丸诸大方数首,亦有符术,今只取小小单方。

苦参五斤,锉之

上一味,以好酒三斗渍四五日,稍稍饮之二三合。《备急》同。本方疗白癞。

又方

苦参根皮三斤

上一味,粗捣,以酒三斗,渍二十一日,去滓,服一合,日三。若是癞疾,即应觉痹。禁杂食。

范汪疗癞方。

取马新蒿,一名马矢蒿,一名烂石草,捣末。服方寸匕,日三。百日如更赤起,一年都瘥平复。《肘后》同。

又方

灸两手约指中理左右及手足指虎口中,随年壮。

深师疗癞,身体面目有疮,必死方。

取白艾蒿十束,如升大,煮取汁,酿米七斗,一如酿法,酒熟,稍稍饮之。

又方

水银研　蔄茹　藜芦　真珠研　丹砂研　雄黄研

上六味，各一斤，皆研如粉，以三岁苦酒三石五斗，于瓮中渍诸药，令耗，七日于净温密室中渍浴，始从足，渐至腰浸之，日一。以绵拭面目讫，以水洗两目，勿令入目也。可七日为之，勿令冷。神效。忌狸肉、生血等。范汪同。

又疗通身癞疮方。

莲荷二十枚，石灰一斗，淋取汁，合煮，令极浓，以渍疮半日许，可数为之。

又方

取水中浮萍青者一秤，浓煮，以渍浴半日，用此方多愈。并出第九卷中。

《集验》疗癞方。

取葎草一担，以水二石，煮取一石，以渍洗疮，不过三五度瘥。

乌癞方一首

《病源》：夫癞病皆是恶风，及犯触忌害所得。初觉皮毛变异，或淫淫若痒如虫行，或眼前见物如垂丝，言语无定，心常惊恐，皮肉之中或如桃李，隐疹赤黑，手足顽痹，针刺不觉痛，脚下不得踏地。凡食之时，开口而鸣，语亦如是，身体疮痛，两肘如绳缚，此名黑癞。出第二卷中。

《集验》乌癞、白癞丸方。

猬皮炙　魁蛤　蝮蛇头炙　木虻四枚，去翅足，熬　虻虫去足翅，熬　蛴螬各一枚，并炙　陵鲤甲去头足，炙　葛上亭长七枚,炙　斑蝥去翅足,七枚,炙　蜈松去头足,炙　附子各三枚,炮去皮　蜘蛛五枚,炙　水蛭一枚　雷丸三十枚　巴豆十五枚,去皮心,熬　水银研　大黄　真丹　桂心　射罔各一两　黄连一分　石膏研,二两　蜀椒汗,三分　芒硝一分,研　龙骨三分　甘遂熬　礜石烧　滑石各一分

上二十八味,捣筛,蜜和,丸如胡豆。服二丸,日三,加之,以知为度。忌猪肉、冷水、生葱。此方分两多不同,为是古方传写差错,若临用时,即以意量之。一方有七虫,无木虻、斑蝥、蜈蚣。蝮蛇作虺蛇。范汪同。出第八卷中。

白癞方五首

《病源》:凡癞病,语声嘶破,目视不明,四肢顽痹,肢节火然一作大热,心中燠热,手脚俱缓,背脊至急,肉如遭劈,身体手足隐疹起,往往正白在肉里,鼻有息肉,目生白珠当瞳子,视无所见,此名白癞。出第二卷中。

《集验》疗白癞酿酒方。

苦参二斤　露蜂房五两,炙

上二味,切,以水三斗,法曲二斤,和药渍,经三宿,绞去滓,炊黍米二斗,酿准常法作酒,候酒熟压取。先食,一饮一鸡子,日三,稍稍增之,以瘥为度。一云:亦疗风瘘恶疮。《肘后》同。出第八卷中。

范汪疗在身白屑,虚搔之,或呼作白癞方。

苦参五升　露蜂房五两,炙　猬皮一具,炙,锉之　曲三升

上四味,切,以水三斗五升,合药渍四宿,去滓,炊米二斗,酿如常法,酒熟,食后饮三五合,渐增之,以知为度。

《千金》疗白癞大风,眉须落,赤白癞病,八风十二痹,筋急,肢节缓弱,飞尸遁注,水肿,痈疽,疥癣、恶疮,脚挛手折,眼暗血淋,痰饮宿癖寒冷方。

商陆根二十五斤,如马耳薄切之　曲二十五斤

上二味,以水一斛渍之,炊黍米一石,酿之如家造酒法,使曲米相淹,三酘之讫,封三七日,开看曲浮酒熟,澄清,温服之,至三斗,稍轻者二斗,药发吐下佳。宜食粥饭、牛羊鹿肉羹。忌生冷、酢滑、猪肉、鱼、鸡、犬肉等物。出第二十四卷中。

文仲疗白癞方。

干艾叶浓煮,以渍曲,作酒如常法,饮之令醺醺。姚氏、范汪同。

又方

大蝮蛇一枚,干者,并头尾全,勿令欠少,以酒渍之,大者一斗,小者五升,以糠火温令酒尽,稍稍取蛇一寸许,以腊月猪膏和,敷疮上。忌小麦、热面。《肘后》、范汪同。并出第五卷中。

十三种疔肿方一十二首

《千金》论曰:夫禀形之类,须存摄养,将息失度,百病萌生,故四时代谢,阴阳递兴,比之二气更相击怒,当其时也,必有暴气。夫暴气者,每月必有,卒然大风、大雾、大寒、大热,若不将避,人忽遇之,此皆入人四体,顿折皮肤,流注经脉,遂使腠理壅隔,荣卫结滞,阴阳之气不得宣泻,变成痈疽疔毒,恶疮诸肿。至于疔肿,若不预识,令人死不旋踵,若著讫乃欲求方,其人已入木矣。所以养生之士,须早识此方,凡是疮痍,无所逃矣。

又一曰麻子疔,其状肉上起头,大如黍米,色少乌,四边微赤,多痒。忌食麻子及衣麻布,并入麻田中行。

二曰石疔,其状皮肉相连,色乌黑如乌豆,甚硬,刺之不入,肉内阴阴微疼。忌瓦砾、砖石之属。

三曰雄疔,其状疱头乌黡,四畔仰疮疱浆起,色黄,大如钱孔许。忌房室。

四曰雌疔,其状疮头少黄向里黡,亦似灸疮,四畔疱浆起,色赤大如钱孔。忌房室。

五曰火疔,其状如火疮,头乌黡,四畔有疱浆,浆如赤粟米。忌火炙、烁食、炙煿等物。

六曰烂疔,其状色少黑,有白斑,疮中有脓水,形大小如匙面。忌热食、烂臭物。

七曰三十六疔,其状头乌浮起,形如乌豆,四畔起,火赤,今日生一,明日生二,后日生三,乃至十。若满三十六,药所不疗。如未满者,可疗。俗名黑疱。忌嗔喜愁恨。

八曰蛇眼疔,其状疮头黑,皮上浮生,形如小豆,状似蛇眼,体大硬。忌恶眼人见之,及嫉妒人看之。

九曰盐肤疔,其状如匙面,遍疮皆赤,有黑粟起。忌咸食。

十曰水洗疔,其状大如钱形,或如钱孔大,疮头白,里黑黡,汁出中硬。忌饮浆、水洗、渡河。

十一曰刀镰疔,其状疮阔狭如韭叶,长一寸,侧内黑。忌烧烁剌及刀镰切割。

十二曰浮沤疔,其状如浮沤,疮体曲圆,少许不合,长阔狭如薤叶大,内黄外黑曲,黑曲处剌不痛,里黄处剌痛。

十三曰牛拘疔,其状肉疱起,掐不破。

上十三种疔疮,初起必先痒后痛,先寒后热,热定则寒,多四肢沉重,头痛心惊眼花。若大重者则呕逆,呕逆者难疗。其麻子疗一种,始末唯痒,所录之忌,不得犯触,犯触者难疗。其浮沤、牛拘两种,无禁忌,纵不治,亦不杀人,其状寒热与诸疗同,皆以此方疗之,万不失一。欲知犯触,但脊强,疮痛极甚,忍不可得,则是犯之状。疗之方:用枸杞,春名天精,夏名枸杞,秋名却老,冬名地骨。春三月上建日采叶,夏三月上建日采枝,秋三月上建日采子,冬三月上建日采根,四味并曝干。若得五月五日午时合和,大良。如不得依法采者,但得一种亦得。绯缯一片以裹药为限,乱发一鸡子大,牛黄如梧子大,反钩棘刺针二七枚末,赤小豆七枚末,先于绯缯上薄布乱发,以牛黄末等布发上,即卷绯缯作团,乱发作索,十字系之,熨斗中急火熬令沸,以沸定自然干,即刮取,捣作末,绢下之,以方寸一匕,取枸杞根四味合和,捣筛二匕,和合前一匕,共为三匕,和令相得,又分为三分。且空肚酒服一分,日三。

又凡是疗肿用之,齐州荣姥方。

白姜石一斤,软黄者　枸杞根皮二两　牡蛎九两,烂者　钟乳下者,研,一两　白石英一两,研　桔梗一两

上六味,各捣筛,乃秤之,合和,搅令相得,先取伏龙肝九升,末之,以清酒一斗二升,搅令浑浑,澄取清二升,和药,捻作饼子,大六分,厚二分,其浊滓仍置盆中,布饼子于笼上,以一重纸藉盆上,以泥,酒气熏之,仍数搅,令气发,经半日,药饼微干,乃内瓦坩瓶中,一重纸,一重药遍布,勿令相著,密以泥封之,三七日干,以纸袋贮,干处举之。用法,以针刺疮中心,深至疮根,并刺四畔令血出,以刀刮取药如大豆许,内疮上。若病重困,日夜三四度,轻者一二度著。重者二日根烂始出,轻者半日、一日烂出。当看疮浮起,是根出之候。若根出已烂者,勿停药,仍著之。药甚安

稳,令生肌易。其病在口咽及胸腹中者,必外有肿异相也。寒热不快,疑是此病,即以饮或清水和药,如二杏仁许服之,日夜三四服,自然消烂。或以物剔吐根出即瘥,若根不出亦瘥,当看精神,自觉醒悟。合药以五月五日为上,七月七日次之,九月九日腊月腊日皆可。若急须药。他日亦得,要之不及良日也。修合须清净烧香,不得触秽。毋令孝子、不全之人及产妇、六畜、鸡犬等见之。凡有此病,忌房室、猪、牛、鸡、鱼、生韭、葱、蒜、芸薹、胡荽、酢、面等。若犯诸忌而发动者,取枸杞根汤和药服,并如后方。前二家方本是一家,智者评论,以为后方最是真本。其病通忌酒、肉、五辛、芸薹、胡荽、油、面、生冷、酢滑耳。后方如下。崔氏同。

白姜石二十五两　牡蛎十两　枸杞根白皮四两　茯苓三两

上四味,细筛,合和,先取新枸杞根切六升,水一斗半煮取五升,去滓,内狗屎二升,搅令调匀,澄取清,和前药熟捣,捻作饼子,阴干。取两刃针当头直刺疮,痛彻拔出,刮取药末塞孔中,拔针出即内药,勿令歇气,并遍封疮上,头即胀起,针挑根出。重者半日以上即出,或已消烂,挑根不出自瘥,勿忧之。其病在内者,外当有肿相应,并皆恶寒发热。疑有疮者,以水半盏,刮取药如梧子五枚,和服之,日夜三四服,外自消也。若须根出,服药后一日以上,以鸡羽剔吐出根,纵不出根,亦自消烂。在外者,亦日夜三四遍敷药,根出后常敷勿休,生肉易瘥。若犯者,取枸杞根切三升,以水五升煮取三升,去滓,研药一钱匕,和枸杞汁一盏服之,日二三服,并单饮冷枸杞汁三盏弥佳。

又以枸杞汁绞狗屎取汁服之,最良。合讫即用,不必待干。所言白狗屎是狗食骨,其屎色如石灰,故直言狗白屎也。如预造,取五月五日、七月七日、腊日合者,其用疗病尤良。但有人卒患喉中痛，乍寒乍热者，即是其病，当急以此药疗之。腹中无故而痛，恶寒发热者，亦是此病。前二方同是一方，法用一同，亦主痈疽。吴升同。

又方

以针刺四边及中心，涂雄黄，立愈。一云涂黄土。

又方

马齿菜二分　石灰三分

上二味，和捣，以鸡子白和涂之。文仲、《备急》等同。出第二十三卷中。

又疗一切疔肿方。

取苍耳根、茎、子等，烧作灰，以酢泔淀和如泥涂上，干即易，不过十余度，即拔根出。

又论曰：臣以正观四年，忽口右角患疔肿，造甘子振，其子振每为贴药，十日不瘥，臣以此疗之，一如方说，自是常作此方以救诸人，未说有不愈者，故特论之，以传后世。疔肿方殆有千首，皆不及齐州荣姥方，亦不胜此物造次易得也。

又方

饮铁浆一碗，即瘥。

又方

蒺藜子一升作灰，以酽酢和，封涂疮上，一宿瘥。

又方

皂荚子中人末，敷之，数贴，五日愈。

又论曰：凡疗疔肿，皆刺中心至痛，又刺四边十余下，令血出，去血后敷药，药气入针孔中佳。若不达疮里，则不得力也。

又论曰：其肿好著口边颊中舌上，赤黑如珠子，疼痛应心，是寒毒久结,变作此疾,不即疗,日夜根长,流入诸脉数道,如箭入身,捉人不得动摇。若不慎口味、房室,死不旋踵。经五六日不瘥,眼中火光生,心神惛昧,不可具论,此其状也。并出第二十三卷中。

《备急》疗疔肿。姚方云:疔毒为疮,肉中突起如鱼眼状,赤黑磣痛,是寒毒之结,变作此疾。始作服汤,及如疗丹法便瘥。又支太医云:有一十三种疗疮,其状在大方中,初起皆患寒热。又三十六疔,亦是十三种数内,或今日生一,明日生二,或生三,或生十,满三十六疔,皆疗之方。

蛇皮炙,末,和鼠矢,以针刺破疮,内中即拔出,瘥止。文仲同。

又方

取人粪干者,末之,挑肿破,敷疮,大良。若犯疮未死者,开口灌厕清一大升,须臾立瘥。

又方

取白马牙齿烧作灰。先以针刺疮令破,以灰封之,用面周匝围之,候肿软,用好酢洗却灰,其根即出,当便瘥。

又内令消神验方。

反钩棘针三十二枚,一年以上陈者　生大豆黄四十枚,全者
绯头帽三条,条阔一寸　乱发三鸡子许

上四味,作三分,先将绯一片裹棘针、豆黄各三十枚,用发一块缠绯,令周匝牢同,又取两段绯,各如法裹之讫,各于炭火上烧令烟尽,且以两段于瓷器中熟研之,和酒半盏,空腹服之,半日疮四边软,内舒适,即瘥。半日不觉,可更服一段,必瘥。若后犯之,有三五豆赤黑脓出,不经犯者,十八日即瘥。此方甚效,勿犯之。

疔肿方二十首

《广济》疗疔肿毒气,敷药差方。

白马牙烧令赤,内米醋中更烧　附子生用　雄黄研　半夏末

上四味,各等分,为末,以腊月猪脂和如泥,封肿上,一两遍即瘥。先以针刺至痛处,后可封药,即效。

又方

烂棘刺三枚反钩者,丁香七枚,并烧令烟断,以未满月孩子粪和涂肿上,频频三两度,根烂瘥。

又方

车辐轴脂　白盐　芜菁根　釜底墨

上四味,等分,为末,和以腊月猪脂敷上,以醋及水亦并得。

又疗疔肿,封药后,宜常服散方。

乱发鸡子大　反钩棘针烂者,二升　露蜂房一升　蛇脱皮一升　绛绯一尺

上五味,分作五分,以绯裹之,用麻急缠之,于炭火上烧,如烟欲断即收,勿令作白灰,末。以酒和,空肚服方寸匕,日二夜一,瘥止。

又方

半夏生用　石灰等分

上二味,捣末,以敷疮上。并出第五卷中。

《备急》疗疔肿方。

干姜　胡椒　龙骨　斑蝥去翅足,熬　皂荚炙去皮子

上五味,各等分,捣筛,以酒和封疮上,日一敷之。

又方

以针刺破疮头，取热人粪涂上，干易之，不过十五遍即出。又以硇砂封上。若毒入腹，以枸杞根切，煎服之，如犯触亦然。

又方

露蜂房二七枚　曲头棘刺二七枚　苍耳子七枚　绯一寸　乱发鸡子大　腐蒿草节二七枚

上六味，熬令黑，末，研朱砂少许。和酒服方寸匕，日三，服后加酒，令微有酒色。禁食如常。疗肉肿弥佳。文仲同。

又方

斑蝥一枚，捻破，然后以针画疮上，作米字，以封上，根乃出也。

又方

生大豆黄三十二枚，生者　绯头帻三条，如无用五寸绯代　乱发一鸡子许

上三味，以绯裹，乱发牢缠，于炭火上烧，得黑烟欲尽，即出之，冷，瓷器中研如粉。以酒空腹服之方寸匕，平明至午时，觉四体舒通，觉疮轻，即瘥。如未，依前服之，瘥止。若犯之，疮即出脓血；未经犯，六七日平贴。忌如常法。

《必效》疗疔疮方。

取旧厕清，绞取汁，青竹茹烧作灰。

上二味，研，和清搅一百遍，稀稠成膏，刺疮四边令遍，先以唾和面，围疮四面，泻药，渐渐令满其中，仍三五度换之，晬时疮即烂，以针挑之，拔去根，即瘥，止。未出，更著之。神效。

又方

蜂窠七枚，露者　真绯手掌大　乱发拳大

上三味，各烧为灰，作末。酒一小升和，顿服之，瘥止。未瘥，更作之。并出第六卷中。

《古今录验》疗疔肿方。出徐王。

大黄　秦艽　藜芦　石硫黄研　硇砂各一两，研

上五味，捣筛为散，以刀子头取，和冷水，量疮大小封之。若肿大闷，可作五香汤服之，并取面和涂肿上，干即易之，瘥止。一方无大黄封之，须刺四面，面糊纸贴，勿令干，数著也。

又方

白马齿　乱发　髑髅各一分　枸杞白皮三分

上四味，烧作灰，以酒和服方寸匕，不瘥至二匕。

又方

曲头棘刺四百枚　橘皮三两

上二味，以水三升煮取半升，服一合，涂肿上亦得。

又方

取磁石捣为粉，酽酢和封之，立拔根出。

又方

五月五日取壮狗矢，烧作灰，敷疮，数易之。通按：壮一作牡。

又方

巴豆二七枚去皮，半夏二七枚捣末，以寒食饧和之，以针刺疮四边，即以药涂之，立拔出，以泽泻末填疮孔中，便瘥。侍郎崔世谟送。

又方

蛇蜕皮四分，烧灰　露蜂房灰一分　发灰一分

上三味，并用五月五日采，燥之，相和，以新瓦碗内烧灰白，饮服枣许大，令汗出，未汗更服，以汗为度。七日不得食盐、酒、

肉、五辛、房室、生冷、酢滑等。不得食猯肉、鸡肉，食者难瘥。蛇皮不得带赤色，有毒，纯白者上。此高獭奴法，邢长史传之。

又方高仆射送。

乱发一鸡子许　绯帛三寸　曲头棘刺七七枚，东枝白腐者
苍耳三七枚

上四味，合烧作灰，研成散，每以水半盏许，服方寸匕，日二三，瘥止。慎风热，余忌同前。虑有犯触，加鹿角一方寸，鳖甲三方寸，蜂房三寸，三物等分，烧灰为散，若有犯者，依前方服之，甚效。并出第三十卷中。

犯疔肿重发方二首

《广济》疗疔肿，犯之重发方。

青羊粪一升

上一味，以水二升，渍少时，煮两沸，绞取汁一升，顿服。无所忌。出第五卷中。

《古今录验》疗犯疔肿方。

枸杞白皮一方寸匕　麦七粒，烧灰　麻子七粒，烧灰　绯帛
一方寸，烧灰　钩头棘子二七枚，烧灰　乱发灰半匕　半夏一七
枚，大小如羊粪者，熬令黄

上七味药，不问冬夏，悉须温酒和服，多少任人性。此方无所忌，不宜犯麻子，多致死。晋熙公上。出第三十卷中。

恶肿一切毒疮肿方一十八首

《广济》飞黄散，疗诸恶疮肿方。

曾青　雌黄　白礜石　磁石　雄黄　丹砂各一两

　　上六味,各细研,依四方色,以药置色处,曾青东方,丹砂南方,白礜石西方,磁石北方,雄黄中央,瓦瓮二枚,以黄泥下再三过,使厚五六分,以雌黄屑著下,合筛诸药著上,后以半雌黄屑覆上,以泥密涂际,勿令气泄,土须厚。一宿,如常点火,点火用二年陈芦作樵,中调火。以新布沉水中,覆釜上,干复易,九十沸止。若日暮,七十七沸亦足止。大熟一斛米饭顷发出药,恶肉青黑干,不复出汗,愈。无瓮,以土釜二枚,如上法也。第二十四卷缓疽中有此方,更有石英、石膏、钟乳、云母,为十味。出第三十一卷中。

　　《千金》疗恶毒肿,或著阴卵,或偏著一边,疼急挛痛,牵少腹不可忍,一宿杀人方。

　　茴香苗

　　上一味,捣取汁。饮一升,日三四服。其滓以贴肿上,冬中根亦可用。此外国神方,从永嘉以来用之,起死神效。

　　又凡风劳毒肿,疼痛挛急,或牵引少腹及腰胯痛方。

　　桃仁一升,去尖皮两仁,熬令黑烟出,熟捣,研如脂膏,以酒三升,搅令相和,一服,覆取汗,不过三瘥。甚妙。

　　又大麻子小豆汤,主毒肿无定处,或啬啬恶寒,或心腹刺痛,烦闷者,此由毒气深重也方。

　　射干三两　商陆二两,薄切　赤小豆一升　麻子五升　附子三两,炮　升麻四两

　　上六味,切,以水二斗,煮麻子,取一斗半,去滓,研麻子令破,以麻子汁煮药,令豆极熟,去滓,可得六七升。一服一升,日夜令尽,小便当利,大下,即毒肿气当减,食此豆益佳,如汤沃雪也。出第二十三卷中。

　　崔氏五香汤,疗毒肿方。

麝香研　青木香　鸡舌香　藿香　薰陆香　当归　黄芩
升麻　芒硝各三分　大黄五分

上十味,切,以水六升煮取二升,去滓,入芒硝令烊,分为二
服,相去六七里久。亦疗诸卒尸注、恶气也。

又疗恶肿,犀角汤方。

薰陆香　青木香　鸡舌香　藿香　犀角各二分,屑　沉香
二分　升麻七分

上七味,切,以水六升煮取二升半,去滓,分三服。其间消
息,以意量之。出第五卷中。

又乌膏,疗一切疮,引脓生肌,杀疮中虫方。

乌麻油一升,生清者　黄丹二两,罗之　薰陆香一两,乳头者
松脂半两　蜡半两

上五味,先空煎油,三分减一,停待冷;次内黄丹,更上火缓
煎,又三分减一,又停冷;次内薰陆香末。不冷,即恐溢沸出。煎
候香消尽,次下松脂及蜡,看膏稍稠,即以点铁物上试之,斟酌硬
软适中乃罢。先问所患疮,是热即减薰陆及松脂。若疮如久不
瘥,此涉于冷,依方煎之。其贴杖疮者,油若一升,地黄汁半合,
黄丹二大两,蜡一小两,余准上法。此膏不须硬。出第二卷中。

《必效》疗恶疮方。

热毒肿,以瓮近下钻孔,盛水,冷水射肿,又以鸡子清封肿
上,热即易之。

又方

取芜蔚臭草,捣汁,服一鸡子许,滓封肿,热则易之。甚良。

又方

捣地松汁服之,每日两三服,即瘥止。

又方

大黄　石灰　赤小豆各等分

上三味,捣末,以苦酢和涂之,效。出第四卷中。

《经心录》疗诸毒肿,升麻膏方。

升麻三两　白蔹　漏芦　连翘　芒硝各二两　黄芩　蛇衔各三两　莨藋根四两　山栀子二十枚　枳实二两

上十味,捣碎,以酒浸半日,以猪膏五升煎之,膏成,去滓,以器盛,有毒热肿,取涂贴上,摩之即消散,日三。《小品》同。

又大瀹渍肿毒,升麻汤方。

升麻一两　黄芩三两　栀子二十枚　漏芦二两　莨藋根五两　芒硝二两

上六味,切,以水一斗煮取七升,候冷,分用,渍瀹肿,常令湿润,即消。《小品》《集验》同。

又漏芦汤方。

漏芦无用栀子　白蔹　黄芩　麻黄　白薇无用知母　枳实炙升麻无用犀角　芍药　甘草炙,各二两　大黄三两,无用芒硝

上十味,切,以水一斗煮取三升,分三服。若无药处,单服大黄一两,取利。忌海藻、菘菜等。《千金》云疗一切痈。《小品》亦治丹毒。并出第五卷中。

《近效》疗一切热毒肿验方,并主乳痈。

青木香　紫葛　紫檀　朴硝各二两　赤小豆一合　蜀升麻白蔹　生矾石各一两

上八味,捣筛,以水和如稀面糊,又以榆皮汁和之亦佳,以布剪可肿大小,仍每片剪三两个小孔子,涂药贴肿上,干即易之。王度支处。

又贴毒热肿消方。

蔓菁根三两　芸薹苗叶根三两

上二味,捣,以鸡子清和,贴之,干即易之,当日消。

又方

商陆根　芸薹苗叶根等分

上二味,捣之,依上方贴之,效。

又疗一切热疮肿,硝石膏方。

硝石一斤　生麻油三升

上二味,先煎油令黑臭,下硝石,缓火煎,令如稠饧,膏成,以好瓷器中收贮,以涂贴疮肿。或热发,服少许妙。用好酥煎更良。忌生血物。

反花疮及诸恶疮肿方四首

《病源》:反花疮者,由风毒相抟所为。初生如饭粒,其头破则血出,便生恶肉,渐大,有根,脓汁出,肉反散如花状,因名反花疮。凡诸恶疮久不瘥者,亦恶肉反出如反花形也。出第三十五卷中。

《千金》疗一切久不瘥诸恶疮,兼反花疮,大神验方。

鼠粘子草根细切,熟捣,和以腊月猪脂,封贴肿疮上,取瘥止。出第二十三卷中。

《必效》疗反花疮方。

柳枝叶,以水煎成膏,如稠饧,涂之良。

又方

取马齿草烧灰,敷之,频贴,瘥止。《千金》同。

又方

盐灰敷之,神验。并出第四卷中。

鱼脐疮方一十首

《千金》疗鱼脐疮似新火针疮,四边赤,中央如欲黑色,可针刺之,若不痛,即可畏也方。亦名鱼脐疔。

腊月鱼头灰,以乱发灰等分,以鸡稀溏屎和令相得,封疮上,频贴,瘥止。此疮见不足言,而能杀人。

又方

以寒食饧封之。又硬者,烧灰涂贴,敷之即瘥。

又疗鱼脐疮,其头白似肿,痛不可忍者方。

先以针刺疮上及四畔作孔,捣白芷取汁,滴著疮孔中。如无,以干白芷末用敷。一云白苣。

又方本方云疗赤根疔疮。

取鼢鼠壤土,以水和如泥,涂贴上,热则易之,瘥。

又方

马牙齿捣末,以腊月猪脂和涂之,拔根出,即止。亦烧灰用。

又方本方云疗犯疔疮。

刺疮头及四畔,令汁极出,捣生栗黄敷上,以面围之,勿令黄出,自旦至午,根必出。

又方同上。

以面围疮如前法,以针乱刺疮上及四畔,取铜器煎醋令沸,泻著面围中,令容一盏,冷即易之,不过三度,即拔根出。

又方同上。

以水四升,煮蛇蜕皮如鸡子大,三四沸,去滓,服之,立愈。又烧蛇皮灰,以鸡子清和,涂上,瘥。并出第二十三卷中。

崔氏疗鱼脐毒疮肿方。

疮初生之时,头白如黍米许大,当中黑如蚁,四畔赤,至四五日之后,疼痛不可忍,似溃不溃,虽至溃破脓出,回转还满,疼痛不止者,便是其候。取獭屎,以水和,封肿处及疮上,即得脓出,止痛消肿。慎口味与患疔肿同。《千金》同。

又方

取瞿麦和生油,熟捣,涂之,亦佳。并出第五卷中。

丹毒方九首

《肘后》:夫丹者,恶毒之气,五色无常,不即疗之,痛不可堪。又待坏,则去脓血数升,或发于节解,多断人四肢,盖疽之类,疗之方。

煮栗胅有刺者,洗之。姚同。

又疗发足踝方。

捣蒜如泥,以厚涂,干即易之。《集验》、文仲、《备急》同。出第二卷中。

《小品》说:丹毒一名天火也。肉中忽有赤如丹涂之色,大者如手掌,其剧者竟身体亦有,痛痒微肿方。

赤小豆一升

上一味,末,下筛,以鸡子白和如泥,涂之,干复涂之,逐手消也。竟身者,倍合之,尽复作。《删繁》《千金》同。

又疗丹,诸单行方,或得一物瘥。

水苔 生蛇衔 生地黄 生松叶 蒴藋叶 五叶藤 慎火草 浮萍草 豆豉 大黄 栀子 黄芩 芒硝

上十三味,但得一物捣,以贴之,即瘥。赤小豆末,和鸡子白涂。无鸡子,水和用之。《千金》同。

又方

新附淋草半斤　蛇蜕皮一条　露蜂房三两

上三味,以水一斗煮取四升,以帛楊洗之,随手消。神妙,经用效,故附此卷传之。

又方

煮粟,取浓汁以洗之,妙。

又方

取曲蟮粪,水和如泥,涂之。

《千金》论曰:丹毒,一名天火。肉中忽有赤如丹涂,大者如手掌,甚者竟身,痒微肿。又白丹肉中起,痒痛,微虚肿如吹,隐疹起。亦有鸡冠丹,赤起,大者如钱,小者如麻豆粒,如鸡冠上涩,一名茱萸火丹。有水丹,由体热遇水湿抟之结丹,晃晃黄赤色,如有水在中,喜著腹及阴处。此虽小疾,不治令人至死。疗之皆用升麻膏方。

升麻　白薇　漏芦　连翘　芒硝各二两　黄芩　蛇衔　枳实炙,各三两　栀子二十枚　葫蘆四两

上十味,捣碎,令细,以水三升渍半日,猪脂五升煎之,候水气竭,去滓,干器中收之,量取敷丹毒上,频涂敷之,以瘥止。凡种丹及热疮肿皆用之效。忌如常。内宜服漏芦汤。文仲、《备急》、《集验》无白薇。《崔氏》同。

又疗丹神验方。

芸薹、茱萸捣令熟,厚封之,随手即消散。余热气未愈,再封。臣以贞观七年三月八日,于内江县饮多,至夜睡中,觉四体骨肉并疼。比至晓,头痛目眩,额左角如弹子大肿,痛不可得近。至午时,近右角。至夕诸处皆到,眼遂闭合,不暂开,几至殒毙。

其县令周公，以种种方药治，皆不瘥。经七日，臣自处此方，其验如神，故疏之，以传来世云尔。

赤丹方五首

《病源》赤丹者，初发疹起，大者如连钱，小者如麻豆，肉上粟如鸡冠肌理，由风毒之重，故使赤也，亦名茱萸丹。出第三十一卷中。

《肘后》疗面目身体卒得赤斑，或黑斑，如疮状，或痒，搔之随手肿起，不急疗之，日甚杀人方。

羚羊角煎，以摩之数百遍。若无，用牛脂及猪脂。有解毒药者，皆可用摩，务令分散毒气。神妙。

又若已遍身赤者方。

生鱼，合皮鳞烧，捣末，以鸡子白和，遍涂之。文仲、《备急》同。

又新附方。

羚羊角无多少，即烧之为灰，令极细，以鸡子清和涂之，极神效。无鸡子，以水和涂之，亦妙。出第二卷中。一云赤小豆一升，羊角烧之三两，为末，鸡子白和，敷之。无羊角，单用赤小豆，良。《备急》、文仲同。

《集验》疗人面目身体卒赤，黑丹起如疥状，不疗日剧，遍身即杀人方。

煎羊脂以摩之，青羊脂最良。《千金》、文仲、《肘后》、《删繁》同。

又方

以猪槽下土泥涂之。《千金》同。又以饲猪杓炙熨之，即瘥。并出第八卷中。

白丹方一十三首

《病源》：白丹者，初发痒痛，微虚肿如吹，疹起不痛不赤而白色。由挟风冷，故然色白也。出第三十一卷中。

《肘后》疗白丹方。

末豉，以酒和，涂之。捣香薷叶苦蓼，敷之。

又方

屋上尘，以苦酒和，涂之。

又方

烧鹿角作灰，以猪膏敷之。

又方

蜜和干姜末，敷之。

又方

酸模草、五叶草煮，饮汁。又以淬薄丹，以荠亦佳。《备急》、文仲同。出第二卷中。

《集验》云：有白丹者，肉中起痒痛，微虚肿如吹，隐疹起者，疗之亦如赤丹法。有鸡冠者，赤色丹起，大者如连钱，小者如麻麦豆粒，肉上粟粟如鸡冠肌理也。方说一名为茱萸火丹，疗之如天火法。有水丹，由体热，过水湿抟之结丹，晃晃黄赤色，如有水在其中，喜著腹及阴处，疗之亦如火丹法。其水丹著人足跗及踹胫间者，作黄色，如火丹状，经久变紫色，不疗，皆成骨疮也。无毒，非杀人疾。若成骨疮，即难瘥也。经言：风邪客于肌中，则肌虚，真气发散，又被寒气抟皮肤，外发腠理，开毫毛，淫淫气妄行之，则为痒也。所以有风疹、风瘙疾，皆由于此。有赤疹者，忽起如蚊蚤咙，烦痒，剧者连连重沓垄肿起，搔之逐手起。有白疹者，亦如此证也。疗之皆如疗丹法也。疗之方。

捣白瓷器屑,猪膏和涂之。

又方

烧猪屎灰,和鸡子白涂之。《肘后》、《千金》、《备急》、文仲同。

崔氏疗丹毒或发背,及诸肿方。

取马齿草熟捣,敷之,数数易,勿住。若得蓝淀和之,更良。

又方

以生羊、牛肉贴,数数易之,良。

又方

鼠粘草根,勿使见风及犬见,洗去土,熟捣,以敷肿处,兼绞取汁,饮之佳。

又方

莸蔚草、蛇衔草、慎火草相和,熟捣,敷之良,数数易之。

又方

捣鲫鱼敷之,数数易之良。出第五卷中。

《备急》疗白丹方。

苎根三斤,小豆四升,水二斗,煮以浴,日三四遍。《肘后》、文仲同。出第四卷中。

丹疹方四首

《病源》:丹疹者,肉色不变,又不热,但起隐疹,相连而微痒,故谓之丹疹。出第三十一卷中。

《千金翼》疗丹隐疹方。

酪和盐熟煮以摩之,手下消也。

又方

白芷根叶煮汁,洗之效。

又方

捣慎火叶,封之,神良。

又方

以一条艾蒿烛竿,以两手极意寻之,著壁,伸十指,当中指头以大艾炷灸烛竿上,令烛竿断即止,灸十十瘥。于后重发,更依此灸,永瘥。

赤疹白疹方一十一首

《千金》云:凡赤疹,热时发,冷即止。白疹,天阴冷即发方。

白疹,以水煮白矾汁拭之。又煮蒴藋,著少酒以浴。又以酒煮石南,拭之。又以水煮鸡屎汁,拭之。又枳实汁拭之。所疗一如疗丹法。《集验》同。

又方

末白术,酒服方寸匕,日三,尽五斤。

又方

淋石灰汁,渍洗之。

又方

煎白芷根叶作汤,洗之。

又方

芥子末,以酢浆水服方寸匕,日三服瘥。

又疗身体赤隐疹而痒,搔之随手肿方。

莽草二分 当归 芎䓖 踯躅花 大戟 细辛 芍药 芫花 附子炮 蜀椒各四分 猪脂二升半

上十一味,切,以猪膏合煎之,候附子色黄膏成,滤去滓,收贮,以敷病,日三,以瘥为度。

又方

矾石二两,酒三升,渍令炀,拭上,立瘥。

《延年》疗赤白二疹丸方。

白术一斤　蔓荆子四分　防风四分　附子二分,炮　桂心二分

上五味,捣筛,蜜和为丸如梧子大,酒服十丸,日二服,稍加至十五丸。若能作散,服一钱匕。此疗风疹正方。凡风皆由旧来有风气,所以方中不得不用桂心、附子,白术既用一斤,附子只有二分,复有防风。其防风即能断附子毒,所以一物毒亦无所至,伏听进止。

又其赤疹,心家稍虚,热气相抟,其色赤,宜作芒硝汤拭之方。

芒硝三两

上一味,用汤一升,内芒硝令消散,以帛子沾取拭疹,即渐除,汤尽更合。以前二件赤白疹方,许崇处。并出第十三卷中。

《古今录验》云:赤疹者,由冷湿折于肌中,甚即为热,热成赤疹也。得天热则剧,取冷则减,疗之方。

取生蛇衔草,捣极烂,以涂之,最验。《集验》《小品》同。

又白疹者,由风气折于肌中之热,热与风相抟,遂为白疹也。得天阴雨冷则剧出,风中亦剧,得晴暖则减,著衣身暖亦瘥,疗之方。

水煮枳实,拭之佳。又捣末,熬之,青布裹熨之。《集验》同。出第三十卷中。

肺风冷热疹方二首

《延年》论曰：凡风疹有二，先受风寒气，其疹色白厚，搔之即破，应手下有道生，此是肺家风冷气，宜外洗拭即定方。

吴茱萸一两，清酒一升，煮取五合，以软帛取汁拭疹处，不过三两度即定。如疹处多，用尽更合。白疹即是肺脏受寒冷气所发也。

又疗肺风热，皮肤生风结，状如疹，或生风搔如水疥，粟粒戢戢然方。

天门冬八分，去心 枳实十二分 白术 人参各六分 独活 苦参各五分，有冷不用

上六味，捣筛，蜜和为丸梧子大。食后，以饮下七丸，日再服，加至十丸。忌如常法。出第十三卷中。

杂丹疹毒肿及诸色杂疮方五首

《删繁》疗丹走皮中淫淫，名火丹方。

取蛴螬，末，水和敷之。出第九卷中。

《千金》疗赤流肿方。

榆根白皮，捣末，以鸡子白和涂之。出第二十三卷中。

《近效》栀子汤，主表里俱热，三焦不实，身体生疮，或发痈疖，大小便不利方。

芒硝四分 大黄四分 栀子 甘草炙 黄芩 知母各六分
上六味，切，以水二升，煮取九合，去滓，分温服。忌如常法。此方甚佳。一方芒硝三两，大黄四两，栀子二七枚，黄芩、知母各三两，甘草二两。上以水五升，煮减半，下大黄煮取一升八合，去滓，

内芒硝,分三服。

又疗诸色疮肿神验方。考功韦郎中处。

胡粉熬令赤　赤小豆熬　糯米　吴茱萸　黄连各一两　水银二分

上六味,捣筛,以生麻油和如稀面糊,然后取水银,于手掌中以唾指研熟讫,入药中,令匀。先椒汤洗疮,干拭,以药涂之,日再,以瘥为度。疗孩子疮佳。一云用泔清洗疮。

又牛蒡粥,疗疮肿方。

取牛蒡根二茎,净洗,煮令烂,于盆中研令细,去筋脉,汁中即下米煮粥,咸淡任性,服一碗甚良。无忌。

病疮方一十二首

《病源》:病疮者,由肤腠虚,风湿之气折于血气,结聚所生,多著手足间,递相对,如新生茱萸子,痛痒,抓搔成疮黄汁出,侵淫生长折裂,时瘥时剧,变化生虫,故名病疮。出第三十五卷中。

深师疗病疮方。

荆木烧取汁,涂之瘥。《救急》同。

又方

灸病上周匝,最良。并出第二十九卷中。

《集验》疗病疮方。

苦酒一升温令沸,以生韭一把内中,以敷疮上,即瘥。范汪同。

又方

雄黄一两　黄芩二两　松脂二两　发灰如弹丸大

上四味,以白膏与松脂合捣,以敷疮上。范汪、文仲、《备急》用黄连,余同。

又方

乱发、头垢等分,螺壳二十枚烧,以腊月猪脂和如泥,以敷之。范汪同。

又方

羊踯躅花三升,以水渍之半月,去滓,以汁洗疮。一方炙鲊,以敷疮上,虫当出也。范汪同。

又方

桃花、盐等分,熟捣,以醋和,敷之。范汪同。

又方

皂荚十枚,苦酒四升煮之,去滓,煎如饴,以敷疮上。范汪同。

又方

新瓦罐一口,安鸡屎一合,酒煎成膏,涂之。

又方

榖木白汁一合　苦酒二合　小蒜半合　釜月下土一合

上四味,和如泥,涂之,干复涂。并出第八卷中。范汪同。

《删繁》疗瘑疮,螺壳膏方。

螺壳二七枚,烂者　乱发烧灰　头垢　龙胆末

上四味,各等分,合研如粉,以三年油淀和,敷之,加腻粉妙。

又疗瘑疮多汁方。

水银八分,以唾手举中研,令入药用　黄连八分　胡粉八分,熬令黄

上三味,黄连为末,和以粉,敷疮上。并出第二十九卷中。

瘑疮久不瘥方五首

《病源》：瘑疮积久不瘥者，由肤腠虚，则风湿之气停滞，虫在肌肉之间则生长，常痒痛，故经久不瘥。出第三十五卷中。

《广济》疗瘑疮久不瘥方。

豆豉熬令极干，为末，先以泔清洗疮，拭干，以生麻油和之，敷上，瘥。以油单片裹之，三日开，未瘥，更涂，瘥止。

又疗诸瘑疮经年，依手拂疽，痒引日生，不瘥，疮久则有疽虫，藜芦膏方。

藜芦六分　黄连八分　矾石熬汁尽　松脂　雄黄研，各八分　苦参六分

上六味，捣，以厚绢筛之，用猪脂二升煎之，候膏成去滓，入雄黄、矾石末，搅令和调，待凝，以敷之。诸疮经年，或搔之汁出，不生痂，百药疗不瘥，悉主之。瘑疥痒、头疮亦效。热疮者，起疮便生白脓是也。黄烂疮者，起疮浅，但出黄汁，若肥疮是也。侵淫疮者，浅疮，黄汁出，兼搔之蔓延长不止是也。瘑疮者，喜著手足相对，痛痒折裂，春夏随瘥。《集验》同。

又方

锉羊桃枝叶

上一味，水煮，以洗之三四度。

刘涓子疗久瘑疥癣，诸恶疮毒，五黄膏方。

雄黄二两，研　乱发如鸡子大，烧　黄连一两　黄柏二两　黄芩二两　青木香二两　鸡舌香一两　白芷二两　狼跋子四十枚　雌黄二两，研

上十味，㕮咀，以苦酒半升渍诸药一宿，以腊月猪膏三升，煎

取发三四沸,内诸药,又三沸止,绞去滓,膏成,敷疮,日五过。出第五卷中。

崔氏疗疮积年不瘥,疮汁浸四畔,好肉复变成疮,疮色赤黑,痒不可耐,搔之并汁出者方。

黄连　黄柏　豉心各三分,捣为末,一方加蔓菁子,亦有加杏仁者,与黄连等分,捣筛之　胡粉　水银　油脂以上三物和之如泥

上六物,若虑水银不散,可内掌中细细和唾研之,自当散讫,然后搅胡粉等,以涂疮上,仍取黄连末粉之。此疮多有黄汁,著药,候汁彻,即易之,以瘥为度。出第五卷中。

癣疮方一十一首

《病源》:癣病之状,皮肉隐疹如钱文,渐渐增长,或圆或斜,痒痛,有匡郭,里生虫,搔之有汁。此由风湿邪气客于腠理,复值寒湿与血气相抟,则血气否涩,发此疾。按《九虫论》云:蛲虫在人肠内,变化多端,发动亦能为癣,而癣内实有虫也。《养生方》云:夏勿露面卧,露下堕面,皮厚,及喜成癣。出第三十五卷中。

《肘后》疗癣疮方。

独活根去土,捣之一把许,附子二枚,炮捣,以好酒和涂之,三日乃发,欲敷药,先以皂荚汤洗,拭令干,然后敷药便愈。出上卷中。

深师疗癣秘方。

雄黄一两,研　硫黄一两,研　羊蹄根一两　白糖一两　荷叶一两

上五味,以后三种捣如泥,合五种更捣,和调以敷之。若强,以少蜜解之令濡,不过三,瘥。

又疗癣神验方。

用雄黄研,以淳苦酒先和,以新布拭癣上令伤,以药涂之,神效。

又方

菖蒲细切,取五升,以水五斗煮取二斗,以酿二斗米,如酒法,热极饮,令得极醉,即愈。未瘥,更作,无有不愈。一云长服菖蒲末,酒调,并作丸佳。

又方

取干蟾蜍,烧灰,末,以猪脂和涂之,良。出第二十卷中。

《千金翼》疗癣秘方。

捣羊蹄根,分著瓷中,以白蜜和之,刮疮四边令伤,先以蜜和者敷之,如炊一石米久拭去,更以三年大酢和之,以敷癣上,燥便瘥。若刮疮处不伤,即不瘥。深师同。出第二十三卷中。

《救急》疗癣方。

先以针镰癣上,即捣瓜蒂末敷上,仍先以泔洗之。

又方

烊松脂,捣熏黄末,和,更煎,仍以泔清洗癣,乃热敷之,一两度即瘥。并出第五卷中。

《必效》疗癣方。

淳甲煎涂之,愈。好口脂亦得。

又方

附子一枚,炮　大皂荚一枚,炙　九月九日茱萸四合

上三味,为散,揩癣上令汁出,敷之。干癣,苦酒和涂之。深师、《古今录验》同。并出第四卷中。

《古今录验》疗癣方。

作麻浮敷癣上,裹之,瘥。麻浮不瘥,以盐及豉和捣,涂之,即瘥止。

干湿癣方一十五首

《病源》:干癣,但有匡郭,皮枯索,痒搔之白屑出是也。皆是风湿邪气客于腠理,复值寒湿与血气相抟所生。若其风毒气多,湿气少,故风沉入深,故无汁,为干癣,其中生虫。

又湿癣者,亦有匡郭,如虫行,侵淫赤湿,痒搔之,多汁成疮,是其风毒气浅,湿多风少,故为湿癣也。其中亦有虫。出第三十五卷中。

《肘后》疗燥癣方。

水银和胡粉,研令调,以涂之。范汪同。

又方

以雄鸡冠血涂之。范汪同。

又方

胡粉熬令黄赤色,苦酒和涂之,干即易,瘥止。

又方

以穀汁涂之。

又方

捣桃白皮,苦酒和,敷之佳。《千金》同。

又疗湿癣方。

刮疮令坼,火灸指摩之。以蛇床子末和猪脂,敷之,瘥止。

深师疗干湿癣,神方。

取狼毒末,以苦酒研之如墨法,先洗刮令伤,以敷之。不用大涂,恐坏人肉。范汪同。

又乌梅煎,治燥湿癣方。

乌梅十四枚　大蒜十四枚　屋尘三合　盐三合　大麻子四合

上五味,相和,熟捣,以苦酒一升半拌和,以敷之,日三过,瘥。

又香沥,疗燥湿癣及瘑疥百疮方。

柏节　杉节　沉香节　松节各一斤

上四味,悉碎,一如指大,以布囊盛之竟,令囊注麻腴中半食顷,出漉,先取一枚白坩穿去底,令孔如鸡鸭卵大,以松叶一小把藉孔上,以坩安著白盐,以黄土泥堨坩合际,令厚数分毕,以药内坩中,以生炭著药上使燃,其沥当流入堨中,须然尽,乃开出,取堨中汁,以薄疮上,日再用之。疗白秃、疽、疥、恶疮神效。出第二十九卷中。

崔氏疗干湿癣方。

取楮叶面著癣,用匙背打叶,叶碎即换,可三四度换,即瘥。亦可只用一叶,惟熟打,使极碎,即裹之,勿令碎叶落,即瘥。

又疗干癣积年痂厚,搔之黄水出,每逢阴雨即痒方。

取巴豆肥者一枚,炭火上烧之令脂出,即于斧上以指研之如杏瀸法,以涂癣上,薄敷之,不过一两度,便愈。

又疗干癣,诸治不瘥者方。

但看癣头有菲瘑子处,即以小艾炷灸之,瘥。出第五卷中。

《古今录验》疗湿癣方。

石硫黄研,大酢三年者和,数数敷疮上。

又方

蛇床子一两　黄柏一两　黄连一两　胡粉一两,研

上四味,捣筛为散,内水银一枣大,和猪膏研入,相和以涂疮。云是验方。

又方

取肥猪肉，薄割之，于镢上炙之，令热，以敷疮上，日三四度。出第四十卷中。

疥癣恶疮方五首

《广济》疗疥癣恶疮方。

石硫黄六两，白矾十二两熬，并于瓷器中研，以乌麻油和，稠调如煎饼面，更熟研，敷之，热炙疥癣上，摩一二百下，干即移摩之，取瘥。出第五卷中。

刘涓子疗疥癣恶疮膏方。

丹砂研　雄黄研　乱发　白蜜　松脂别入，各一两　茴茹三两　巴豆十四枚，去皮　猪膏二升

上八味，先煎猪膏、乱发消尽，内松脂、蜜，三上三下，绞去滓，末茴茹石药，内膏中，更一沸，以搅令极调，以敷疮上，日三，瘥止。神效。出第五卷中。

《救急》疗癣疮方。

白矾石熬　多年韭根　雄黄研　藜芦　瓜蒂　胡粉各一分　水银三分

上七味，以柳木杵研水银使尽，用猪脂一升，煮藜芦、韭根、瓜蒂三沸，去滓，入石药等，搅令相得，以敷疮上，甚妙。

《近效》疗热疮疥癣，痒痛不可忍者方。

硝石一物，先用泔清洗疮，去痂拭干，看疮大小，研硝石末，和生麻油如面糊，以涂疮上，三两度瘥。

又方

水银、芜荑、酥和，涂之。姜黄涂之。牛李子涂之。醋煎艾，

涂之。羊蹄根和乳汁涂之。出第三卷中。

疗风痒方七首

《肘后》疗疥方。

石灰二升,以汤五升浸,取汁,先用白汤洗疮,拭干,乃以此汁洗之,有效。出第六卷中。

深师疗疥,大黄膏方。

黄连十四铢　藜芦十二铢　大黄一两　干姜十四铢　茼茹十铢　莽草十二铢　羊踯躅十铢

上七味,捣筛,以成煎猪脂二斤,微火向东煎之,三上三下,膏成,去痂汁,尽付之。神效。合时勿令妇人、鸡、犬见之。出第二十九卷中。

《集验》疗疥方。

捣羊蹄根和猪脂涂上,或著少盐佳。范汪同。

又疗疥及风瘙疮苦痒方。

丹参四两　苦参四两　蛇床子一升

上三味,切,以水六升煎之,以洗疥疮,以粉粉身,日再为之,即瘥。

《备急》葛氏疗疥疮方。

取楝根削去上皮切,皂荚去皮子,等分,熟捣,下筛,脂膏和,搔痒去痂以涂之。护风,勿使女人、小儿、鸡、犬见之。范汪同。

又疗方。

石硫黄无多少,研粉,以麻油、或以苦酒和涂摩之,以酒渍苦参饮之。并出第五卷中。

熏疥法。

取艾如鸡子大,先以布裹乱发,于纸上置艾、熏黄末、朱砂末、杏仁末、水银,各如杏仁许,水银于掌中以唾研,涂纸上,以卷药末,炙干,烧以熏之。一云:筒瓦一口,一同安灰,盖上,以绳束之,用熏疥,于脚头被内置之,少时火尽,止。隔日一熏,不过再即瘥,无所损。

第三十一卷

采药时节一首

《千金翼》论曰：夫药采取不以时节，不知阴干、曝干，虽有药名，终无药实。故不依时采取，与朽木不殊，徒费人功，卒无裨益。其法虽具《本经》，学者寻览，造次难得，所以甄别，即目可知耳。

葳蕤立春后采，阴干　藁本曝干三十日　通草取枝，阴干　乌喙阴干　乌头阴干　络石阴干，以上并正月采

茯苓阴干　茯神阴干　桂心阴　白术曝　干地黄阴　天门冬曝　麦门冬阴　薯蓣曝　甘草曝　人参曝，勿见风　石龙芮采皮，阴干　藁本曝　龙胆阴　杜仲阴　牛膝阴　细辛阴　独活曝

升麻曝　柴胡曝　榆皮曝　蓝叶曝　当归阴　防风　芍药　桔梗　秦艽　前胡　知母　栝楼根　沙参　狗脊　茜根　王不留行　草薢　菝葜　白芷　杜若　百合　白蔹　地榆以上曝干

大黄火干　虎掌　黄连　秦皮　猪苓　石韦　紫菀　紫葛　狼毒　鬼臼　天雄　防己　乌喙　乌头　甘遂　牡丹　巴戟天　石南叶　贯众　羊桃　黄精　黄芪以上并阴干，二月采

黄芩阴　大青阴　天门冬曝　水萍曝　厚朴阴　青葙叶阴　玄参阴　白薇阴　艾叶曝　芫花阴　商陆日干　白术曝　麦门冬阴　紫菀阴　踯躅阴　射干阴　茵芋阴　黄环阴　泽兰阴　芫荑阴　杜蘅曝　蓝叶　王瓜阴　寄生阴　防葵曝　紫草阴　芎䓖曝　苦参曝　茜根曝　紫参火炙　泽漆阴　藜芦阴，以上

并三月采

赤箭 菥蓂子 蒲黄 玄参 蘼芜以上曝 远志阴 景天阴 人参曝 芎䓖 大青阴 白头翁 白鲜 石南叶 鼠尾草以上并四月采，阴干

菖蒲阴 卷柏阴 白鲜阴 泽泻阴 车前五月采，阴 石龙芮子 蜀漆阴 肉苁蓉阴 菥蓂子曝 覆盆子 干漆夏至后采 半夏曝 五加采茎，阴 杜仲 茵陈阴 莽草阴 蕤核 葛根曝 丹参曝 蛇床子阴 葶苈子立夏后采，阴 茺蔚子 青葙子 莨菪子 蘼芜曝 松萝阴 旋覆花曝 萹蓄阴 茴茹阴 青蘘巨胜苗也，以上五月采

松脂 青葙子 茅根 杜仲 芫花以上六月采，阴

石斛阴 五加皮采茎，阴 卷柏阴 海藻曝 腐婢阴 泽漆阴 天门冬曝 鼠尾花阴 瓜蒂 槐子 麻黄立秋采，阴 石龙刍曝 景天阴 飞廉阴 薇衔阴 菌桂阴，立秋采 水苏 瞿麦立秋取实，阴 桃仁阴 续断阴 蒺藜子曝，以上并七月采

白瓜子 飞廉阴 女青阴 地榆曝 大黄火干 桔梗曝 大枣曝 楮实曝 秦皮阴 桂阴 营实阴 鬼臼阴 百合曝 牡丹阴 防己阴 狼毒阴 草薢曝 茺蕤曝 白芷曝 连翘阴 苦参曝 石龙芮阴 狗脊曝 白蔹曝 前胡曝 知母曝 栝楼根曝 巴豆 猪苓阴 茯神阴 蛇含阴 茯苓阴 虎掌阴 薏苡仁 天门冬 麦门冬阴 杜若曝 当归阴 蓍实曝 柴胡曝 升麻曝 独活曝 细辛阴 牛膝阴 石斛阴 人参曝 薯蓣曝 甘草曝 败酱曝 恒山阴 半夏曝 雷丸曝 牡荆阴 漏芦阴 酸枣阴 白术曝 秦艽曝 龙胆阴 巴戟天阴 蒺藜子曝 黄连 沙参曝 王不留行曝 续断阴 贯众阴 干地黄

阴　地肤子阴　五味子阴　蜀椒阴　蘧菌阴　鬼箭阴　附子上旬采　秦椒　泽泻阴　牙子曝　黄芪阴　芍药曝　石南实阴,以上八月采

松实阴　菊花阴　薏实曝　干姜　枳实阴　白术曝　楮实曝厚朴阴　杜仲　皂荚阴　山茱萸阴　吴茱萸九月采,阴　栀子曝　辛夷曝　牡荆阴　秦椒　菟丝子曝　营实阴,以上并九月采

麦门冬阴　牛膝阴　地肤子阴　枳实阴　防风曝　决明子皂荚阴　桂阴　菴蔄子阴　山茱萸阴　五加根阴　厚朴阴云实曝　贝母曝,以上并十月采

菊子阴　菟实阴　款冬花阴　龙胆阴,以上并十一月采

冬葵子　菖蒲　龙胆　忍冬　木兰　大戟以上并十二月采,阴枸杞子冬采根,春夏采叶,秋采茎实,阴　桑根白皮采无时柏叶四时各依方面采之,神,阴　蒴藋春夏采叶,秋冬采根茎

论曰:凡药皆须采之有时日,阴干、曝干则有气力。若不依时采之,则与凡草不别,徒弃功用,终无益也。学者当要及时采掇,以供所用耳。

药所出州土一首

《千金翼》论曰:按本草所出郡县,皆是古名,今之学者卒寻而难晓。自圣唐开辟,四海无外,州县名目,事事惟新,所以须甄明。即因土地名号,后之学者容易即知。其出药土地,凡一百三十三州,合五百一十九种,其余州土皆有,不堪进御,故不繁录耳。

关内道

雍州:柏子仁、茯苓。

华州:覆盆子、杜蘅、茵芋、木防己、黄精、茯神、柏白皮、天门

冬、麦门冬、王不留行、白术、茯苓、细辛、鳖甲、丹参、薯蓣、牛膝、狼牙、水蛭、松花、鬼臼、白芷、款冬花、白蔹、松萝、鳖头、小草、桑螵蛸、松子、玄参、兔肝、远志、泽泻、五味子、芰茭、沙参、续断、山茱萸、萆薢、白薇、桔梗、石南、石韦、通草、龟头。

同州：蘆虫、斑蝥、麻黄、寒水石、麻黄根、芫荑、蒲黄、麻黄子。

岐州：樗鸡、獐骨、獐髓、鬼督邮、及己、藜芦、秦艽、甘草。

宁州：芫青、葿茴子、萹蓄、荆子、虻虫、葿茴花。

鄜州：芍药、蔄茹、黄芩、秦艽。

原州：兽狼牙、枫柳皮、苁蓉、黄芪、白药。

延州：芫荑。

泾州：泽泻、防风、秦艽、黄芩。

灵州：代赭、野猪黄、苁蓉、狟脂。

盐州：青盐。

河南道

洛州：黄鱼胆、秦椒、黄石脂。

穀州：半夏、桔梗。

郑州：秦椒。

陕州：栝楼、柏子仁。

汝州：鹿角、鹿茸。

许州：鹿茸。

虢州：茯苓、茯神、桔梗、桑上寄生、细辛、白石英、栝楼。

豫州：吴茱萸、鹿茸。

齐州：阿胶、荣婆药、防风。

莱州：牡蛎、蔄茹、马刀、海藻、七孔决明、文蛤、乌贼鱼、牛黄、海蛤。

兖州：防风、仙灵脾、羊石、紫石英、云母、桃花石。

密州：海蛤、牛黄。

泗州：麋脂、麋角。

徐州：桑上寄生。

淄州：防风。

沂州：紫石英。

河东道

蒲州：龙骨、紫参、蒲黄、五味子、石胆、龙骨、龙齿。

绛州；防风。

隰州：当归、大黄。

汾州：石龙芮、石膏。

潞州：赤石脂、不灰木、人参、白石脂。

泽州：人参、禹余粮、防风、白石英。

并州：白菀、鬼督邮、白龙骨、柏子仁、矾石、礜石、甘草。

晋州：白垩、紫参。

代州：柏子仁。

蔚州：松子。

慈州：白石脂。

河北道

怀州：牛膝。

相州：知母、磁石。

箕州：人参。

沧州：蘿菌。

幽州：人参、知母、蛇胆。

檀州：人参。

营州:野猪黄。

平州:野猪黄。

山南西道

梁州:小檗、芒硝、理石、皂荚、苏子、狸脂、防己、野猪黄。

洋州:野猪黄、狸脂。

凤州:鹿茸。

始州:重台、巴戟天。

通州:药子。

渠州:卖子木。

商州:香零皮、厚朴、枫香脂、枫香木、熊胆、龙胆、菖蒲、秦椒、辛夷、恒山、獭肝、杜仲、莽草、熊脂、枳实、芍药。

金州:獭肝、枳茹、莽草、蜀漆、獭肉、枳实、枳刺、恒山。

山南东道

邓州:射干、甘菊花、蜥蜴、蜈蚣、栀子花、牡荆子。

襄州:石龙芮、蓝实、蜀水花、茗草、雷丸、陵鲤甲、乌梅、牵牛子、橙叶、蜥蜴、蜈蚣、鸬鹚头、栀子花、干蓝、孔公蘖、败酱、贝母。

均州:葳蕤。

荆州:橘皮。

夔州:橘皮。

硖州:杜仲。

房州:野猪黄、狸脂。

唐州:鹿茸。

淮南道

扬州:白芷、鹿脂、蛇床子、鹿角。

寿州、光州、蕲州、黄州、舒州:并出生石斛。

申州:白及。

江南东道

润州:踯躅、贝母、卷柏、鬼臼、半夏。

越州:榧子、刘寄奴。

婺州、睦州、歙州、建州:并出黄连。

泉州:干姜。

江南西道

宣州:半夏、黄连。

饶州:黄连。

吉州:陟厘。

江州:生石斛。

岳州:杉木、蝉蜕、楠木、鳖甲。

潭州:生石斛。

郎州:牛黄。

永州:石燕。

郴州:钓樟根。

辰州:丹砂。

陇右道

秦州:防葵、狼毒、鹿角、芎䓖、兽狼牙、鹿茸、蘼芜。

成州:防葵、狼牙。

兰州:苁蓉、鹿角胶。

廓州:大黄。

武州:石胆、雄黄、雌黄。

宕州:藁本、独活、当归。

河西道

凉州:大黄、白附子、鹿茸。

甘州:椒根。

肃州:肉苁蓉、百脉根。

伊州:伏翼、葵子。

瓜州:甘草。

西州:蒲暴。

沙州:石膏。

剑南道

益州:苎根、枇杷叶、黄环、郁金、百两金、梅煎、蜀漆、薏苡仁、百部根、恒山、姜黄、木兰、砂糖、干姜、慎火草。

眉州:巴豆。

资州:折伤木。

嘉州:巴豆、紫葛。

绵州:天雄、乌头、附子、乌喙、侧子、巴戟天、甘皮。

邛州:卖子木。

泸州:蒟酱。

茂州:升麻、羌活、金牙、马齿矾、芒硝、马牙硝、朴硝、大黄、雄黄、矾石。

嶲州:高良姜。

松州、当州:并出当归。

扶州:芎䓖。

龙州:侧子、巴戟天、天雄、乌头、乌喙、附子。

柘州:黄连。

岭南道

广州:石斛、白藤花、丁根、决明子、甘椒根。

恩州:蚺蛇胆。

贺州、梧州、象州:并出蚺蛇胆。

桂州:滑石、蚺蛇胆。

春州、封州、泷州:并出石斛。

融州:桂心。

韶州:石斛、牡桂、钟乳。

柳州:桂心、钓樟根。

潘州:蚺蛇胆。

交州:槟榔、三百两银、龙眼、木蓝子。

峰州:豆蔻。

马牙石,一名长石,一名太乳,一名牛脑石,出在齐州历城县。

空青,出蔚州、兰州、宣州、梓州。宣州者佳。蔚州者无空,块大色深深。

曾青,鄂州、蔚州者佳,余州者恶。

白青,简州、梓州者并佳。

石胆,蒲州虞乡东亭谷及薛集窟块如鸡子大者佳。

芒硝,同名为硝石,岭南始安出者佳,莱州、齐州者恶。坚润,服之胜乳。

乳石,第一出始兴,其次连、广、澧、朗、柳等州,今陕州青溪、房州三洞出者亚於始兴者,自余不可用也。

桃花石,旧出申州钟山县,似赤石脂,但不着舌。

赤石脂,虢州卢氏县,泽州陵川县、慈州吕乡县并有,凡石中有石骨如玉。

阳起石,齐州历城县西北五六里齐山,西北六七里卢山出,白者佳,黑者不堪。

石脑，一名石饴饼，出徐州宋里山，入土一丈余得之，大如鸡子，触著即破。

青琅玕，出巂州西乌白蛮中及于阗国，一名青珠。

苍石，梁州、均州、房州、金州并出凝水石，出同州韩城县，色青黄，理如云母者佳。澄城斜理文逆白者劣。

礜石，汉川武当西辽坂名礜石谷，即是其真者，梁州马道成涧中有。

土阴蘖，色白如脂，出渭州鄣县三交驿西北坡平地土窟中乳是也，有六十余坎，人云服之同钟乳，不发热。

戎盐，沙州名为秃登盐，廓州名为土阴盐，生河岸山坂之阴，烧之不鸣。

姜石，齐州历城东者良。

代赭，今灵州鸣沙县大胜齐代所出者。

论曰：既知无物非药，及所出土地，复采得时，须在贮积，以供时用。不得虚弃光阴，临时忽遽，失其机要，使风烛不救，实可悲哉！博学者深可思之，用为备耳。

用药分两煮汤生熟法则一十六首

《千金》或曰：古人用药至少，分两亦轻，瘥病极多。观君处方，非不烦重，分两亦多，而差病不及古人者，何也？答曰：古者日月长远，药在土中自养经久，气味真实，百姓少欲，禀气中和，感病轻微，易为医疗。今时日月短促，药力轻虚，人多巧诈，感病厚重，难以为医。故病轻药味须少，疴重用药即多，此则医之一隅，何足怪也。

又古之医者，自解采取，阴干、曝干，皆悉如法，用药必依土地,所以疗十得九。今之医者,但知诊脉处方,不知采药时节,至于出处土地、新陈虚实,一皆不悉,所以疗十不能得愈五六者,实繇于此。处方者,常须加意,重复用药,药乃有力。若学古人,徒自误耳。将来学者,须详熟之。

凡紫石英、白石英、朱砂、雄黄、硫黄等,皆须光明映澈,色理鲜净者为佳。不然,令人身体干燥发热,口干而死。

凡草木药,皆须土地坚实,气味浓烈。不尔,疗病不愈。

凡狼毒、枳实、橘皮、半夏、麻黄、吴茱萸,皆欲得陈久者良,其余惟须精新也。

问曰:凡和合汤药,治诸草石虫兽,用水升数、消杀之法则云何?答曰:凡草有根茎枝叶、皮骨花实,诸虫有毛翅皮甲、头足尾骨之属,有须烧炼炮炙,生熟有定,一如后法。顺方者福,逆之者殃。或须皮去肉,或去皮须肉,或须根茎,或须花实,依方炼治,极令净洁,然后升合秤两,勿令参差。药有相生相杀,气力有强有弱,君臣相理,佐使相持,若不广通诸经,即不知有好有恶,或医自以意加减,不依方分,使诸药草石强弱相欺,入人腹中,不能治病,更加斗争。草石相反,使人迷乱,力甚刀剑。若调和得所,虽未能治病,犹得利安五脏,于病无所增剧。例曰:诸经方用药,所有熬炼节度,皆脚下注之,今方不然。此篇具条之,更不烦别注之。

凡药治择熬炮讫,然后秤之以充用,不得生秤。

凡石药及玉,皆粹如米豆,以绵裹,内汤酒中煮之。

凡钟乳及诸石,以玉锤著水研之三日三夜,漂炼,务令极细。干研则七日七夜。

凡银屑,以水银和成泥。

凡礜石，以黄土泥团之，火烧半日乃熟可用，仍不得过之。不炼生入药，使人破心肝。

凡朴硝、矾石，烧令汁尽，乃入丸散。芒硝、朴硝，皆绞汤讫，乃内汁中，更上火两三沸，令烊尽乃服。

凡汤中用丹砂、雄黄，细熟研如粉，临服乃投汤中，搅令调和服之。

凡汤中用完物，皆擘破，干枣、栀子之类是也。用细核物，亦打破，山茱萸、五味子、蕤核、决明子之类是也。细花子物，正尔完用之，旋覆花、菊花、地肤子、葵子之类是也。米麦豆辈，亦完用之。

凡橘皮、吴茱萸、椒等，入汤不㕮咀。

凡诸果子仁，皆去尖皮及两仁者，汤揉挞去皮，仍切之。用栀子者，去皮。用蒲黄者，汤成下。

凡生麦门冬、生姜入汤，皆切，三捣三绞取汁，汤成去滓下之，煮五六沸，依如升数，不可共药煮。一法薄切用之。

凡麦门冬，皆微润，抽去心。

凡麻黄，去节，别煮两三沸，掠去沫，更益水如本数，乃内诸药煮之，不尔，令人烦，寸斩之。小草、瞿麦，五分斩之。细辛、白前，三分斩之。膏中细切用之。

凡牛膝、石斛等入汤酒，拍碎用之。石斛入丸散者，先以磓槌极打令碎，乃入臼。不尔，捣不熟。

凡用桂、厚朴、杜仲、秦皮、木兰皮辈，皆削去上虚软甲错，取里有味者秤之。茯苓、猪苓，削去黑皮秤。牡丹、天门冬、巴戟天、远志、野葛等，皆槌破去心。紫菀洗去土，曝干乃秤之。薤白、葱白，除青令尽。莽草、石南、茵芋、泽兰，剔取叶及嫩茎，去大枝。鬼臼、黄连,皆除根毛。石韦、辛夷,拭去毛,又去心。蜀椒去目及闭口者。用大枣、乌梅,皆去核。用鬼箭,削取羽皮。

凡茯苓、芍药,补药须白者,泻药唯赤者。

凡菟丝子,汤淘汰去土,干漉,暖酒渍之一宿,漉出,曝微白捣之。不尽者,更以酒渍之三五日乃出,曝微干捣之,须臾悉尽,极易碎。

凡甘草、厚朴、枳实、石南、茵芋、藜芦、皂荚之类,皆炙之。而枳实去瓤,藜芦去头,皂荚去皮子。

凡椒、云实,微熬令汗出,即有势力。

凡汤、丸、散,用天雄、附子、乌头、乌喙、侧子,皆燠灰炮令微拆,削去黑皮乃秤之。唯姜附汤及膏酒中即生用,亦削去皮乃秤之,直理破作七八片。

凡半夏,热汤浸,洗去上滑,一云十洗四破乃秤之,以入汤。若膏酒丸散,皆燠灰炮之用。

凡巴豆,去心皮膜,熬令紫色。杏仁、桃仁、葶苈、胡麻诸有膏脂药,皆熬黄,别捣令如膏脂擛,视之泯泯尔,乃以向成散稍稍下臼中,合研捣令消散,乃复都以轻绢筛之须尽,又内臼中,依法研治数百杵也。汤膏中亦有熬者,虽有生用者并捣破。

凡麦糵、曲末、大豆黄卷、泽兰、芜荑,皆微炒。干漆熬令烟断,乌梅入丸散熬之。用熟艾者,先炒细擘,合和诸药捣之。今细散不可筛者,内散中和之。

凡用诸毛羽、齿牙、蹄甲、龟鳖、鲛鲤等,甲皮、肉骨、角筋、鹿茸等,皆炙之。蛇蜕皮微炙。

凡用斑蝥诸虫,皆去足翅,微熬。用桑螵蛸,中破炙之。牡蛎熬令黄色。僵蚕、蜂房微熬之。

凡汤中用麝香、犀角、鹿角、羚羊角、牛黄，须末如粉，临服内汤中，搅令调和服之。

凡丸散用胶，先炙，令通体沸起，燥乃可捣，有不沸处，更炙之断。下汤直尔用之，勿炙。诸汤中用阿胶，皆绞汤毕，内汁中，更上火令烊尽。

凡用蜜，先以火煎，掠沫，令色紫黄，即丸经久不坏。掠之多少，随蜜精粗，遂至大稠，于丸弥佳。

凡丸中用蜡，烊之，投少蜜中搅调，以和药。

凡汤中用饴糖，皆汤成下。诸汤用酒者，皆临熟下之。

又云：古秤唯有铢两，而无分名，今则以十黍为一铢，六铢为一分，四分为一两，十六两为一斤，此则神农之秤也。吴人以二两为一两，隋人以三两为一两，今依四分为一两为定。方家有云等分者，皆是丸散，随病轻重，所须多少，无定铢两，两三种或五种，皆悉分两同等尔。

凡丸散云若干分两者，是品诸药宜多宜少之分两，非必止于若干之分两也。假令日服三方寸匕，须瘥止，是三五两药尔。

凡散药有云刀圭者，十分方寸匕之一，准如梧桐子大也。方寸匕者，作匕正方一寸，抄散，取不落为度。钱匕者，以大钱上全抄之；若云半钱匕者，则是一钱抄一边尔，并用五铢钱也。钱五匕者，今五铢钱边五字者以抄之，亦令不落为度。一撮者，四刀圭也。十撮为勺，十勺为一合。以药升分之者，谓药有虚实轻重，不得用斤两，即以升平之。药升方作上径一寸，下径六分，深八分，内散勿按抑之，正尔微动，令平调耳。今人分药，不复用此。

凡丸药，有云如细麻者，即胡麻也。不必扁，但令较略大小相称尔。如黍粟亦然，以十六黍为一大豆也。如大麻子者，即今大麻子,准三细麻也。如胡豆者,今之青斑豆也,以二大麻子准之。如小豆者,今赤小豆也,粒有大小,以三大麻子准之。如大豆者,以二小豆准之。如梧桐子者,以二大豆准之,一方寸匕散,蜜和得如梧桐子十丸为度。如弹丸及鸡子黄者,以十梧子准之。

凡方云巴豆若干枚者,当先去心皮毕,乃秤之,以一分准十六枚。附子、乌头若干枚者,去皮毕,以半两准一枚。枳实若干枚者,去核毕,以一分准二枚。橘皮一分准三枚。枣有大小,以三枚准一两。干姜一累者,以半两为正,《本草》云以一两为正。

凡方云半夏一升者,洗毕秤五两为正。椒一升,三两为正。吴茱萸一升,五两为正。菟丝子一升,九两为正。菴䕡子一升,四两为正。蛇床子一升,三两半为正。地肤子一升,四两为正。此其不同也。云某子一升者,其子各有大小、虚实、轻重,不可通以秤准,皆取平升为正。

凡方云桂一尺者,削去皮,重半两为正。甘草一尺者,重二两为正。云某草一束者,重三两为正。云一把者,重二两为正。

凡方云蜜一斤者,有七合。猪膏一斤者,一升二合。

凡汤酒膏药,旧方皆云㕮咀者,谓秤毕,捣之如大豆,又使吹去细末,此于事殊不允当。药有易碎难碎,多末少末,秤两则不复均平,今皆细切之,较略令如㕮咀者,乃得无末而片粒调和也。凡云末之者,谓捣筛如法也。

凡丸散,先细切,曝燥乃捣之。有各捣者,有合捣者,并随方所言。其湿润药,如天门冬、干地黄辈,皆先切,曝干,独捣令偏碎,更出细擘,曝干。若值阴雨,可微火烘之,小停冷乃捣之。

凡湿药,燥皆大耗,当先增分两,须得屑乃秤之为正。其汤酒不须如此。

凡筛丸药,用重密绢令细,于蜜丸易熟。若筛散,草药用轻疏绢,于酒中服即不泥。其石药亦用细绢筛,令如丸药者。

凡筛丸散药毕,皆更合于臼中,以杵捣之数百过,视其色理和同为佳。

凡煮汤,用微火令小沸,其水数依方多少,大略二十两药用水一斗,煮取四升,以此为率,皆绞去滓,而后酌量也。然则利汤欲生,少水而多取汁者,为病须快利,所以少水而多取汁。补汤欲熟,多水而少取汁者,为病须补益,是以多水而少取汁。好详视之,不得令水数多少。汤熟,可用新布,两人以尺木绞去滓,澄去垽浊。分再服、三服者,第二、第三服以纸覆令密,勿令泄气,欲服以铜器于热汤上暖之,若于铛中,勿令器中有水气。方云再服、三服者,要令力势相及,并视人之暴羸,病之轻重,以为进退增减之,不必悉依方说也。

古今诸家丸方一十七首

《广济》疗传尸骨蒸,殗殜肺痿,疰忤鬼气,卒心痛,霍乱吐痢,时气鬼魅瘴疟,赤白暴痢,瘀血月闭,痃癖,疔肿,惊痫,鬼忤中,小儿吐乳,大人狐狸等病,吃力伽丸方。

吃力伽白术是也 光明砂 诃黎勒皮 麝香 当门子 香附子 丁子香 沉香 荜拨 檀香 青木香 安息香 犀角屑,各一两 薰陆香 苏合香 龙脑各半两

上十五味,捣筛,白蜜和为丸,每朝取井花水服如梧子四丸,于净器中研破服之,老小一丸。以蜡裹一丸如弹丸,绯绢袋盛,当心带之,一切邪鬼不敢近。千金不传。冷水、暖水临时量之。忌五辛、生血物。以腊月合,神前藏之密器中,勿令泄药气。神验。

《千金》耆婆万病丸，疗七种癖块，五种癫病，十种注忤，七种飞尸，十二种蛊毒，五种黄病，十二时疟疾，十种水病，八种大风，十二种癖痹，并风入头，眼暗膜膜，及上气咳嗽，喉中如水鸣声，不得卧，饮食不作肌肤，五脏滞气，积聚不消，拥闭不通，心腹胀满，连及胸背，鼓胀气坚结，流入四肢，或复又心膈气满，时定时发，十年、二十年不瘥，五种下痢，痔虫、蛔虫、寸白虫诸虫，上下冷热，久积痰饮，令人多睡眠，消瘦无力，荫入骨髓，便成滞疾，身体气肿，饮食呕逆，腰脚酸疼，四肢沉重，不能久行久立，妇人因产冷入子脏，脏中不净，或闭塞不通，胞中瘀血冷滞，出流不尽，时时疼痛为患，或因此断产，并小儿赤白下痢，及胡臭、耳聋、鼻塞等病。服此药以三丸为一剂，服药不过三剂，万病悉除，说无穷尽，故称万病丸。以其牛黄为主，故一名牛黄丸。以耆婆良医，故名耆婆丸方。

牛黄　麝香　犀角　朱砂　雄黄并研　芫青去翅足，熬，本方七枚　黄连　人参　禹余粮　大戟炙　芫花熬　茯苓　干姜　桂心　桑白皮　当归　芎䓖　芍药　甘遂熬　黄芩　蜀椒汗　细辛　巴豆去皮心，别熬，捣　前胡　桔梗　紫菀　蒲黄　葶苈子熬　防风各一分　蜈蚣三节，炙　石蜥蜴一寸，炙

上三十一味，并令精细，上牛黄、麝香、犀角、朱砂、雄黄、禹余粮、巴豆别研，余者合捣筛之，以白蜜和，更捣三千杵极熟，密封之。除破日平旦，空腹，以酒服三丸如梧子，微下三五升恶物为良。若卒暴病，不要待平旦，无问早晚即服，以吐痢为度。若不吐痢，更加一丸，或至三丸、五丸，须吐痢为度，不得限以丸数。病强药少，即不利吐。若其发迟，以热稀粥一杯发之。若吐痢不止，即以酸饭两三口止之。服药忌陈臭、生冷、酢滑、粘食、大蒜、

猪鱼鸡狗马驴肉、白酒、行房，七日外始得。一日服，二日补之。得食新米、韭菜汁，作羹粥臛饮食之三四顿大良，亦不得全饱。产妇勿服之。吐痢以后，常须闭口少语，于无风处温床暖室将息。若旅行卒暴无饮，以小便送之。若一岁以下小儿有疾者，令乳母服两小豆，亦以吐痢为度。近病及卒病皆用多，积久疾病即少服，常取微溏利为度。崔氏无黄芩、桑白皮、桔梗、防风。

卒病欲死，服三丸如小豆，取吐痢即瘥。

卒得中恶口噤，服二丸如小豆，和暖水一合，灌入口令下，令微利即瘥。

五注鬼刺客忤，服二丸如小豆。不瘥，后日更服三丸。

男女邪病，歌哭，腹大如妊身，服二丸如小豆，日三夜一服，间食服之。

猫鬼病，服小豆三丸，不瘥更服。

蛊毒吐血，腹痛如刺，服小豆二丸，不瘥更服，以瘥止。

疟病，未发前服三丸，未瘥更服。

诸痰饮者，服三丸如小豆，不瘥更服。

冷癖，服三丸如小豆，日三服，皆间食，常令微溏利为度。

宿食不消，服二丸如小豆，取利。

症瘕积聚，服二丸如小豆，日三服，皆间食，以利瘥止。

拘急，心腹胀满，心痛，服三丸如小豆，未瘥更服。

上气呕逆，胸中满，不得卧，服二丸，不瘥更服。

大痢，服小豆一丸，日三。

痔湿，以一丸如杏仁，和酢二合，灌下部中，服小豆二丸，瘥。

水病，服三丸如小豆，日再，间食服之，瘥止。人弱隔日服。

头痛恶寒，服小豆二丸，覆取汗。

伤寒天行病,服二丸小豆大,日三,间食服。

小便不通,服小豆二丸。不瘥,明日更服之。

大便不通,服三丸如小豆大,又内一丸下部中则通。

耳聋聤耳,以绵裹如枣核,塞耳中瘥。

鼻衄,服二丸如小豆,无不瘥。

痈肿、疔肿,破肿内一丸如麻子,日一敷之,根自出,亦服二丸瘥。

犯疔肿血出,以猪脂和涂,有孔内孔中,瘥止。

疬疮,以酢泔洗讫,取药和猪脂涂之。

漏疮有孔,以一丸如小麦,内孔中,和猪脂敷。

痔疮,以药涂绵,内孔中,别易,瘥止。

瘰疬,以酢和,涂上瘥。

癣疮,以布揩令汁出,以酢和,涂上,日一易,瘥止。

胸背腰胁肿,以酢和,敷肿上,日一易之,服二丸如小豆。

诸冷疮,积年不瘥者,以酢和涂之,亦饼贴之。

恶刺,以一丸内疮孔中,即瘥。

蝮蛇螫,以少许内螫处。若毒入腹,心烦闷欲绝者,服三丸如小豆大。

蝎螫,以少许涂之。

蜂螫,以少许敷之瘥。

妇人诸疾,胞衣不下,服二丸如小豆大。

小儿惊痫,服一丸如米许,以涂乳,令嗍之。看儿大小量之。

小儿客忤,服一丸如米,和涂乳头与嗍之。以意量之。

小儿乳不消,心腹胀满,服一丸如米许,涂乳头令嗍之,取瘥。

又大麝香丸,疗鬼注、飞尸等,万病皆疗之方。

麝香三分　牛黄　真珠并研　附子炮　鬼臼　莽草炙　犀角屑　矾石熬令汁尽　细辛　桂心　獭肝炙　藜芦各二分　蜈蚣炙　蜥蜴炙,各一枚　地胆熬　斑蝥熬　芫青熬　亭长熬,各七枚,并去足翅　巴豆去心皮,熬　杏仁去尖皮,熬,各五十枚　丹砂二两,研　雄黄一两,研　礜石八分,泥裹烧半日

上二十三味,合捣,别捣巴豆、杏仁如泥,蜜和,更捣三千杵,丸如小豆。每有病以饮服一丸,日再,渐至三丸尤妙。毒虫所螫,摩之,以知为度。若欲入毒疫疠乡、死丧家及鬼神庙冢墓处,以绛囊盛之,男左女右,肘后系之。又以少许涂人中,卧不魇魅,神验。忌如常法。

又小麝香丸,主疗与大麝香丸同方。

麝香三分　雄黄研　丹砂研,各四分　细辛　干姜　桂心　芍药各五分　莽草炙　犀角屑　栀子仁各三分　附子炮　乌头炮,各五枚,去皮　巴豆五十枚,去心皮,熬　蜈蚣一枚,去头足,炙

上十四味,并捣筛,蜜和,更捣一千杵,丸如小豆。每服三丸至五丸,日三。一切尸注心痛皆主之。忌生血物、生葱、生菜、芦笋、猪肉、冷水。神验。一方有当归一两。

崔氏温白丸,疗症癖块等一切病,并治之方。

紫菀　吴茱萸　菖蒲　柴胡　厚朴炙　桔梗　皂荚去皮,炙　茯苓　桂心　干姜　黄连　蜀椒汗　巴豆去心皮,熬　人参各三分,本方各二分　乌头十分,炮

上十五味,合捣筛,以白蜜和,更捣二千杵,丸如梧子大。有病服一丸至二丸,不知稍增至三丸、五丸,以知为度。主心腹积聚久,症癖块大如杯碗;黄疸宿食,朝起呕吐;支满上气,时时腹胀;心下坚结,上来抢心,旁攻两胁,彻背连胸,痛无常处,绕脐搅

痛,状如虫蛟。又疗十种水病,八种痞塞,反胃吐逆,饮食噎塞,五淋,九种心痛,积年食不消化。或妇人诸疾,断绪不生,带下淋沥,或痎疟连年不瘥。又疗一切诸风,身体顽痹,不知痛痒,或半身不遂,或疼痛,或眉发脱落。又疗七十二种风,三十六种遁尸注,或癫痫,或妇人五邪失心,梦与鬼神交通,四肢沉重,不能食饮,昏昏默默,只欲取死,终日忧愁,情中不乐,或恐惧悲啼,饮食无味,月水不调,真似怀孕,连年累月,羸瘦困弊,遂至于死,或歌或哭,为鬼所乱,莫之知也。但服此药者,莫不除愈。臣知方验,便合药与妇人服之,十日下出症癖虫,长二尺五寸三十枚,下脓二升、黑血一升、青黄汁五升,所苦悉除,当月有子。臣兄堕马被伤,腹内有积血,天阴即发,羸瘦着床,命在旦夕,与药服,下如鸡肝黑血如手者二百余片、白脓二升、赤黄水一升,其病即除。臣知方验,敢不献上。忌生冷、酢滑、猪鸡鱼犬牛马鹅肉、五辛、油、面、豆、糯米、陈臭等物。

仲景三物备急丸,司空裴秀为散,用疗心腹诸卒暴百病方。

大黄　干姜　巴豆各一两,去皮心,熬,别捣如脂

上药各须精新好药,捣筛,蜜和,更捣一千捣,丸如梧子或小豆。服三丸,老小量之。为散不及丸也。若中恶客忤,心腹胀满,卒痛如锥刀刺痛,气急口噤,停尸卒死者,以暖水若酒服之。或不下,捧头起,灌令下咽,须臾瘥。如未,更与三丸,以腹中雷鸣转即吐下,便愈。若口已噤,亦须折齿灌之令入,尤妙,神验。忌芦笋、猪肉、冷水、肥腻。

又理中丸,疗三焦不通,呕吐不食,并霍乱吐痢不止者,并主之方。

人参　干姜　白术　甘草各三两,炙

上四味,捣筛,蜜和如梧子。空服,以饮汁服十五丸。忌桃李、雀肉、海藻、菘菜。

《延年》驻车丸,主赤白冷热血痢腹痛者方。

黄连六两　干姜　当归　阿胶各三两

上四味,捣筛,以三年米醋煮胶令消,和药,众手捻丸如梧子。每以饮下三十丸,日再服。亦疗产妇下痢不止者,服之甚验。忌猪肉、冷水、黏腻等物。

《救急》五香丸,疗诸毒疰气,心腹胀满,大小便不通,鬼疰心痛不可忍方。

牛黄研　犀角屑,各三分　升麻　沉香　薰陆香　当归　桂心　青木香　麝香研　雄黄研如粉　鬼箭羽　巴豆去心皮,熬　诃黎勒皮　朱砂研　槟榔仁　干姜　吴茱萸　甘草炙　豆蔻各四分　桃仁去尖皮,熬　附子炮,各五分

上二十一味,捣筛,蜜和,丸如梧子。以暖水服三丸至五丸,如不利更服,以利为度。此方甚验,人久不传。忌海藻、菘菜、猪肉、冷水、生葱、芦笋、生血物等。

《必效》玉壶丸,主万病,与麝香丸同效方。

雄黄研　朱砂研　巴豆去心皮,熬　附子炮去皮　特生礜石烧半日,研　藜芦各三两,炙

上六味,捣筛,蜜和,丸如小豆,以饮服二丸,得利病瘥。小儿黍粟一丸,以意量之。

又青木香丸,疗一切气腹胀满,心痛气冷,食不消方。

青木香　槟榔仁各六分　芍药　枳实炙　诃黎勒皮各五分　桂心四分　大黄十二分

上七味,捣筛,蜜和,丸如梧子。饮下十五丸,以意增减之,

常令溏利,甚效。

又五补七宣者,丽正殿修书学士李公所传。公名子昭,字云卿,赵郡人。幼志道法,以栖名山,往来茅嵩山经三十载,云五补七宣丸方。

人参　茯苓　地骨皮　干地黄　牛膝等分

上五味,捣筛,蜜和,丸如梧子。空腹以酒饮下三十丸,稍稍增至五十丸,日再。此是五补丸,服至五日、十日及半月日,觉气拥即服七宣丸,服经二三日,觉气散,还服五补丸。若病候未退,即稍稍增之,常自审以取调适,终须五补及七宣丸,并须合服之。夫人所疾,皆因风不宣散,即成拥缓热风。若气不流行,即成痃癖冷气,转生众病,皆因此由。寻其本源,都为不闲将理,觉虚则补,觉风气拥即利,利即腰背更虚。且凡是利药皆急,服便透过,未能蓄泄诸病;凡是补药皆滞,服未见效,先觉风气发动。明知宣补必藉兼行,故其人授余二法,名曰五补七宣,所以安七魄,镇五脏,坚骨髓,养神明。久服长生,百病日去,发黑,行及奔马。

又七宣丸方。

大黄十五两　枳实炙　青木香　柴胡　诃黎勒皮各五两
桃仁六两,去尖皮,熬　甘草四两,炙

上七味,捣筛,蜜和,丸如梧子。以酒服二十丸,稍加至五十丸。病在下,空腹服;病在上,食后服之。以宣利为度,增减以意量之。若风气结聚,宿食不消,兼沙石皮毛在腹中,服经七八日乃尽出,下似牛涎鱼脑等。若病深痼,则须半月或一月专服之,不用五补丸。若积年腰膝疼痛,寒冷如冰石,脚气冲心,愦闷将死,头眩暗倒,肩背重闷,心腹胀满,胸膈闭塞,风毒肿气,连及头面,及大小便或利涩,脾胃气不理,不能饮食,夜卧脚转,筋脉掣痛,恍恍然眠寝不安等疾,以饮服之尽瘥。此药功效不可尽说。如前十数种病,则须服七宣丸,自外轻病,不妨与五补丸兼服,循环不辍,补养无限。不问男女老小,并可服饵,但须量气力,细察候之,加减服。若是初生孩子,可与三丸、五丸,稍稍加之,取通利。其二方当须经久常服,不限春秋冬夏,朝夕行止勿间,药性甚善。禁如常法。

《近效》大麝香丸,疗积年心痛,尸疰蛊毒,症癖气承心,肋下有块,温瘴毒气,精魅邪气,或悲或哭,蛇蝎蜂螫等方。

麝香研　牛黄研　藜芦炙　朱砂研　芍药　当归　茯苓桔梗　鬼箭羽　金牙研　乌头炮　桂心　吴茱萸　贯众各一分雄黄一分半,研　干姜　人参　大虫骨各二分,炙　蜈蚣二寸,去足　蛴螬半枚,去牙,炙　巴豆二十枚,去心皮,熬

上二十一味,捣筛,蜜和,丸如梧桐子。饮下三丸。如末下,以热饮投之,即利。三行后,以酢饭止之,即定。然后煮饭葱薤食之。忌冷水、猪肉。如蛇蝎蜂螫,取一丸研和,涂之即瘥。精魅狐狸之属,抛砖瓦,或如兵马行。夜发者,是鬼魅,无早晚每日服二丸,只三两日即定,仍每日烧一丸熏身体、衣服。无忌。以三五丸用绯绢袋子盛,带左臂上,辟大虫、毒蛇、精魅鬼气等病。

又犀角丸,疗痈肿、肠痈、乳痈、发背,一切毒热肿,服之肿胀化为水,神方。

犀角屑,十二分　川升麻　黄芩　防风　人参　当归　黄芪　干姜一作干蓝　蓼实一方无　黄连　甘草炙　栀子各四分大黄五分　巴豆二十四枚,去心皮,熬

上十四味,如法捣筛,蜜和,更捣三千杵,丸如梧子。以饮服三丸至五丸,以利为度。或不利,投以热饮。如利,以冷浆水粥

止之。未瘥，每日服一丸，以意量之，肿消散为度。若下黄水，或肿轻皮皱色变，即是消候。忌如药法。效验不可论之。

又黄连丸，疗痢，无问冷热并主之方。

黄连一两　茯苓二两　阿胶一两

上三味，捣筛，以水消胶和，众手丸，曝干。有痢，空腹以饮下十五丸，日再，以瘥止。甚效。

又加减麻仁丸，疗积年患气，不能食饮，兼食不消化，风气、冷气、热气冲上，痃癖气并乳石气发动，并疗之。服经三四日，自觉有效方。

蜀大黄锦文者四两　人参二两　大麻仁二两　诃黎勒皮四两

上四味，捣筛依法，以蜜和丸。每服十丸、二十丸，增减以意量之。以溏利病除，亦不损人。雍州王长史常服三十余年，八十岁万病皆无，百无所忌。补理腰脚，服经七八日，腰肾先冷者，即下脓水，腰脚轻健。以酒、饮下之并得。

又三黄丸，疗五劳七伤，消渴，不生肌肉，妇人带下，手足寒热，主一切热方。

春三月用黄芩四两　大黄二两　黄连四两

夏三月用黄芩三两　大黄一两　黄连四两

秋三月用黄芩六两　大黄一两　黄连二两

冬三月用黄芩六两　大黄一两　黄连三两

上三味，随时月捣筛，蜜和，丸如梧子，日服七丸，诸病悉除。

古今诸家散方六首

《千金》小金牙散，疗南方瘴疠疫气，脚弱，风邪鬼注方。

金牙五分，研　牛黄一分，研　天雄　萆薢　黄芩　蜀椒汗

由跋　雄黄研　朱砂研　乌头　桂心　莽草炙　麝香研,各二分　葳蕤　细辛　犀角屑　干姜各三分　蜈蚣一枚长六寸者,炙　黄连四分

上十九味,治下筛,为散,合牛黄、麝香捣三千杵,以温酒服五钱匕,日三夜二,以知为度。以绛袋盛,男左女右,带一方寸匕,省病问孝,不避夜行。涂鼻人中,辟鬼恶毒气。晨昏雾露,亦涂之佳。

崔氏五香散,疗疰忤邪气,或热或寒,时气在骨节间,似瘥似剧,兼主百病方。

沉香　丁香　麝香　薰陆香　鬼箭羽　当归　豆蔻仁各四分　牛黄　鬼臼　橘皮　金牙各三分,烧　犀角屑　羚羊角屑　大黄各六分　升麻　桔梗　桃仁去尖皮,熬　光明砂研　安息香各二分,研

上十九味,捣筛为散。以汤、饮、酒随病服一方寸匕,日再服,病瘥即停。亦可蜜丸如梧子,服十丸。

又备急散,疗卒中恶,心痛胀满,欲吐,短气方。

大黄二两　桂心四分　巴豆一分,去心皮,熬,研

上三味,捣筛为散,取一钱匕,以汤七合和服,当吐下,即愈。甚妙。

紫雪散,疗脚气毒遍内外,烦热,口中生疮,狂易叫走,及解诸石草药毒发,邪热卒黄等,瘴疫毒疠,卒死温疟,五尸五注,心腹诸疾,腋缓刺切痛,蛊毒鬼魅,野道热毒,小儿惊痫,百病方。

黄金一百两　寒水石　石膏各三斤,一本用滑石　玄参一斤　羚羊角屑　犀角屑　沉香　青木香各五两　丁香一两　甘草八两,炙

上十味,切,以水三斗,煮取一斗,去滓,取硝石四升,芒硝亦可用,朴硝十斤,投汁中,微火煎,以柳木篦搅勿住手,候欲凝,入盆中,内朱砂三两、麝香一两,急搅,即成霜雪紫色。以水和一二分服之,以意加减。一剂十年用之,神妙。脚气、乳石、天行热病等,服之若神。《千金翼》有磁石三斤、滑石一斤、升麻一斤,丁香用四两,朴硝用四升,麝香用二分。

仙人炼绛雪,疗一切病,肺气积聚,咳逆,呕吐脓血,丹石毒发,天行时气,一切热病,诸黄疸等,心风昏乱,心忪健忘,四肢烦热,头痛眼赤,大小便不通,烦闷不安,骨节疼痛,赤白痢、血痢、热毒痢,宿食不消化,心腹胀满,出气不得,下一切诸毒药脚气等,饮酒多醉困,久痢不瘥,孩子惊痫等。以上和水服之。产后一切诸病,堕胎,和酒服之方。

朴硝十斤　升麻三两　大青　桑白皮　槐花各二两　犀角屑　羚羊角屑,各一两　苏方木六两　竹叶两撮　诃黎勒　山栀子三十枚　槟榔仁二十颗　朱砂半大两,研

上十三味,以水二斗渍一宿,煎取一斗,去滓,入锅,内朴硝炼烊,搅勿住手,候欲凝,出于盆中,搅入朱砂、麝香讫,雪成。收于垍器中,密封。有疾量取之,和水服之,以利病除,身轻目明,四肢调适。疗一切病,神验。老小量之。上云入朱砂、麝香,未见分两。

《近效》肾沥汤,煮散,主除风下气,强腰脚,明耳目,除痰饮,理荣卫,永不染时气、诸风疾方。

黄芪　芎䓖　茯苓　五味子　防风　泽泻　独活　玄参　人参　牛膝各六两　麦门冬去心　地骨皮各八两　桂心　甘草三两,炙　丹参五两

上十五味,切如大豆,分作二十四贴,贴著生姜一两切,杏仁十四枚去尖碎,以水三升煮一贴,取一升,去滓澄清,取九合,顿服。每日一贴,晚间以气下心胸空妙。十服以后,身力不可当。常须护惜将养之,以饮食补之,每年春夏秋冬服一剂,胜服肾气丸二十剂。永不患风气,先有诸病,自然除瘥。张中丞自服以来,神效不可言,以为乳石力不可比,今服不阙,效验妙。方云肾沥汤,恐须用猪肾汤煎。

古今诸家膏方四首

《广济》神明膏,主诸风顽痹,筋脉不利,疗癣诸疮痒方。

前胡　白术　白芷　芎䓖并切　椒去目　吴茱萸各一升
附子三十枚,去皮,切　当归　细辛　桂心各二两,切

上十味,以苦酒渍一宿,令浥浥然,以成炼猪膏一斗,微火煎十沸以来,九上九下,候附子、白芷色黄,绞去滓,膏成。病在外,摩之;在内,以酒服枣核大。疥癣等疮皆疗之,并去诸风病,亦摩折伤被打等。崔氏云:药滓酒浸服之,亦大疗诸病。

崔氏陈元膏。会稽太守思翊昧死再拜上书:

皇帝陛下:思幸得典郡,视事六年,处地下湿,身病苦痹,饮食衰少,医疗不瘥,命在旦暮。苍梧道士陈元卖药于市,思取药摩之,日至再,十五日平复。思男尝堕马,苦为腰痛,天阴雨转发,思取元膏摩之,复愈。思妻年四十五,苦心腹积聚,得病三年,思复从元取膏摩之,六日下宿食即愈。思铨下郭少,苦头眩,思取膏摩三日,鼻中下水二升,所病即愈。思知元药验,谨取元本方奉上。

当归三两,一方陇西者　生地黄一斤,捣取汁　附子三两

细辛二两　桂心一两　天雄三两,去皮　干姜二两　丹砂一两,研　芎䓖二两　雄黄二两半,研　乌头三两　苦酒三升　白芷一两　松脂半斤　不中水猪脂十斤,炼去滓

上十五味,㕮咀,以地黄汁、苦酒渍一宿,取猪脂内诸药,微火煎之,令十五沸,膏成去滓,内朱砂等末,熟搅。勿令妇人、鸡犬、孝子、恶疾、不具足人、小儿等见。有人若胸胁背痛,服之七日,所下状如鸡子汁者二升,即愈。又有人苦胁下积聚如杯,摩药十五日,即愈。又有人苦脐旁气如手,药摩之,去瓜中黄瓤者升许,即愈。有人患腹切痛,时引背痛,数年,以膏摩之,下如虫者三十枚,即愈。又有妇人苦月经内塞,无子数年,膏摩少腹,并服如杏子一枚,十日下崩血二升,即愈,其年便有子。又疗风瘙肿起,累累如大豆,以膏摩之,五日即愈。老少患脚膝冷痛摩之,五日便愈。又有人苦头项痛,寒热瘰疬,摩头及病上,即愈。又有人患面目黧黑,消瘦,是心腹中病,服药下如酒糟者一升余,即愈。内外诸风及腹中积聚,可服之。百病无不愈,所疗人无数,不可悉记。

又乌膏,疗一切疮,引脓生肌,兼杀疮中虫方。

乌麻油一升　黄丹上好者二两,罗之　蜡一两,炼、净滤　薰陆香乳头者一两,末　松脂半两,末,以上并大升两

上五味,缓火煎油三分减一,下铛待冷,乃内黄丹,更上煎之,又三分减一,又停待冷,次内薰陆香末,上火煎,候销尽,又内蜡及松脂,看膏稍稠,即点于铁上试,斟酌硬软适中乃罢。先问所患,疮如热,即除薰陆及松脂;疮如久不瘥,此涉于冷,即依方合。其贴杖疮者,油若一升、地黄汁半合和,煎黄丹二大两、蜡一小两,余准上法。此膏不须硬也。

《近效》莲子草膏,疗一切风,耳聋眼暗,生发变白,坚齿延年。本是婆罗门方。

莲子草汁三升　生巨胜油一升　生乳一升,不食糟者　甘草一大两,末

上四味,和于锅中,煎之,缓火熬令鱼眼沸,数搅之勿住手,看上沫尽清澄,滤不津坩器中贮之。云本方有青莲蕊六分、龙脑花三分、郁金香二分,并末,先煎诸药三分减一,次下汁及油等,膏成。每欲点,即仰卧垂头床下,一孔中各点如小豆,许久乃起,有唾唾却,勿咽之,起讫,即啜少热汤饮。点经一年,白发尽黑,秃处并出。韩庶子处得,每用验。

古今诸家煎方六首

《广济》阿魏药煎方。

阿魏四分　豆蔻仁七颗,细研　生姜十二分　人参八分　甘草八分,炙　鳖甲十二分,炙　藕汁二升　诃黎勒七枚,去核　牛膝半斤　白蜜一升　地黄汁二升

上十一味,下地黄等汁煎,次下药末,微火煎,搅勿住,搅候如饧,于不津器盛。每取一匙,酒和服之。

又鹿角胶煎,疗五劳七伤,四肢沉重,百事不任,怯怯无力,昏昏欲睡,身无润泽,腰疼顽痹,脚弱不便,不能久立,胸胁胀满,腹中雷鸣,春夏手足烦热,秋冬腰膝冷疼,心悸健忘,肾气不理,五脏风虚,并悉疗之方。

鹿角胶二斤,捣碎作四分,于铛中熬令色黄　紫苏子二升,以酒一升研,滤取汁　生地黄一斤,取汁　生姜一斤,汁　黄牛酥一升　白蜜三斤

上六味，先煎地黄汁、苏子汁、生姜汁等二十余沸，次下酥蜜，又煎三五沸，次以蜜并胶末下之，搅令相得，胶消尽，煎即成矣，以器盛之。空腹，以酒调二合服之，日再。此药补五脏，益心力，实骨髓，生肌肉，理风补虚，耳聪目明，腰脚甚效验。一两剂强健，人于披览，十倍胜于常时。忌羊血、芜荑。

又主冷气，益气力，温中下气，蒜煎方。

剥了蒜二升　牛乳五升　牛膝一大斤，末

上三味，以蒜内牛乳中煎之，候蒜消尽，搅勿住手，下牛膝末，煎成。于器中贮之。食前，以酒和两匙服。忌羊血。

又地黄煎，主妇人丈夫血气劳，骨热，日渐瘦悴方。

生地黄汁二升　甘草三两，炙，末　豉心一升　葱白切，一升
牛酥半斤　藕汁二升　白蜜一升

上七味，以小便六升煮葱、豉等，取二升，绞去滓，次下地黄、藕汁，更煎取三五沸，下酥、蜜，搅勿住手，候似稀饧，以器贮之。每服一匙，渐至三匙。成煎桑枝熬煎汤调和服之尤妙，桃仁汤亦良。

《小品》单地黄煎，主补虚除热，散乳石、痈疽、疮疖等热方。

生地黄随多少取汁，于铜钵中重汤上煮，勿盖釜，令气得泄，煎去半，更以新布滤绞，去粗滓秽，又煎令如饧成矣。此用地黄须肥大味浓者，作煎甘美。东南地黄坚细味薄，作煎咸不美。

《近效》地黄煎，疗肺气咳嗽，补心肺，令髭发不白方。

生地黄汁二升　麦门冬汁五升　生姜汁五合　紫菀三两
贝母　款冬花　甘草炙，各三两

上七味，切，以水七升，煮取三大升，去滓，却入锅中，下地黄汁、麦门冬、姜汁等三十沸，下蜜一升，煎如饧成矣。盛不津器中冷，含如枣许，增加量之。一方有人参三两。

古今诸家酒一十二首

并代茶饮列于下

《千金》天门冬酒,疗五脏六腑大风,洞泄虚弱,五劳七伤,症结滞气,冷热诸风痛恶疾,耳聋头风,四肢拘挛猥退,历节风,万病皆主之。久服延年轻身,齿落更生,发白更黑方。

天门冬与百部相似,天门冬味甘,两头方;百部细长而味苦,令人利

上一味,捣取汁一斗,渍曲二升,以糯米二斗,候曲发准家酝法酿之。春夏极冷下饭,秋冬稍温如人肌下饭。酒熟取清饮一盏,常令酒气相接,勿至醉吐。慎生冷、酢滑、鸡、猪、鱼、蒜,特忌鲤鱼,亦忌油腻。此是一斗法,余一石、二石亦准此,以为大率。服药酒十日,觉身体隐疹大痒,二十日更大痒,三十日乃渐止,此是风气出去故也;四十日即觉身心朗然大快,似有所得;五十日更觉大快,当风坐卧,觉风不著人,身中诸风悉尽。用米法:先净淘,曝炕令干,临欲用时,更别取天门冬汁渍米,干洒炊,余汁拌饭,甚宜密封。取天门冬汁法:净洗,曝去水,寸切,捣押各三四遍,令滓干如草乃止。此酒初熟味酸,仍作臭泔腥气,但依式服之,久停则香美,余酒皆不及也。封四七日佳。凡八九月即少少合,至十月多合,拟到来年五月三十日以来相续服之。春三月亦得合,入四月不得合。服酒若得散服,得力倍速,散方如下。

天门冬去心及皮,曝干,捣筛,以上件酒服方寸匕,日三,加至三匕。久服长生。凡酒亦得服。

又大金牙酒,疗瘴疠毒气中人,风冷湿痹,口㖞面戾,半身不随,手足拘挛,历节肿痛,甚者少腹不仁,名曰脚气。无所不疗方。

金牙一斤,烧　白术　附子　侧子　天雄　苁蓉　茯神
当归　防风　芎䓖　黄芪　薯蓣　细辛　桂心　茵芋　地骨皮
　五加皮　杜仲　萆薢　狗脊　葳蕤　白芷　厚朴　枳实炙
桔梗　黄芩　远志去心　蔓荆子各三两　　人参二两　　独活半斤
　石南二两　磁石十两,烧　丹参　牛膝各五两　薏苡仁一升
麦门冬一升,去心　生石斛八两　　生地黄切,二升　　蒴藋四两

上三十九味,并切,用绢袋盛,以酒八斗渍七日,温服一合,日四五夜一。石药细研如粉,别绢袋盛,共药同浸,药力安和,主治极多。凡是风虚,四体小觉有风痾者,皆须将服,无不治者。服者一依方合之,不得辄信诬人大言,浪有加减。忌如常法。

又钟乳酒,疗虚损,通顺血脉,极补益下气方。

钟乳五两,碎　附子三两,炮　石斛五两　甘菊花三两　苁蓉五两

上五味,锉,以生绢袋盛,用酒三斗渍经五日。每服二合,日再,稍加至一升。

《千金翼》五精酒,主万病,发白反黑,齿落更生方。

黄精四斤　天门冬五斤,去心　松叶六斤　白术四斤　枸杞五斤,洗

上五味,皆生者,内釜中,以水三石煮之一日,去滓,取汁渍曲,如家酿法,酒熟取清,任性饮之,长年补养。忌鲤鱼、桃李、雀肉等。

又白术酒方。

白术二十五斤

上一味,咬咀,以东流水两石五斗,于不津器中渍之二十日,去滓,内汁于大盆中,夜候流星过时,抄己姓名置盆中,如是五

夜，汁当变如血，取以渍曲，如家酝法，造酒熟，取清，任性饮之。十日万病除，百日白发反黑，齿落更生，面有光泽，久服长年。忌桃李、雀肉等。此酒至诚有灵，风病服之，百神卫人。

又枸杞酒方。

枸杞一百斤

上一味，切，以东流水四石，煮之一日一夜，去滓，令得一石汁，渍曲酿之，如家酝法，酒熟取清，置不津器中，取干地黄、桂心、干姜、商陆、泽泻、蜀椒末各一升，六味以绢袋盛，内酒中渍，密封口，埋入地三尺，坚牢覆上二十日，沐浴整衣冠，向仙人拜讫，开之，其酒当赤如金色。平旦空腹，服一盏或半升为度，十日万病皆愈，二十日瘢痕皆灭。恶疾人以一升水和半升酒，分为五服，服之即愈。若欲食少者，取河中青白石如枣杏仁大者半升，以水三升煮一沸，以酒半合置中，须臾即热，可食也。

崔氏苍耳酒，疗大风恶疾及一切诸风，乃至骨髓中毒风，令人充悦方。

苍耳和茎叶花实，取锉一石，八月收　牛膝根一升　松叶二斗　商陆根二升，白色者　鼠粘根一斗

上五物，皆锉讫量之，以水两石五斗，煮取六斗汁。如釜小可分煮之。即分三斗汁将浸曲一斗二升，高量其曲，加于常法五分，为药力费曲故也。余三斗汁留将拌馈料，糯米一石二斗，分作五酘，净淘干漉。以上并大斗。第一酘一日，炊四斗米，取药汁九升拌馈熟，细切生地黄三斗，和米下之。第二酘三日，炊三斗米，取药汁七升拌馈熟，与杏仁一斗去皮尖碎，和捣如泥下之。第三酘五日，炊二斗米，取药汁六升半拌馈熟，取大麻子一斗，捣碎和下之。第四酘七日，炊二斗米，取药汁四升半拌馈熟，取胡

麻一斗，捣碎和下之。第五酘九日，炊一斗米，取药汁三升拌馈，下之。

上以前五酘法，须候米消尽，即炊酘之，未必要须隔日。其酒如米少味薄，更炊一二斗米下之，使味足，然后去糟取清。依常法饮半升，不能者可量性多少，常使有酒气逼，夜饮最是所宜。此酒纵非风疾饮之，补养益精神，令人充健。

又乌麻地黄酒，疗风虚，补不足，除百病，已试大效方。

六月六日曲四升净　王斯油麻六斗五升，出虢州赤色者是，如无，别用巨胜替之，以脱去皮，暴干。脱乌麻法：以冷水浸经一宿出之，置笤箕中，漉水令尽，舂之，即皮自脱去耳　生地黄四斗，冷熟汤洗，待水气尽便切之，更取生地黄一石，以水一石和煮，粗布绞去滓，即取汁六升，又以蜡及麻子涂瓮内，蒸之令干。前三味，总内瓮中浸之　丹参　生石斛　牛膝　杜仲　草薢　生姜各二斤　人参八两

上七味，切，以生绢袋盛，同内前件熟地黄汁瓮中浸，封闭七日外，更取乌豆四大斗，摩使光净，分作四度，微熬令香，取无灰重酘酒二斗八升，三度淋豆，豆一熬三淋，淋讫，并去豆，总计十二度淋豆。取淋酒别器中盛，然后更写曲汁等物及诸药，并出在大瓮中，以物闭头，及更将此酒先重蒸瓮，看冷暖，还内曲汁及药等安在瓮中，其日即用八斗精糯米炊作饭，如常酿酒法酘酒，即以淋豆酒投在瓮中，封闭经一两宿，看米消尽，又炊四斗糯米饭酘之，此后更封闭经七日，其酒即熟。任性饮，多少量之，不限时候，常微微觉身润，夜中稍加少许，或汗出佳。避风及忌房室，特禁毛桃、芥、生菜、热面并酢、蒜、牛肉、冷物。酘初酒法，待此酒熟，即将此酒更重酘。

上曲依当家常用法,每一斗曲用熟水一斗一升浸,炊酒饭,即量熟汤多少用沾饭,如凡酿酒法,更不得加生水,每一斗米酒为佳酿,重酝酒法,待此酒熟,即将酒二斗八升淋豆。

上每一斗曲,以热水一斗浸其酒米。每一斗馈料,以四斗清酒淋其馈,然后炊饭使熟,更不得加水。其所洗甑、洗手盆、瓮等,皆须用此酒,还投酿瓮中。

酿药酒法:上欲和药酒时,先置五斗许药在瓮底,然后加五斗许饭。每次如此,斟酌至半即内药袋。其药袋上亦使药饭相参,以至于尽,然后闭封。

封闭药酒瓮法:上封闭瓮头,用纸七重、布一重。其酿酒室唯造酒得入,自外猫犬、妇人不得辄入室中。

又枸杞酒,疗五内邪气,消渴,风湿,下胸胁气,头风本方作痛,坚筋骨,强阴,利大小便,填骨髓,长肌肉,破除结气,五劳七伤,去胃中宿食,利耳目,衄血吐血,风症,补中逐水,破积瘀脓血,石淋,长发,伤寒,瘴疠毒气,烦躁满闷,虚劳喘吸,逐热破血,及脚气肿痹,悉主之方。

糯米一石,黍米亦得　曲计常酿酒米一石用曲一斗,此药加五升弥佳,末用之　枸杞根二十斤,刮去赤皮,半寸锉之,以水一石,渍经三日,煮取汁五斗　生地黄二十斤,洗去土,细切,和米炊之　秋麻子三斗,微蒸,以枸杞汤淋取汁　香豉二斗,以枸杞汤煮取汁

上四味,地黄和米蒸之,三物药汁总合得五斗,地黄湿即四斗,分半渍米馈,半及曲和酿饭,即总和一酘,密盖瓮口,经二七日压取,封泥,复经七日,初一度一酿,用麻子二斗,多即恐令人头痛。服酒忌生冷、酢滑、鸡、鱼、面、蒜、油腻、白酒、房室等。服讫,一二七日将息。

又地黄酒,疗虚羸,令人充悦,益气力,轻身明目方。雍州高长史服用效。

生地黄一石二斗,捣,搅取汁四斗　杏仁一斗,去尖皮两仁者,熬令黄,捣末　大麻子一斗,熬,捣末　糯米一石,曝干　曲一斗五升,净刮,曝干,细锉

上五味,先以地黄汁四斗渍曲,待发,炊米二斗作饭,冷暖如人肌,酘曲汁中和之,候饭消,更炊米一斗,酘之如前法。又取杏仁、麻子末各一升二合半,和饭搅之,酘曲汁中,待饭消,还炊米一斗,杏仁、麻子末各一升二合半,一依前法酘之。如此凡八酘讫,待酒沸定,封泥二七日,取清。温服一升,渐加至二升,日再服之。令人顿能食,久服去万病,妇人服之更佳,令人有子。

《近效》五加酒方。

五加根茎细锉,五斗　六月六日曲末三斗　黍米一石,糯米亦得

上三味,以水五斗,共五加同下于大釜中,以木度深浅,与水平克之,即更添水一石五斗,并前计两石,即下火煎,旋旋急火,取药汁减下至木克处即得。以大盆安净筐,筐中安净布单,兼滗漉著筐中,其汁在盆中,唯有五斗,且别盛,密封盖之。又重取所漉者五加滓,以水煮之,如别有五加,添和同煮更佳。取此汁用洮米,拌饭炊之,如常炊法,用前五加浓汁渍曲,且炊米五斗酿之,余五斗分为两酘,如常造酒法。酒熟压漉,密封头。每服一盏,暖饮之,渐加勿令醉。又远志十两末之,下酿中益妙,玄参及蛇皮肉亦得。其糟与已下食之尤佳。

又代茶新饮方。

黄芪　通草各二斤　茯苓　干姜　干葛根各一斤　桑根白

皮一斤　鼠粘根三斤,湿加一斤　生干地黄　枸杞根洗　忍冬十二月采枝茎叶,阴干,湿加五两　薏苡仁各十两　茇葜八两　麦门冬去心　葳蕤各五两

上十四味,并拣择,取州土坚实上者,刮削如法,然后秤大斤两,各各别捣,以马尾罗筛之。搅令匀调,重筛,务令相入,不令偏,并别取黄白楮皮白皮根相兼细切,煮取浓汁,和溲,令硬软得所,更于臼中捣,别作一竹椀子,围阔二寸半,厚二分以下,临时斟量大小厚薄作之,此亦无定。众手依摸捻成饼子,中心穿孔,日曝干。百余饼为一穿,即以葛蔓为绳贯之。竹作篾亦得,挂之通风阴处妙。若须煮用,以炭火上炙令香熟,勿令焦,臼中捣末,任随时取足,煎以代茶,大都浓薄量之,著少盐煮之,频扬之,即滑美,著盐、橘皮、荜拨亦佳。除风破气,理丹石,补腰脚,聪耳明目,坚骨长肉,缓筋骨,通腠理。头脑闭闷,眼睛疼痛,心虚脚弱,不能行步,其效不可言。若患脚气、肺气、疝气、咳嗽,入口即愈。患消中、消渴尤验。主疗既多,不复一一具说,但服之立取其验。禅居高士特宜多饮,畅腑脏,调适血脉。少服益多,心力无劳,饥饱饮之甚良。若腊月腊日合之,十年不败。

解饮食相害成病百件

《肘后》凡饮食杂味,有相害相得,得则益体,害则成病,以此致疾,例皆难疗。所以,病有不受药疗,必至于死也。今略疏其不可啖物,不须各题病名,想知者善加慎之。诸鸟兽陆地肉物忌法:

白犬血肾,不可杂白鸡肝、白鹅肝。

白羊肉,不可杂鸡肉。

犬肝，不可杂乌鸡、狗、兔肉。

猪肉，不可合乌梅食。一云不可合羊肝。

兔肉，不可杂獭肉及白鸡心食。

白马，黑头者，不可食。

麋肉，不可合虾蟆及獭、生菜食。

麋脂，不可合梅、李食。

麋肉，不可杂鹄肉食。

羊肝，不可合乌梅、白梅及椒。

牛肠，不可合犬血、肉等食。

白马，青蹄肉不可食。

白猪，白蹄青爪斑斑不可食。

鸡，有六翮不可食。

乌鸡，白头不可食之，杀人。

鹿，白胆不可误食。

食猪肉，不可卧稻瓤草中。

雄鸡肉，不可合生葱、芥菜食。

鸡鸭子，不可合蒜及李子、鳖肉、山鸡肉。

雀肉，不可杂牛肝，落地尘不着，不可食。

暴脯，不肯燥及火炙不动，见水而动者，不可食。

祭肉，自动及酒自竭，并不可饮食也。

鸟兽，自死，口不开，翼不合，不可食。

鸟兽，被烧死，不可食。

病人，不可食熊肉及猴肉。

山羊肉，不可合鸡子食之。

半夏、菖蒲，忌食羊肉。

鸡子,不合鲤鱼。

巴豆,忌猪肉、芦笋。

商陆,忌白犬肉。

细辛、桔梗,忌菜。

白术,忌食桃、李。

甘草,忌食菘菜。

牡丹,忌胡荽。

常山,忌葱。

茯苓,忌酢。

天门冬,忌食鲤鱼。

黄连、桔梗,忌食猪肉。

藜芦,忌食狸肉。

凡蝇、蜂及蝼蚁集食上而食之,致瘘病也。

凡饮水浆及酒不见影者,不可饮之。

丙午日,勿食雉肉。

壬子日,勿食猪五脏及黑兽肉等。

甲子日,勿食龟、鳖、鳞物水族之类。

又疗卒得食病似伤寒,其人但欲卧,七日不疗杀人。按其脊两边当有陷处,正灸陷处两头各七壮则愈。

又疗中虚冷,不能饮食,食辄不消,羸瘦,四肢尪弱,百病因此而生方。

薤白一斤　枳实三两,炙　大枣二十枚,擘　粳米二合　豉七合

上五味,以水七升煮薤,余五升,内诸药,煮取一升半,分三服,瘥止。

又方

豉心一升,熬,末　麦蘖　曲各一两,熬　蜀椒一升,汗　干姜一升,末

上五味,捣筛,以蜜拌。食后,酒服之方寸匕。

又方

曲半斤,熬　麦蘖五升半,熬　杏仁一升,去尖皮,熬

上三味,捣筛,蜜和末。食后,服如弹丸一枚,渐增之。

又方

大黄　芍药　芒硝各一斤

上三味,末之,以蜜三斤,于铜器中汤上煎可丸,服如梧子十丸,日再服。

又方

曲一斤,熬　吴茱萸一升　干姜十两

上三味,捣为末,服方寸匕。

又疗脾胃气弱,谷不消,兼不复受食方。

大麻仁三升　大豆黄二升,并熬香

上二味,捣筛,以饮服一方寸匕,渐加服。

又疗饱食讫便卧得病,令人四肢烦重,嘿嘿欲卧方。

大麦蘖一升,熬　干姜二两

上二味,捣为末。服方寸匕,日三良。

又疗食生冷杂物,或寒时衣薄当风,夜食便卧不消,心腹烦满痛胀急,或连日不化方。

烧地令极热,即激薄,覆取汗,愈。

《深师》疗食饱烦闷,但欲卧而腹痛方。

曲熬令香黄

上一味,捣为末,服方寸匕。大麦蘖亦佳。

《千金翼》凡六畜五脏著草自动摇,及得酢咸不变色,又随地不污,又与犬不食,皆有毒,杀人也。凡食饮有毒,浇地地坟起,皆杀人。凡肉在器中盖密,气不泄者,皆杀人。凡脯肉、熟肉不用深藏,密气不泄,杀人。若中此毒者,皆大粪灰,水服方寸匕,良。

《古今录验》疗新中杂食,瘀实不消,心腹坚痛方。

取水三升,煮白盐一升令消,分服,取吐,必瘥。

《备急》席辩刺史云:岭南俚人毒药,皆因食得之,多不即觉,渐不能食,或更心中嘈胀,并背急闷,先寒似瘴,微觉,即急取一片白银含一宿,银变色,即是药也。银色青是蓝药,银色黄赤是菌药。久久毒入眼,眼或青或黄赤,若青是蓝药,若黄赤是菌药。俚人有解疗者,畏人得法,在外预合,或言三百头牛药,或言三百两银药。余住久,与首领亲狎,知其药并是常用,俚人不识《本草》,乃妄言之。其方如后。

初得俚人毒药,未得余药,且令定方。

生姜四两　甘草三两,炙

上二味,以水六升煮取二升。平旦分二服讫,后别方疗之。

又疗之方。

常山四两　白盐二匕

上二味,以水一斗,渍之一宿,以月尽日渍之,月一日五更以土釜煎,勿令奴婢、鸡犬见之,煮取二升,平旦分再服。服讫,少时即吐,以铜盆盛之,看若色青,以杖举得五尺不断者,即药未尽,一二日后更进一剂。

又方

都惏藤十二两,此药岭南有土人识,俚人呼为三百两银药,甚

细长,有高三尺,微藤生,切

上一味,以水一升、酒二升和,煮取二升,分三服。服讫,药毒逐大小便出。十日慎毒食。不瘥更服,以瘥为度。《肘后》云黄藤。

又疗腹内诸毒方。

都㑊藤　黄藤各二虎口,长三寸,并细锉

上二味,以酒三升,合罂中密封,以糠火围四边烧,令三沸,待冷出之。温,常服,令有酒色。无禁忌。若不获已,欲食俚人食者,先取甘草一寸,炙令熟,嚼咽汁,若食著毒药,即吐便是药也,依前法疗之。若经含甘草而不吐,非也。宜常收甘草十数片,随身带之,自防也。岭南将熟食米及生食甘蔗、巴蕉之属,自更于火上炮炙烧食之,永无虑也。若被席上散药卧著,因汁入肉,最难主疗。可常自将净席随身及匙箸、甘草解毒药行,甚妙。《肘后》无黄藤。

张文仲白黍,不可合饴糖、蜜共食。黍米,不可合葵共食。白蜜,不可合菰首食。菰首,不可合生菜食。病人,不可食胡荽、芹菜及青花、黄花菜。妊身,勿食桑椹并鸭子。五月,勿食韭。十月,勿食椒。三月三日、四月八日,勿食百草。二月,勿食小蒜。四月,勿食胡荽。谨按:仲景方云:正月勿食生葱,二月勿食蓼,三月勿食小蒜,四月、八月勿食葫,五月勿食韭,五月五日勿食生菜,七月勿食茱萸,八月、九月勿食姜,十月勿食椒。食骏马肉不饮酒,杀人也。马鞍下肉不可食。马黑脊而斑臂亦勿食。

食马肝中毒方。

取牡鼠矢二七枚,两头尖者是,水和研,饮之。仲景同。

又食诸六畜鸟兽肝中毒方。

取发剪之,长半寸,接土作溏沾二升,合和所锉发饮之,须臾发皆贯所食肝出也。谨按:发误食之,令人成发症,为病不可疗,今和发土饮之,岂得有此理否? 可详审之,别有方法也。

又方

服头垢一钱匕,立瘥。仲景、《千金》同。

又方

清水投豉,绞取汁,饮数升,瘥止。

又凡物肝脏自不可轻啖,自死者弥勿食之。

诸心皆勿食之,为神识所舍,使人来生获报对。

又食生肝中毒方。

服附子末方寸匕,日三,须以生姜汤服之,不然,自生其毒。

又禽兽有中毒箭死者,其肉有毒,可以蓝汁、大豆解射罔也。

又食郁肉及漏脯中毒方。

取犬矢烧,末,以酒服方寸匕。

又方

捣生韭,绞取汁,服一二升,冬月连根取,和水洗,绞之。用薤亦佳。凡肉闭在密器中经宿者为郁肉,茅屋溜下沾脯为漏脯,并有大毒。

又食黍米中藏干脯中毒方。

浓煮大豆汁,饮数升即解。兼疗诸肉及漏脯毒。

又食自死六畜诸肉中毒方。

捣黄柏末,以水和方寸匕服,未觉,再服瘥。

又凡六畜自死,皆是遭疫,则有毒,人有食疫死牛肉,令病洞下,亦致坚积者,并宜以利药下之良。

又食诸菜肉脯中毒方。

烧猪骨,捣下筛,水服方寸匕,日三四瘥。《千金》同。

又方

烧笠子末,服方寸匕,日三。

又食马肉,洞下欲死者方。

豉二百粒　杏仁二十枚

上二味,合于炊饭中蒸之,捣丸服之,至瘥。仲景同。

又甘豆汤冷饮之,诸毒悉解,诸不可及也。

辨鱼鳖蟹毒不可食,及不得共食。

《肘后》云:凡鱼头有正白连珠至脊上,不可食也。鱼无肠胆,不可食。鱼头黑点,不可食。鱼头似有角,不可食。鱼无鳃,不可食。鳀鱼赤目须,不可食。鱼不可合乌鸡肉食。生鱼目赤,不可作鲙食。鱼不可合鸬鹚肉食。鳀鱼不可合鹿肉食之。鲫鱼不可合猪肝及猴肉食。青鱼不可合小豆藿食。鱼汁不可合自死六畜肉食。青鱼鲊不可合胡荽及生葵、麦酱食。鲤鱼鲊不可合小豆藿。虾不可合鸡肉食。虾无须及腹下通黑,及煮之反白,皆不可食。鲤鱼不可合白犬肉。鲤鱼不可合繁蒌菜作蒸。鳖目凹不可食。鳖,压下有如王字,不可食之。鳖不可合鸡鸭子食之。鳖肉不可合苋菜食之,亦不可合龟共煮之。龟肉不可合瓜及饮酒。蟹目相向及足斑目赤者,不可食之。病人,不可食鳀鱼、鮪鱼等。妊身不可食鳖及鱼鲙。桂、天门冬,忌食鲤鱼。

又疗食蟹及诸肴膳中毒方。

浓煮香苏,饮汁一升,解。本仲景方。

又人有食蟹中毒,烦乱欲死,服五蛊黄丸,得吐下皆瘥。夫蟹未被霜多毒,熟煮乃可食之。或云:是水茛所为。彭蚑亦有毒,蔡谟食之几死。

又疗食诸饼臛百物毒方。

取贝齿一枚含之,须臾吐所食物,瘥。《千金》同。

又方

捣韭汁服一升,冬以水煮根服。《千金》云服数升。

又方

掘厕傍地作坎,深一尺,以水满坎中,取故厕筹十四枚,烧令燃,以投坎中,乃取汁饮四五升,即愈。《千金》同。

又诸馔食直尔何容有毒,皆是以毒投之耳,既不知是何处毒,便应煎甘草荠苨汤疗之。汉质帝食饼、魏任城王啖枣皆致死,即其事也。

食鱼中毒及食鲙不消方五首

《古今录验》疗食鯸鮧伤毒欲死方。

取鲛鱼皮烧之,无皮,坏刀装取烧,饮服之。鳎鱼皮也,食诸鲍鱼中毒亦用之。《千金》同。

《千金》疗食鱼中毒方。

煮橘皮,停冷饮之。

又疗食鱼鲙及生肉住胸膈中不化,吐不出,便成症瘕方。

厚朴炙　大黄各二两

上二味,以酒二升煮取一升,顿服,立消。人强者倍大黄,用三升酒,取二升,再服。

《肘后》疗食鲙过多冷不消,不疗必成虫瘕方。

马鞭草捣,绞取汁,饮一升,即消去。亦宜服诸吐药吐之。《千金》同。

《删繁》疗食鱼鲙不消生瘕,常欲须鲙者方。

獭骨肝肺　干蓝　大黄各分　芦根　鹤骨各七分　桔梗五
分　干姜四分　桂心四分　斑蝥二十枚,炙

上九味,捣筛,蜜丸。酒服十丸至十五丸,日再,瘥。

食椒菜瓠中毒方四首

《肘后》蜀椒闭口者有毒,食之戟人咽,使不得出气,便欲绝,又令人吐白沫,并吐下,身体冷痹,疗方。

煮桂饮汁,多益佳。又饮冷水一二升。又多食蒜。又上浆饮一升。又浓煮豉汁,冷饮之一二升。又急饮酢。又食椒不可饮热,饮热杀人。

又疗中苦瓠毒方。

煮黍瓤浓汁,饮之数升,此物苦则不可食,恐作药中毒也。

《千金》疗菌毒方。

掘地作坎,以水沃中,搅令浊,名地浆,饮之。

又疗食菜中毒发狂,烦闷,吐下欲死方。

取鸡毛烧末,以饮服方寸匕,瘥。

解一切食中毒方三首

《千金》论曰:凡人跋涉山川,不谙水土,人畜饮啖,误中其毒,素不知方,多遭其毙,岂非枉横耶! 然而大圣久设其法,以救活之。正为贪生嗜乐,忽而不学,一朝逢遇,便自甘心,终不识其所以。今述神农、黄帝解毒方法,好事者可少留意焉。

又论曰:甘草解百药毒,此实如汤沃雪,有同神妙。有人中乌头、巴豆毒,甘草入腹即定。中藜芦毒,葱汤下咽便愈。中野葛毒,土浆饮讫即止。如此之事,其验如反诸掌,要使人皆知之。

然人皆不肯学，诚可叹息。方称大豆汁解百药毒，臣试之，大悬绝，不及甘草。又能加之为甘豆汤，其验尤奇。有人服玉壶丸，吐呕不已，以百药与之不止，蓝汁入口即定。如此之事，皆须知之。此即成规，更不须试练也。解毒方中条例极多，若不指出一二，学者不可卒知，余方例尔。

又疗诸食中毒方。

饮黄龙汤及犀角汁，百无不治也。若饮马尿亦良。

又疗食饮中毒方。

苦参三两

上一味，切，以酒二升半煮取一升，顿服之，取愈。

《古今录验》疗诸食毒方。

取桑黄心破作一断著釜中，令水出三寸，煮取二斗，漉澄清，微火煎得五升，宿不食服之，日三合，则吐瘕。未瘥，更作。羸者减之。

酒醉过度恐肠烂及喉舌生疮方三首

《千金》疗卒大醉，恐肠烂方。

作汤著大器中渍之，冷复易之，酒自消。夏月亦用之佳。《肘后》同。

又方

绞茅根汁，饮二升。

又疗连月饮酒，喉咽烂，舌上生疮方。

大麻子一升　黄芩二两

上二味，捣末，以蜜和丸，含之。

饮酒连日醉不醒方九首

《肘后》疗饮酒连日醉不醒方。

芜菁菜并少米,熟煮,去滓,冷之,内鸡子三枚或七枚,调匀,饮之二三升。无鸡子亦可单饮之。

又方

取水中螺蚬若螺蚌辈,以著葱、豉、椒、姜,煮如常食法,饮汁数升即解。

又方

捣生葛根汁,及葛藤饼和绞汁,饮之。无湿者,干葛煎服佳。干蒲煎服之亦佳。

又方

粳米一升,水五升煮,使极烂,漉去滓,饮之,尤良。

《千金》疗酒醉不醒方。

葛根汁饮一二升,无多少,取醒止。

又方本方治饮酒不醒

九月九日菊花末,饮服方寸匕。

又方

小豆叶阴干一百日,末,服之,日方寸匕,良。

又方

五月五日取井中倒生草,阴干,末,酒服方寸匕,佳。

又病酒方。

取豉、葱各一升,以水四升煮取二升,饮之,瘥止。

饮酒令难醉方一首

《千金》饮酒令无酒气方。

干芜菁根二七枚,三遍蒸,干末之,取两钱匕,饮酒后水服之。

饮酒积热方二首

《肘后》饮酒积热,遂发黄病方。

鸡子七枚,苦酒渍之器中,密封,内井底一宿,出当软,取吞之二三枚,渐至尽,验。

《千金》治饮酒房劳虚受热,积日不食,四体中虚热,饮酒不已,入百脉,心气虚,令人错谬失常方。

酸枣仁半升　人参　白薇　枳实炙　知母　栝楼　芍药各二两　茯苓三两,一云茯神　甘草一两,炙　生地黄八两

上十味,切,以水一斗,煮取三升,分三服。

断酒方一十五首

《千金》断酒方。

酒七升,著瓶中,熟朱砂半两,著酒中,急塞瓶口,安猪圈中,任猪嗥动,经七日,取尽饮之,永断。

又方

腊月鼠头灰、柳花等分,黄昏时酒服一杯。

又方

正月一日,酒五升淋碓头,捣一下,取饮。

又方

故毡中菓耳子七枚,烧作灰,黄昏时暖取一杯酒,咒言与病

狂人饮,勿令知之,后不喜饮酒。

又方

白猪乳汁一升饮之,永不用酒。

又方

刮马汗和酒与饮之,终身不饮酒。

又方

大虫屎中骨,烧末,和酒与饮。

又方

鸬鹚矢灰,水服方寸匕,永断。

又方

故纺车弦烧灰,和酒与饮之。

又方

驴驹衣,烧灰,酒服之。

又方

自死蛴螬,干捣末,和酒与饮,永世闻酒名即呕吐,神验。

又方

酒客吐中肉七枚,阴干,烧灰,服之。

又方

酒渍汗鞋替一宿,旦空腹与饮即吐,不喜见酒。

又方

白狗乳汁,酒服之。

又方

腊月马脑,酒服之。

服药过剂及中毒方一十一首

《肘后》服药过剂及中毒,多烦闷欲死方。

刮东壁土少少,以水一二升和,饮之良。

又方

水和胡粉,稍稍饮之。

又方

青粳米,取其沈汁五升,饮之。

又方

捣襄荷取汁,饮一二升。冬月用根,夏月用茎叶。

又方

屋溜下作坎,方二尺,深三尺,以水七升灌坎中,搅扬之,令沫出,取沫一升饮之。未解更作。

又方

捣蓝青,绞汁数升饮之。无蓝以青布,水洗饮之。

又方

烧犀角,水服一方寸匕。

《备急》服药失度,腹中苦烦方。

饮生葛汁良,或干葛煎汤服之。《肘后》同。

又方

鸡子黄三枚,吞之良。又鸡子清饮之。又服猪膏良。

又方

服诸石药过剂者,白鸭矢,水和服之瘥。《肘后》同。

又方

大黄三两、芒硝二两,以水五升煮取三升,分三服,得下便愈。《肘后》用地黄汁五升煮，不用水。

解诸药草中毒方二十九首

《肘后》疗食野葛已死者方。

以物开口，取鸡子三枚和，以灌之。须臾吐野葛出。

又方

取生鸭，就口断鸭头，以血沥口中，入咽则活。若口不开，取大竹筒，以一头注其胸胁，取冷水注筒中，数易注之，须臾口开，则可与药。若甚者，两胁及脐各筒注之，甚佳。

又方

饮甘草汁，但唯多更善。

又钩吻与食芹相似，而其所生之地傍无他草，茎有毛，误食之杀人方。

荠苨八两，咬咀，以水六升，煮取三升，服之。

又此多生篱埒水渎边，绝似茶，人识之，无敢食，但不知之，必是钩吻。按《本草》，钩吻一名野葛，又云秦钩吻，乃并入药用。非此，又一种，叶似黄精，唯花黄茎紫，亦呼为钩吻，不可食，故经方引与黄精为比，言其形色相似也。

《备急》疗诸药各各有相解者，然难常储，今但取一种而兼解众毒，求之易得者方。

甘草浓煮汁，多饮之，无不生也。又食少蜜佳。

又方

煮桂多饮之。又服葱涕佳。

又方

煮大豆汁服，豉亦解。

又方

煮荠苨浓汁饮之,秘方。卒不及煮,便嚼食之,亦可散服。此药在诸药中并解众毒。

又方

蓝青皮子亦解诸毒,可预蓄之,急则便用之。

凡此诸药,饮汁解毒者,虽危急亦不可热饮之,待冷则解毒,热则不解毒也。

《集验》疗中诸毒药及葛未死,但闻腹中烦冤,剥裂作声,如肠胃破断状,目视一人成两人,或五色光起,须臾不救方。

取新小便和清边久屎一升,绞取汁一升,顿服。气已绝,但绞口与之,入腹便活也。已死万一冀活,但数与屎汁也。

又疗中药毒方。

取灶中当釜月下土末,服方寸匕。

《千金》中百药毒方。

甘草、荠苨、大小豆汁,蓝汁及实汁、根汁并解之。

又中狼毒毒方。

白蔹、盐、蓝汁并解之。

又中藜芦毒方。

雄黄、葱汁并解之。

又中巴豆毒方。

黄连、菖蒲、小豆藿汁、大豆汁,并解之。

又中踯躅花毒方。

栀子汁解之。

又中芫花毒方。

防风、防己、甘草、桂枝汁,并解之。

又中射罔毒方。

蓝汁、大小豆汁、竹沥、大麻子汁、六畜血、贝齿屑、蚯蚓屎、藕芰汁,并解之。

又中半夏毒方。

以生姜汁、干姜解之。

又中大戟毒方。

菖蒲汁解之。

又中乌头、天雄、附子毒方。

用大豆汁、远志、防风、枣、饴糖解之。

又中杏仁毒方。

用蓝子汁解之。

又中茛菪毒方。

荠苨、甘草、升麻、犀角、蟹汁,并解之。

又解诸毒,鸡肠草散方。

鸡肠草三分　蓝子一合　芍药二分　甘草四分,炙　荠苨四分　坂土一分　升麻四分　当归二分

上八味,为散,以水服方寸匕,多饮水佳。若为蜂蛇等众毒虫螫,以针刺螫上,血出,著药如小豆许于疮中,令湿瘥。为射罔箭所中,削竹如钗,股长一尺五寸,以绵缠,浇水沾令湿,取药内疮中,随疮深浅,令至底止,有好血出即瘥。若服毒药,水服毒解痛止,愈。

又解一切药发,不问草石,始觉恶即服方。

生麦门冬八两,去心　葱白八两,切　豉三升

上三味,以水七升煮取三升半,分三服。

又疗一切诸药毒方。

甘草三两炙,以水五升煮取二升,内粉一合,更煎三两沸,内蜜半两,分服,以定止。

又解毒药散方。

荠苨一分　蓝叶花二分,七月七日取叶并花,阴干

上二味,捣末,以水和,服方寸匕,日三。

又中毒方。

取秦燕毛二枚,烧灰,以水服之。

《千金翼》疗药毒不止,解烦闷方。

甘草二两,炙,切　白粱粉一升　蜜四两

上三味,以水三升,煮甘草取二升,去滓,内粉汤中,搅令调,下蜜,煎令熟如薄粥,适寒温,饮一升。《千金》同。

解诸蛇虫毒方六首

《千金》蛇虺百虫毒方。

并用雄黄、巴豆并麝香、干姜解之。

又蜈蚣毒方。

桑汁及叶根汁解之。

又蜘蛛毒方。

蓝青解之。

又蜂毒方。

蜂房及蓝青解之。

又斑蝥、芫青毒方。

猪膏、大豆汁、戎盐、蓝汁、盐汤煮猪膏、巴豆,并解之。

又马刀毒方。

清水解之。

辨五大毒一首

《古今录验》辨药有五大毒，不可入口方。经曰：夫药有大毒，不可入口鼻耳目，即杀人。一曰钩吻，生崖；二曰鸩，状黑雄鸡，生山谷中，一名雉；三曰除命，赤色，著木悬其子，生山海中；四曰海姜，状如龙，赤色，生海中；五曰鸩羽，状如鹳雀，黑头赤足。遇其毒，解之则活，卒无药，可饮小便。

解金铁等毒方八首

《肘后》疗金毒已死方。

鸡矢半升，淋取一升，饮之，可再三。《千金》云鸡子清并屎白烧，猪脂和服。

又方

吞水银一两，即金出。

又方

鸭血、鸡子，并解之。《千金》云及屎汁。

又中雄黄毒方。

防己解之。

又礜石毒方。

大豆汁解之。《千金》又云白鹅膏。

《集验》疗服金屑死未绝者，知是金毒方。

以水银一两，泻口中，摇动令下咽喉入腹，金则消灭成泥，即出。可三与服，则活。

《千金》解金银铜铁毒方。

取鸭屎汁解之。

又铁毒方。

磁石解之。

恶毒瘴气毒风肿毒方四首

《千金》疗恶气瘴毒百毒方。

用犀角、羚羊角、雄黄、麝香解之。

又主喉肿，邪气恶毒入腹方。

升麻、射干并解之。

又主哽肿毒方。

用五香紫檀解之。

又甘草汤，主天下毒气及山水露雾毒气，去地风气瘴疬等毒方。

甘草二两

上一味，以水二升，煮取一升，分服。

第三十二卷

面膏面脂兼疗面病方一十三首

《千金翼》论曰：面脂手膏、衣香澡豆，士人贵胜，皆是所要。然今之医门，极为秘惜，不许子弟泄漏一法，至于父子之间，亦不传示。然圣人立法，欲使家家悉解，人人自知，岂使愚于天下，令至道不行，壅蔽圣人之意，其可怪也！

又面脂方，主面及皯皱黡黑皯，凡是面上之病，皆悉主之。

丁香十一分　零陵香　桃仁去皮　土瓜根　白蔹　白芨　防风　当归　沉香　辛夷　商陆　麝香研　栀子花　芎劳各十二分　蜀水花　青木香各八分　白芷　葳蕤　菟丝子　藿香　甘松香各十五分　木兰皮　白僵蚕　藁本各十分　茯苓十八分　冬瓜仁十六分　鹅脂　羊髓各一升半　羊肾脂一升　猪胰六具　清酒五升　生猪肪脂二大升

上三十二味，挼生猪胰汁，渍药一宿，于脂中煎三上三下，以白芷色黄，去滓，以上件酒五升，挼猪胰，以炭火微微煎，膏成贮器中，以涂面。

又面膏方。

杜蘅　杜若　防风　藁本　细辛　白附子　木兰皮　当归　白术　独活　白茯苓　葳蕤　白芷　天门冬　玉屑各一两　菟丝子　防己　商陆　栀子花　橘仁　冬瓜仁　靡芜花各三两　藿香　丁香　零陵香　甘松香　青木香各二两　麝香半两

白鹅脂如无半升　白羊脂　牛髓各一升　羊胰三具

上三十二味,先以水浸膏髓等五日,日满别再易水,又五日,日别一易水,又五日,二日一易水,凡二十日止。以酒一升,挼羊胰令消尽,去脉,乃细切香,于坩器中浸之,密封一宿,晓以诸脂等合煎,三上三下,以酒水气尽为候,即以绵布绞去滓,研之千遍,待凝乃止,使白如雪,每夜涂面,昼则洗却,更涂新者,十日以后色等桃花。本方白蔹、人参各三两,无藤芜花、冬瓜仁。此皆是面膏药,疑更有此二味。

又方

香附子十枚大者　白芷二两　零陵香二两　茯苓一两,并以八两　蔓菁油二升,无以猪膏充　牛髓　羊髓各一升　水渍白蜡八两　麝香二分

上九味,以油髓微火煎五物,令色变,去滓,内麝香,研千遍,凝用,澡豆洗面后涂敷之。

又方

杏仁二升,去皮　白附子三两　密陀僧二两,研如粉　白羊髓二升半　真珠十四枚,捣研如粉　白鲜皮一两　鸡子白七枚　胡粉二两,以帛四重裹,一石米下蒸之,熟下,阴干

上八味,以清酒二升半,先取杏仁盆中研之如膏,又下鸡子白研二百遍,又下羊髓研二百遍,捣筛诸药内之,研五百遍至千遍弥佳,初研杏仁即少少下酒薄,渐渐下使尽,药成,以指捻看如脂,即可用也。草药绢筛,直取细如粉佳。

又方

防风　白芨　芎䓖各五分　白术八分　甘松　白蔹　木兰皮　栝楼　白芷　藁本　桃花　蜀水花　商陆　密陀僧　白僵

蚕　零陵香　杜蘅　鹰屎　白薇蕤　土瓜根各三分　麝香　丁香各二两　白附子　玉屑各四分　鹅脂五合　鹿髓一升　羊髓一升　白蜡四两　猪膏二升

上二十九味，细切，酢渍，密封一宿，明旦以猪膏煎，三上三下，白芷色黄为药成，去滓，搅数万遍，令色白，以敷面。慎风日良。

又方

防风　芎劳　白芷　白僵蚕　蜀水花　白蔹　细辛　茯苓　藁本　薇蕤　青木香　辛夷仁　当归　土瓜根　栝楼仁各三分　桃仁去皮尖　猪脂二升　鹅脂一升　羊肾脂一升

上十九味，细切，绵裹，酒二升浸一日一夜，便内脂中，急火煎之三上三下，然后缓火，一夜药成，去滓，以寒水石粉三分，内脂中，以柳木篦熟搅，任用之。并出第五卷中。

《千金》面膏，去风寒，令面光悦，耐老去皱方。

青木香　白附子　芎劳　白蜡　零陵香　白芷　香附子各二两　茯苓　甘松各一两　羊髓一升半，炼之

上十味，以水酒各半升，渍药经宿，煎三上三下，候酒水气尽膏成，去滓，收贮任用。涂面作妆，皯黯皆落。

又方

玉屑　芎劳　土瓜根　白芷　冬瓜仁　木兰皮　薇蕤　桃仁去皮　白附子各四分　商陆根五分　辛夷　菟丝子　藁本　白僵蚕　当归　黄芪　藿香　细辛　防风　麝香　青木香各三分　猪胰三具　蜀水花一合　鹰屎白一合　白狗脂一升　鹅脂一升　熊脂二升

上二十七味，细切，以清酒渍一宿，微火煎一日，以新布绞去滓，以涂面。切慎风。任用之。出第六卷中。

崔氏蜡脂方。

白蜡十两,炼令白　桃花　菟丝子　白芷　木兰皮　细辛　辛夷仁　白茯苓　土瓜根　栝楼根　白附子　杜蘅　桃仁去皮　杏仁去皮,各三分　蔓菁子油二升半　羊髓　牛髓　鹿髓脂各合

上十八味,并细切,以苦酒渍一宿,用上件蜡、油、髓、脂等煎如面脂法,其蔓菁子油、酒在前,煎令烟出后,始下蜡、髓讫,内诸药,候白芷色黄膏成任用。每以澡豆洗面,后以涂之。

又常用蜡脂方。

蔓菁油三升　甘松香一两　零陵香一两　辛夷仁五分　白术二升　细辛五分　竹茹一升　竹叶切,五合　白茯苓三分　藶芜花三分　羊髓半升,以水浸,去赤脉,炼之　麝香任炙

上十二味,切,以绵裹,酒浸经再宿,绞去酒,以脂中煎,缓火令沸,三日许香气极盛,膏成,乃炼蜡令白,看临熟下蜡调,瓷硬得所,贮用之。出第九卷中。

文仲疗人面无光润,黑及皱,常敷面脂方。

细辛　葳蕤　黄芪　白附子　薯蓣　辛夷　芎䓖　白芷各一分　栝楼　木兰皮各二分　猪脂二升,炼成

上十一味,切,以绵裹,用少酒渍一宿,内脂膏煎之七上七下,别出一片白芷,煎色黄药成,去滓,搅凝,以敷面,任用之。亦主金疮止血良。

《延年》面脂方。

白术　茯苓　杜蘅各六分　葳蕤　藁本　芎䓖　土瓜根　栝楼各五分　木兰皮　白僵蚕　蜀水花　辛夷仁　零陵香　藿香各四两　菟丝子八分　栀子花　麝香酒浸,绵裹　鹰屎白各三

分　冬瓜仁五分　桃仁五合，并令碎　白蜡三两　羊脂肾边者，一升　猪脂三升，水浸七日，日别易水　猪胰一具　白附子四分

上二十五味，并细切，酒二升，取猪胰、桃仁、冬瓜仁，绵裹内酒中，接令消，绞取汁，用渍药一宿，别煎猪脂令消，去滓，以鹅脂、羊脂、白蜡于铛中，用绵裹内铛，微火煎三上三下，药黄色，去滓，待澄候凝，内鹰屎末，搅令匀，以涂面妙。

又方

防风　葳蕤　芎䓖　白芷　藁本　桃仁去皮　白附子各六分　茯苓八分　细辛　甘松香　零陵香各二分　当归　栝楼研，各四分　蜀椒五十粒　鸬鹚屎　冬瓜仁研，各三分　麝香一分

上十七味，酒浸，淹润一夕，明日以绵薄宽裹之，以白鹅脂三升、羊脂三升并炼成者以煎之，于铜器中，微火上煎使之沸，勿使焦也。乃下之三上，看白附子色黄膏成，去滓，又入铛中上火，内麝香，气出仍麝香，更以绵滤度之，乃内栝楼仁、桃仁、冬瓜仁等脂，并鹰屎、鸬鹚屎粉等，搅令调，膏成待凝，以瓷器贮，柳木作槌子，于钵中研，使轻虚得所生光，研之无度数，二三日研之方始好，唯多则光滑，任用。

洗面药方二首

《千金翼》面药方。

朱砂研　雄黄　水银霜各半两　胡粉二两　黄鹰屎一升

上五味，合和，洗净面，夜涂，以一两霜和面脂，令稠如泥，先于夜欲卧时，以澡豆净极洗面，并手干拭，以药涂面，厚薄如寻常涂面厚薄，乃以指细细熟摩之，令药与肉相入，乃卧。一上经五日五夜，勿洗面止，就上作粉即得，要不洗面至第六夜。洗面涂

一如前法,满三度涂洗,更不涂也,一如常洗面也。其色光净,与未涂时百倍佳。出第五卷中。

《延年》洗面药方。

葳蕤 商陆根 栝楼 杜若 滑石各八两 土瓜根 芎䓖 辛夷仁 甘松香各五两 黄栝楼五枚,去皮 白茯苓 白芷一斤 术兰皮 零陵香各三两 麝香二两 荜豆二升 冬瓜仁二升,去皮 猪蹄三具

上十八味,捣为散,和荜豆,以水桃仁、冬瓜仁、黄栝楼子,揉之令碎,猪蹄汁中挼令散,和药作饼子,曝干,捣筛,更和猪蹄汁,又捻作饼,更曝干,汁尽乃止,捣筛为散,稍稍以洗手面,妙。

面色光悦方五首

《千金》疗人令面悦泽,好颜色方。

猪胰三具 芜菁子二两 栝楼子五两 桃仁三两,去皮

上四味,以酒和之,捣如膏,以敷面,慎风日妙。

又方

酒渍三月三日桃花服之,好颜色,治百病。

又方

采三株桃花,阴干,为散,以酒饮服方寸匕,日三。令面光悦如红。出第六卷中。

《千金翼》令面生光方。

密陀僧以乳煎,涂面,即生光。出第五卷中。

《延年》去风,令光润,桃仁洗面方。

桃仁五合,去皮

上一味,用粳米饭浆水研之令细,以浆水捣取汁,令桃仁尽

即休,微温用,洗面时长用,极妙。

令面色白方四首

《千金》疗面黑不白净方。

白鲜皮　白僵蚕　芎䓖　白附子　鹰屎白　白芷　青木香　甘松香　白术　白檀香　丁子香各三分　冬瓜仁五合　白梅二七枚,去核　瓜子一两　杏仁三十枚,去皮　鸡子白七枚　大枣三十枚,去核　猪胰三具　面三升　麝香二分,研

上二十味,先以猪胰和面,曝令干,然后合诸药捣筛,又以白豆屑二升为散,旦用洗面、手,十日以上太白,神验。出第六卷中。

文仲令人面白似玉色光润方。

羊脂　狗脂各升　白芷半升　乌喙十四枚　大枣十枚　麝香少许　桃仁十四枚　甘草一尺,炙　半夏半两,洗

上九味,合煎,以白芷色黄,去滓,涂面,二十日即变,五十日如玉光润,妙。

又《隐居效验》,面黑令白去黯方。

乌贼鱼骨　细辛　栝楼　干姜　蜀椒各三两

上五味,切,以苦酒渍三日,以成炼牛髓二斤煎之,以酒气尽药成,作粉,以涂面,丑人亦变鲜妙光华。

《近效》则天大圣皇后炼益母草留颜方。

用此草,每朝将以洗手面,如用澡豆法,面上皯䵟及老人皮肤兼皱等,并展落浮皮,皮落着手上如白垢,再洗,再有效。淳用此药以后,欲和澡豆洗亦得,以意斟酌用之。初将此药洗面,觉面皮手滑润,颜色光泽;经十日许,特异于女面;经月余,生血色,红鲜光泽异于寻常;如经年久用之,朝暮不绝,年四五十妇人如

十五女子,俗名郁臭。此方仙人秘之,千金不传。即用药亦一无不效。世人亦有闻说此草者,为之皆不得真法,令录真法如后,可勿传之。

五月五日收取益母草,曝令干,烧作灰。取草时勿令根上有土,有土即无效。烧之时,预以水洒一所地,或泥一炉烧益母草,良久烬无,取斗罗筛。此灰干,以水熟搅和溲之,令极熟,团之如鸡子大作丸,于日里曝令极干讫,取黄土作泥,泥作小炉子,于地四边各开一小孔子,生刚炭,上下俱着炭,中央着药丸,多火经一炊久,即微微着火烧之,勿令火气绝,绝即不好。经一复时药熟,切不得猛火。若药熔变为瓷巴黄,用之无验。火微即药白色细腻,一复时出之,于白瓷器中,以玉捶研,绢筛,又研三日不绝,收取药以干器中盛,深藏。旋旋取洗手面,令白如玉。女项颈上黑,但用此药揩洗,并如玉色。秘之,不可传。如无玉捶,以鹿角捶亦得。神验。

面皯方一十三首

《广济》疗面皯方。

雄黄七分　雌黄五分,并以绵裹,于浆水中煮一日　光明砂　密陀僧五分,内猪脂中煮数沸,煮讫洗用　真珠三分,研末　峭粉三分　白僵蚕三分　白及三分　茯苓五分　水银五分,和药末研,令消尽

上十味,各研如粉讫,相和,又研之,令匀少减,取和猪脂,面脂搅令调,每夜用澡豆浆水洗去妆,勿冲风及火。

《千金》疗面皯方。

李子仁和鸡子白,涂上则落。

又方

真白羊乳三升　羊胰两具,以水渍去皮,细擘　甘草二两,炙,末

上三味,相和一宿,先以酢浆水洗面,以生布拭之,夜涂药,明旦以猪蹄汤洗却,又依前为之即尽。

又方

白附子末,以水和涂上,频频用,即落尽。

又方

桂心、石姜末,蜜和涂之。

又方

杏仁酒浸皮脱,捣如泥,以绢囊裹,夜则拭之,效。

又方

水和丹砂末,服方寸匕,男女七日皆色白也。

又方

美酒浸鸡子三枚,密封四七日成,涂面净好无比。

又方

枸杞根一百斤　生地黄三十斤

上二味,先下筛枸杞,又捣碎地黄,曝干,合下筛,空腹服方寸匕,日三,效。

文仲疗皯,令人面皮薄如蕣草方。

鹿角尖取实白,处于平石上,以水磨之,稍浓,取一升二合　干姜一两

上二味,捣筛干姜,以和鹿角汁,搅使调,每夜先以暖浆水洗面,软帛拭干,取上白蜜涂面,以手摩使蜜尽,手指不粘为候,后涂药,平明还以暖浆水洗之,二三日颜色惊人。涂药不用遇见风

日,妙。

《救急》疗面皯方。

芍药 茯苓 杏仁去皮 防风 细辛 白芷各一两 白蜜一合

上七味,捣为散,先以水银霜敷面三日,方始取前件,白蜜和散药敷面,夜中敷之,不得见风日,向晓任意作粉,能常用大佳。每夜先须浆水洗面后敷药。

《古今录验》疗面皯方。

取白蜜和茯苓粉敷面,七日愈。

又疗面皯黯,苏合煎方。

苏合香 麝香 白附子炮 女菀 蜀水花各二两 青木香三两 鸡舌香 鸬鹚屎各两

上八味,先取糯米二升淅,硬炊一斗,生用一斗,合醇酢,用水一斛五斗,稍稍澄取汁,合得一斛,煮并令沸,以绵裹诸药,内着沸浆中,煎得三升,药熟以澡豆洗皯处令燥,以药敷皯上,日再。欲敷药,常以酢浆水洗面,后涂药。涂药至三四合,皯处当小急痛,皯处微微剥去便白,以浆三洗三敷玉屑膏讫,白粉之。若急痛勿怪,痒勿搔之,但以粉粉上面,按抑痒处,满百日,可用脂胡粉取瘥。

面皯黯方二十一首

《肘后》疗面多皯黯,如雀卵色者方。

以苦酒渍白术,以拭面上,即渐渐除之。

又方

以羚羊胆酒二升,合煮三沸,以涂拭之,日三瘥。

又方

羊胆、猪头、细辛末，等分，煎三沸，涂面。平旦，以酢浆水洗之。

又方

茯苓、白石脂等分，末，和蜜涂之，日三，除去。

文仲疗皯黯方。

杏仁去皮，捣末，鸡子白和，涂经宿，拭之。

又方

桃花、瓜子各等分，捣，以敷面。

又方

茯苓末，蜜和敷之。

《备急》疗皯黯方。

鸡子一枚，去黄　朱砂末一两

上二味，朱砂末内鸡子中，封固口，与鸡同令伏雏，候鸡雏出，即取之，以涂面，立去也。

又方

七月七日，取露蜂房子，于漆杯中渍，取汁，重滤绞之，以和胡粉涂。

又去黯黵方。

桑灰　艾灰各三升

上二味，以水三升淋之，又重淋三遍，以五色帛内中，合煎令可丸，以敷黯上则烂脱，乃以膏涂之。并灭瘢痕，甚妙。

《小品》疗面黯，灭瘢痕，除皯，去黑黵方。

莽苋二分　桂心一分

上二味，捣筛，以酢浆水服方寸匕，日一止即脱。又服栀子散瘥。《千金》治面疱。

《千金》疗面奸黯,令悦白润好及手方。

猪蹄二具,治如食法,白粱米一升,汰令净,以水五升,煮蹄烂,澄取清汁三升　白茯苓　商陆各五两　葳蕤　藁本　白芷各三两

上六味,以猪蹄汁并桃仁一升,合煮取二升,去滓,以白瓷器中贮之,内甘松、零陵香各一两,以绵裹渍,以敷之。

又澡豆方。

猪胰五具,干之　白茯苓　藁本　白芷各四两　甘松香　零陵香各三两　白商陆五两　大豆末二升,绢筛　蘿灰一斗,火炼

上九味,捣筛,调和讫,收贮,稍稍取前瓷中汁,和以洗手面,只用暖酢浆洗净后,任意水洗如常。八月、九月则合,冷处贮之,至三月以后勿用,神良。

又飘奸面方。

沉香　牛黄　薰陆香　雌黄　鹰屎各三分　丁香一分,末水银一两　玉屑三分

上八味,作粉,以蜜和,涂之。

又飘面,内外疗方。

以成炼松脂为末,温酒服二合,日三服,尽二升即瘥。

又方

白芷　白蜡各八两　白附子　辛夷　乌头炮　防风　藿香商陆各二分　藁本　葳蕤各四两　零陵香三分　麝香一分牛脂一升　鹅脂一升　羊脂五合　麻油二合

上十六味,细锉,以酢渍浃浃然一宿,以诸脂油煎,白芷色黄膏成,以皂荚汤洗面,敷之,日三瘥。

又疗面飘方。

白矾烧汁尽　硫黄　白附子各一分

上三味,捣筛,以酢一盏渍之一宿,夜净洗面涂之,勿见风,白如雪也。《翼》同。

又方

鸡子三枚　丁香一两　醋一升

上三味,渍七日,取鸡子白研,丁香、胡粉一两和之洗面,夜以药涂之,甚妙。

又方

羚羊胆　牛胆

上二味,以醋二升,合煮三沸,涂之,瘥。

《千金翼》面药方,疗奸黯及痦瘰并皮肤皴劈方。

防风　藁本　辛夷　芍药　商陆根　白芷　牛膝　当归　细辛　密陀僧　芎䓖　独活　葳蕤　木兰皮　零陵香　鸡舌香　丁香　麝香　真珠各一两　蕤仁　杏仁各二两,去皮　腊月猪脂三升,炼　油一升　獐鹿脑各一具,无以羊脑充　牛髓五升

上二十五味,先以水浸脑髓使白,藿香以上㕮咀如麦豆,乃于脑髓脂油中煎三上三下,以绵绞滤去滓,入麝香及真珠末等,研搅千遍,凝即涂面上。谨按《千金翼》云二十九味,遂以诸本并《千金翼》数之,但二十五味,上云藿香以上㕮咀,恐并藿香更有三味。

《必效》疗黯奸,令面白悦泽,白附子膏方。

白附子　青木香　丁香各一两　商陆根一两　细辛三两　酥半升　羊脂三两　密陀僧一两,研　金牙三两

上九味,以酒三升渍一宿,煮取一升,去滓,内酥,煎一升,膏成。夜涂面上,旦起温水洗,不得见大风日,瘥。

面皯疱方一十五首

刘涓子疗面皯疱,麝香膏方。

麝香三分　附子一两,炮　当归　芎䓖　细辛　杜蘅　白芷　芍药各四分

上八味,切,以腊月猪膏一升半,煎三上三下,去滓,下香膏成,以敷疱上,日三,瘥。

《肘后》疗年少气盛,面生皯疱方。

冬瓜子　冬葵子　柏子仁　茯苓各等分

上四味,为散,食后服方寸匕,日三服。

又方

黄连一斤　木兰皮十两　猪肚一具,治如食法

上三味,咬咀二味,内肚中,蒸于二斗米下,以熟切,曝干,捣散。食前,以水服方寸匕,日再。

又方

麻黄三两　甘草二两,炙　杏仁三两,去尖皮

上三味,捣筛,酒下一钱匕,日三服。

又方

黄连二两　蛇床子四合

上二味,捣末,以面脂和,涂面,日再瘥。

文仲疗面皯疱方。

胡粉、水银,以腊月猪脂和,敷之。

又方

熟研水银,向夜涂之,平明拭却,三四度瘥。

又方

土瓜根捣,以胡粉、水银、青羊脂合,涂面皯处,当瘥。

《备急》疗面皯疱方。

縻脂涂拭面上,日再。

又方

鹰屎白二分　胡粉一分

上二味,以蜜和,敷面上,瘥。

又主少年面上起细疱方。

挼上浮萍,搞之,可饮少许汁良。通按:疑缺一水字。

又方

以三年苦酒渍鸡子三宿,当软破,取涂之,瘥。

《古今录验》疗面皯疱及产妇黑䵟如雀卵色,羊胆膏方。

羊胆一枚　猪脂一合　细辛一分

上三味,以羊胆煎三上三下,膏成。夜涂敷,早起洗,以浆水洗去验。

又疗面䵟疱皯,玉屑膏方。

玉屑　珊瑚　木兰皮各三两　辛夷去毛　白附子　芎䓖
白芷各二两　牛脂五两　冬瓜仁十合　桃仁一升　猪脂五合
白狗脂二斤　商陆一升

上十三味,切,煎三上三下,白芷色黄,其膏成,洗面涂膏,神验。

又疗面黑似土皯疱,白蓝脂方。

白蓝一分　白矾一分,烧　石脂一分　杏仁半分,去尖皮

上四味,捣筛,鸡子和,夜涂面,明旦以井花水洗之。白蓝即白蔹也。甚妙,老与少同。

面皯疱方一十三首

刘涓子疗面皯疱,木兰膏方。

木兰皮　防风　白芷　青木香　牛膝　独活　藁本　芍药
白附子　杜蘅　当归　细辛　芎劳各一两　麝香二分

上十四味,锉,以腊月猪脂二升,微火煎三上三下,绞去滓,
入麝香调,以敷面上妙。出第五卷中。

《肘后》疗面及鼻病酒皯方。

木兰皮一斤,渍酒用三年者,百日出,曝干　栀子仁一斤

上二味,合捣为散,食前以浆水服方寸一匕,日三良。《千金
翼》木兰皮五两,栀子仁六两。

又方

鸬鹚屎末,以腊月猪膏和,涂之。《千金》同。

又方

真珠　胡粉　水银等分

上三味,以猪膏研令相和,涂之,佳。

又方

马蔺子花捣,封之,佳。

《集验》疗面上皯疱奸黯方。

蒺藜子　栀子仁　豉各一升

上三味,捣合如泥,以酽浆和如泥,临卧以涂面上,日未出便
洗,瘥。《千金》有木兰皮一斤,《翼》云半斤。

又木兰散方。

木兰皮一斤

上一味,以三年酢浆渍之,百日出,于日中曝之,捣末,服方

寸匕,日三。

《古今录验》主疱方。

雄黄　峭粉末　水银并等分

上三味,以腊月猪脂和,以敷面疱上,瘥止。

又卒得面疱方。

土瓜根　水银　胡粉　青羊脂等分

上四味,为粉,和,敷面疱上,瘥止。

又方

胡粉二两　水银二分

上二味,和猪脂研匀,以敷之。《千金》同。

又男女疱面生疮方。

黄连二两　牡蛎三两,熬

上二味,捣筛,以粉疮上,频敷之,即瘥。

又疗面疱痒肿,白附子散方。

白附子　青木香　由跋各二两　麝香二分

上四味,为散,以水和,涂面。《千金翼》有细辛二两。

又疗面疱气甚如麻豆疮痛,搔之黄汁出,及面黑色黯𪒟不可去之,葵子散方。

冬葵子　柏子　茯苓等分

上三味,为散,以酒服方寸匕,日三,瘥。《千金翼》有冬瓜子。

面粉滓方四首

《千金》疗面粉滓方。

矾石熬汁尽

上一味,以酒和,涂之三数度佳,甚妙。

《备急》疗妇人面上粉滓,赤膏方。

光明砂四分,研　麝香二分　牛黄半分　水银四分,以面脂和研　雄黄三分

上五味,并精好药,捣筛,研如粉,以面脂一升内药中,和搅令极调。一如敷面脂法,以香浆水洗,敷药避风,经宿粉滓落如蔓荆子状。此方秘不传。

又主去粉滓䵟𪒟方。

白蔹　白石脂　杏仁各等分

上三味,捣散,以鸡子白和,以井花水洗,敷之三五遍,即瘥。

又方

黄芪　白术　白蔹　葳蕤各十一分　商陆　蜀水花　鹰屎白各一两　防风　芎䓖　白芷　细辛　白附子炮　杏仁去皮尖青木香各六分

上十四味,捣为粉,以鸡子白和之,作梃子,曝干研之,以浆水和涂,夜敷朝洗,瘥。出第六卷中。

化面方二首

张文仲疗化面方。

真珠研　光明砂研　冬瓜仁各二分　水银四分

上四味,以四五重绢袋盛,于铜铛中,以酢浆水微火煮,一宿一日始堪用。取水银和面脂熟研使消,合珠、冬瓜子末,更和调,以敷面,取瘥为度。

《备急》面上㾴𪒟子化面,仍令光润皮急方。

土瓜根

上一味,捣末,以浆水和令调,入夜以浆水洗面涂药,旦洗

却,即瘥。

杂疗面方六首

《肘后》疗面生瘖瘰如麻子,中有粟核方。

石灰以水渍之才淹,以米一把置上,令米释陶取,一一置瘖瘰上,当渐拭之,软乃爪出粟,以膏药敷之,即瘥。

《千金》疗面上风方。

玉屑研　密陀僧研令如粉　珊瑚研,各二大两　白附子三两

上四味,细研如粉,用酥和,夜涂面上,旦洗,瘥。出第六卷中。

《千金翼》芎藭汤,主面上及身体风瘙痒方。

麻黄十分,去节　芎藭　白术　吴茱萸　防风　枳实炙羌活各二两　薯蓣四两　蒺藜子六两　乌喙二两,炮　甘草二两,炙　生姜六分

上十二味,切,以水九升七合煮取二升五合,去滓,分服,甚妙验。

又洗方。

蒴藋根　蒺藜　景天叶各一两　蛇床子五两　玉屑二两

上五味,以水一斗煮取三升,稍稍洗之,慎风日,瘥。

又急面皮方。

大猪蹄一具,治如食法

上一味,以水二升,清浆水一升,煎成胶,以洗面,又和澡豆涂面,以浆水洗,令面皮急矣。出第五卷中。

苏澄去面皯及粉齇方。

取三年大酢二升,渍鸡子五枚,七日鸡子当软如泥,去酢,泻着瓷器中,以胡粉两鸡子许,和研如膏,盖口蒸之于五斗米下,熟

药成,封之勿泄气。夜欲卧时,研涂面疱粉刺上,旦以浆水洗面,日别如此,百日瘥,勿见风效。

头风白屑方四首

《广济》疗头风白屑痒,发落生发,主头肿眩闷,蔓荆子膏方。

蔓荆子一升　生附子三十枚　羊踯躅花四两　葶苈子四两
零陵香二两　莲子草一握

上六味,切,以绵裹,用油二升渍七日。每梳头常用之,若发稀及秃处,即以铁精一两,以此膏油于瓷器中研之,摩秃处,其发即生也。

《延年》松叶膏,疗头风鼻塞,头旋发落,白屑风痒,并主之方。

松叶切一升　天雄去皮　松脂　杏仁去皮　白芷各四两
莽草　甘松香　零陵香　甘菊花各一两　秦艽　独活　辛夷仁
香附子　藿香各二两　乌头去皮　蜀椒汗　芎䓖　沉香　青
木香　牛膝各三两　踯躅花一两半,并锉

上二十一味,㕮咀,以苦酒三升浸一宿,以生麻油一斗,微火煎三上三下,苦酒气尽膏成,去滓滤,盛贮。以涂发根,日三度摩之。

又疗头痒,搔之白屑起方。

大麻仁三升,捣碎　秦椒二升

上二味,捣,内泔汁中渍之一宿,明旦滤去滓,温以沐发讫,用后方:白芷一斤,鸡子三枚,芒硝一升,三味以水四升,煮取三升,去滓,停小冷,内鸡子清及硝,搅令调,更温令热,分为三度泽头,觉头痒即作洗之,不过三度,永除。

又疗头风发落,或头痒肿白屑方。

蔓荆子一升,碎　防风三两　寄生三两　秦椒一两　大麻仁一升　白芷四两

上六味,切,以水一斗五升煮取一斗,去滓,以洗头,三四度瘥,加芒硝一升亦妙。

沐头去风方五首

《集验》疗头风方。

甘菊花　独活　茵芋　防风　细辛　蜀椒　皂荚　桂心杜蘅　莽草

上十味,等分,水煮,以沐头,必效。

又主风头,沐汤方。

猪椒根三两　麻黄根　茵芋　防风各一两　细辛一两

上五味,切,以水二斗煮取一斗,以沐头,甚妙。

又主头风,搔之白屑起,鸡子沐汤方。

新生乌鸡子三枚

上一味,以五升沸汤扬之,使温温,破鸡子内中,搅令匀,分为三度沐,令发生,去白屑风痒,瘥。

《必效》沐发方。

取生柏叶细锉一斗,煮取汤,沐发妙。

又方

取杏仁、乌麻子,二味捣,以水投滤取汁,并捣用,甚妙。

头风白屑兼生发方八首

《广济》疗头风白屑,生发,白令黑方。

浮木子五升,未识,以九月九日以前采,临时捣末,去子　铁精

四两　零陵香二两　丁香子二两

上四味,细切,以绢袋盛,用生麻油二升渍,经二七日,洗头
讫,每日涂之方验。

《集验》疗头风痒白屑,风头,长发膏方。

蔓荆子　附子炮　细辛　石南草　续断　皂荚　泽兰　防
风　杏仁去皮　白芷　零陵香　藿香　马髻膏　熊脂　猪脂各
二两　松叶切,半升　莽草一两

上十七味,㕮咀,以苦酒渍一宿,明旦以脂膏等煎,微微火三
上三下,以白芷色黄膏成,用以涂头中,甚妙。

又疗头风痒白屑,生发膏方。

乌喙　莽草　石南草　细辛　皂荚　续断　泽兰　白术
辛夷　白芷　防风各二两　柏叶切,二升　松叶切,二升　猪脂
四升

上十四味,以苦酒浸一宿,以脂煎三上三下,膏成去滓,滤
收,沐发了,以涂之妙。《千金》同。

崔氏松脂膏,疗头风,鼻塞头眩,发落复生,长发去白屑方。

松脂　白芷各四两　天雄　莽草　踯躅花各一两　秦艽
独活　乌头　辛夷仁　甘松香　零陵香　香附子　藿香　甘菊
花各二两　蜀椒　芎䓖　沉香　牛膝　青木香各三两　松叶切,
一升　杏仁四两,去皮,碎

上二十一味,切,以苦酒二升半渍一宿,用生麻油九升,微火
煎,令酒气尽不咤,去滓,以摩顶上,发根下一摩之,每摩时,初夜
卧,摩时不用当风,昼日依常检校东西不废,以瘥为度。

又莲子草膏,疗头风白屑,长发令黑方。

莲子草汁,二升　松叶　青桐白皮各四两　枣根白皮三两

防风　芎䓖　白芷　辛夷仁　藁本　沉香　秦艽　商陆根　犀角屑　青竹皮　细辛　杜若　蔓荆子各二两　零陵香　甘松香　白术　天雄　柏白皮　枫香各一两　生地黄汁,五升　生麻油四升　猪鬐脂一升　马䰉膏一升　熊脂二两　蔓荆子油一升

上三十味,细切,以莲子草汁并生地黄汁浸药再宿,如无莲子草汁,加地黄汁五小升浸药,于微火上,内油脂等和煎九上九下,以白芷色黄膏成,布绞去滓。欲涂头,先以好泔沐发,后以敷头发,摩至肌。又洗发,取枣根白皮锉一升,以水三升煮取一升,去滓,以沐头发,涂膏验。出第二卷中。

《延年》疗头风白屑风痒,长发膏方。

蔓荆子　附子去皮　泽兰　防风　杏仁去皮　零陵香　藿香　芎䓖　天雄　辛夷各二两　沉香一两　松脂　白芷各二两　马䰉膏　松叶切　熊脂各一两　生麻油四升

上十七味,以苦酒渍一宿,以脂等煎,缓火三上三下,白芷色黄膏成,去滓滤,收贮,涂发及肌中摩之,日三两度,瘥。

又疗热风冲发,发落,生发膏方。

松叶切　莲子草切　炼成马䰉膏　枣根皮切,各一升　韭根切　蔓荆子碎,各三合　竹沥　猪脂各二升　防风　白芷各二两　辛夷仁　吴蓝　升麻　芎䓖　独活　寄生　藿香　沉香　零陵香各一两

上十九味,以枣根煮汁、竹沥等浸一宿,以脂等煎之,候白芷色黄膏成。以涂头发及顶上,日三五度妙。

《古今录验》生发及疗头风痒,白屑膏方。

乌喙　莽草　细辛　续断　石南草　辛夷仁　皂荚　泽兰　白术　防风　白芷各二两　柏叶　竹叶切,各一升　猪脂五升

生麻油七升

上十五味,以苦酒渍一宿,以油脂煎,候白芷色黄膏成,滤掞收,以涂头发。先沐洗,后用之妙。

生发膏方一十一首

《广济》生发方。

莲子草汁,一大升　熊白脂一大合　猪鬐膏一合　生麻油一合　柏白皮切,三合　山韭根切,三合　瓦衣切,三合

上七味,以铜器煎之,候膏成去滓,收贮。每欲梳头,涂膏令头肌中,发生又黑。

又生发膏方。

细辛　防风　续断　芎𦯯　皂荚　柏叶　辛夷仁各一两八铢　寄生二两九铢　泽兰　零陵香各二两十六铢　蔓荆子四两　桑根汁一升　韭根汁三合三勺　竹叶切,六合　松叶切,六合　乌麻油四大升　白芷六两十六铢

上十七味,以苦酒、韭根汁渍一宿,以绵裹煎,微火三上三下,白芷色黄,去滓滤,以器盛之,用涂摩头发,日三两度。

《深师》疗头风乌喙膏,生发,令速长而黑光润方。

乌喙　莽草　石南草　续断　皂荚去皮子,熬　泽兰　白术各二两　辛夷仁一两　柏叶切,半升　猪脂三升

上十味,以苦酒渍一宿,以脂煎,于东向灶釜中,以苇薪煎之,先致三堆土,每三沸即下致一堆土,候沸定却上,至三沸又置土堆上,三毕成膏讫,去滓,置铜器中,数北向屋溜,从西端至第七溜下埋之三十日,药成。小儿当刮头,日三涂;大人数沐,沐已涂之,甚验。

《千金》疗脉极虚寒,发堕落,安发润方。

桑根白皮切,二升

上一味,淹渍,煮五六沸,去滓,以洗沐发,数数为之,不复落也。

又方

麻子三升,碎　白桐叶切,一把

上二味,以泔汁二升煮,取八九沸去滓,洗沐头,发不落而长也。《翼》同。

又生发膏方

胡麻油一升　雁脂一合　丁子香　甘松香各一两半　吴藿香　细辛　椒各二两　泽兰　白芷　牡荆子　苜蓿香　大麻子各两　芎䓖　防风　莽草　杏仁各三两,去皮　竹叶切,五合

上十七味,切,以酢渍一宿,煎之,以微火三上三下,白芷色黄膏成,去滓,以涂发及顶,尤妙。出第十三卷中。

《千金翼》生发膏,令发速长黑,敷药时特忌风方。

乌喙　莽草　续断　皂荚去皮子　泽兰　竹叶　细辛　白术各二两　辛夷　防风各一两　柏叶切,四两　杏仁别捣　松叶各三两　猪脂三升

上十四味,先以米酢渍一宿,以脂煎三下三上膏成,去滓,涂发及顶上。

又长发方。

蔓荆子三升　大附子二枚

上二味,以酒一斗二升渍之,以瓷器盛之,封头二十日,取鸡脂煎,以涂之泽,以汁栉发,十日长一尺,勿近面涂,验。

又生发,附子松脂膏方。

附子　松脂各二两　蔓荆子四两,捣筛

上三味，以乌鸡脂和，瓷器盛，密缚头，于屋北阴干，百日药成，马鬐膏和，以敷头如泽，勿近面，验。

又生发，墙衣散方。

墙衣五合，曝干，捣末　铁精一合　合欢木灰二合　水萍末三合

上四味，捣，研末，以生油和少许如膏，以涂发不生处，日夜再，即生发，效，并出第五卷中。

《近效》生发方。

蔓荆子　青葙子　莲子草各一分　附子一枚　碎头发灰二匕

上五味，以酒渍，内瓷器中，封闭经二七日，药成，以乌鸡脂和，涂之。先以泔洗，后敷之，数日生长一尺也。

生眉毛方二首

《千金》生眉毛方。

炉上青衣　铁生等分

上二味，以水和涂之，即生，甚妙。

又方

七月乌麻花阴干，末，生乌麻油，二味和，涂眉即生，妙。

令发黑方八首

《深师》疗生发黑不白，泽兰膏方。

细辛　续断　皂荚　石南草　泽兰　厚朴　乌头　莽草白术各二两　蜀椒二升　杏仁半升，去皮

上十一味，切，以酒渍一宿，以炼成猪脂四斤，铜器中向东炊灶中煎，三上三下，膏成，绞去滓。拔白者，以辰日涂药，皆出黑

发，十日效。

又生长发令黑，有黄白者皆黑，魏文帝用效，秘之方。

黄芪　当归　独活　芎䓖　白芷　芍药　莽草　防风　辛夷仁　干地黄　藁本　蛇衔各一两　薤白切，半升　乌麻油四升半　马鬐膏二升

上十五味，切，以微火煎三上三下，白芷黄膏成，去滓，洗发讫，后涂之。

《千金》令白发还黑方。

陇西白芷升　旋覆花　秦椒各一升　桂一尺

上四味，下筛，以井华水服方寸匕，日三，三十日白发还黑。禁房室。

又方

乌麻九蒸九曝，捣末，以枣膏和丸，久服之。《翼》同。

又方

取黑椹水渍之，频沐发即黑效，可涂敷之。

又方

取生麻油浸乌梅，涂发良。

又方

以盐汤洗沐，以生麻油和蒲苇灰敷之，常用效。出第十三卷中。

《千金翼》瓜子散，主头发早白，又虚劳，脑髓空竭，胃气不和，诸脏虚绝，血气不足，故令人发早白，少而生蒜发，及忧愁早白，远视䀮䀮，得风泪出，手足烦热，恍惚忘误，连年下痢，服之一年后大验方。

瓜子一升　白芷　松子去皮　当归　芎䓖　甘草炙，各二两

上六味，捣散，食后服方寸匕，日三，酒浆汤饮任性服之。忌

如常法。出第五卷中。

拔白发良日并方三首

《千金翼》白发令黑方。

八角附子二枚　大酢半升

上二味，于铜器中煎两沸，内好矾石大如棋子许一枚，消尽，内香脂三两，和令相得，搅至凝，内竹筒内，拔白发，以膏涂拔根，即生黑发也。出第五卷中。

《备急》拔白毛，令黑毛生方。

拔去白毛，以好白蜜敷拔处，即生黑毛。眉中无毛，以铁挑伤，敷蜜，亦生眉毛。比见诸人以石子研丁香汁，拔白毛讫，急手以敷孔中，即生黑毛，此法神验。

《延年》拔白发良日。

正月四日　二月八日　三月十二、十三日，两日并得　四月十六日　五月二十日　六月二十四日　七月二十八日　八月十九日　九月十五日　十月十日　十一月十日　十二月十日

上并以日正午时拔，当日不得饮酒、食肉、五辛。经一拔已后，黑者更不变。《千金》同。

变白发染发方五首

范汪王子乔服菊，增年变白方。

菊以三月上寅日采，名曰玉英。六月上寅日采，名曰容成。九月上寅日采，名曰金精。十二月上寅日采，名曰长生者，根茎也，阴干百日，取等分，以成日合捣千杵，下筛，和以蜜，丸如梧桐子，日三，服七丸，百日身体润，一年白发变黑，二年齿落复生，三

年八十者变童儿。

又染发方。

胡粉一分　白灰一分

上二味，以鸡子白和，先以泔浆洗令净，后涂之，即急以油帛裹之一宿，以澡豆洗却，黑软不绝，甚妙。

《必效》染白发方。

拣细粒乌豆四升

上一味，以酢浆水四斗，煮取四升，去却豆，以好灰汁净洗发，待干，以豆汁热涂之，以油帛裹之，经宿开之，待干即以熊脂涂揩，还以油帛裹，即黑如漆，一涂三年不变，妙验。

又方

捣木槿叶，以热汤和汁洗之，亦佳。

《近效》换白发及髭方。严中书处得，云验。

熊脂二大两，腊月者佳　白马鬐脂一两，细切，熬之，以绵滤绞汁　婆罗勒十颗，其状似尖齐子，去皮取汁，但以指甲掐之即有汁　生姜一两，亦铛中熬之　母丁香半大两

上五味，二味捣为末，其脂炼滤之，以药末相和令匀，取一小槐枝，左搅数千遍，少顷即凝，或似膏，即拔白发，以辰日良，以槐枝点药，拔一条，即以药令入发眼孔中，以揩头熟揩之，令药入，十余日便黑发生，此方妙。

发黄方三首

《肘后》发黄方。

腊月猪脂膏和羊矢灰、蒲灰等分，敷，黑也。《千金翼》同。

《千金》发黄方。

大豆五升　酢浆水二斗

上二味，煮取五升汁，淋之，频为之，黑。《翼》同。

《千金翼》疗发黄方。

熊脂涂发梳之，散头入床底伏地，一食顷即出，便尽黑，不过一升脂，验。

头发秃落方一十九首

《深师》疗发白及秃落，茯苓术散方。

白术一斤　茯苓　泽泻　猪苓各四两　桂心半斤

上五味，捣散，服一刀圭，日三，食后服之。三十日发黑。

又疗秃头方。

芜菁子末，和酢敷之，日一两度。

又方

麻子二升，熬焦，末

上一味，以猪脂和，涂之，发生为度。《千金》同。

又方

东行枣根长三尺，以中央空

上一味，以甑中心蒸之，以器承两边汁，以敷头即生发，良。《千金》同。《肘后》作桑根良。

又方

麻子三升

上一味，捣末，研，内泔中一宿，去滓，以沐，发便生。

又方

取烂熟黑椹二升

上一味，于瓷瓶中三七日，化为水，以涂洗之，发生妙。《千金》同。

又疗发秃落,生发膏方。

马鬐膏　驴鬐膏　猪脂　熊脂　狗脂炼成,各半合　升麻
防风　茅苉各二两　蛴螬四枚　莽草　白芷各两

上十一味,以脂煎诸药三上三下,膏成,去滓收,以涂之。
《千金》并《翼》同。

又主发落,生发方。

大黄六分　蔓荆子一升　白芷　防风　附子　芎䓖　莽草
辛夷　细辛　椒　当归　黄芩各一两　马鬐膏五合　猪膏三升

上十四味,煎之,以白芷色黄,先洗,后敷之,验。

又主风头,毛发落不生方。

取铁上生衣,研,以腊月猪脂涂之。并主眉毛落,悉生。《千
金》云合煎三沸。

又长发方

麻子一升,熬令黑,押取油,以敷头,长发。鹰脂尤妙。《千
金》同。

又方

多取乌麻花,瓷瓮盛,密盖封之,深埋之,百日出,以涂发,易
长而黑,妙。

《千金》疗发落不生方。

取羊粪灰淋汁洗之,三日一洗,不过十洗,大生。《翼》同。

《千金》疗发落方。

柏叶一升　附子二两

上二味,捣,以猪脂和作三十丸,每洗头时,即内一丸于泔中
洗,发即不落。其药以布裹,密器贮,勿令漏泄之。

又疗发落不生方。

取石灰三升，水拌并令湿，炒令极热，以绢袋盛之，取好酒三升渍之，密封，冬二七日，春秋七日。取酒温服一合，常令酒气相接，七日落止，百日服，终身不落，新发旋生。

又方

取桑根白皮一石，水一石煮五沸，以沐头三遍，即落止。并出第五卷中。

《必效》疗头一切风，发秃落更不生，主头中二十种病，头眩，面中风，以膏摩之方。

莔茹三两半，去皮　细辛　附子各二两　桂心半两

上四味，捣筛，以猪膏勿令中水，去上膜及赤脉，二十两捣，令脂销尽药成，捣讫仍研，恐其中有脂膜不尽，以生布绞掠，取以密器贮之，先用桑柴灰汁洗发令净，方云桑灰两日洗，待干，以药摩，须令入肉，每日须摩。如非十二月合，则用生乌麻油和极效。

《近效》韦慈氏疗头风发落，并眼暗方。

蔓荆实三两，研　桑上寄生　桑根白皮各二两　韭根切，三合　白芷二两　甘松香　零陵香各一两　马鬐膏三合　乌麻油一升　甘枣根白皮汁三升　松叶切，二合，五粒者

上十一味，细切诸药，内枣根汁中浸一宿，数数搅令调，温匜以后，且内油脂中缓火煎之，勿令火热，三五日候枣汁竭、白芷色黄膏成，去滓。每日揩摩鬓发及梳洗。其药浸经宿，临时以绵宽裹煎之，膏成去滓绵滤，以新瓷瓶盛，稠浊者即先用却，不堪久停，特勿近手，糜坏也。

又宜服防风蔓荆子丸方。

防风　黄连　干地黄各十六分　蔓荆子二十分　甘皮六分

葳蕤十分　甘草八分,炙　茯神十二分　大黄八分,锦文者

上九味,捣筛,蜜和丸如桐子。饮下二十丸,稍稍加之,以大肠畅为度,尽更合服。除眼中黑花,令眼目明,以瘥为度。

刘尚书疗头中二十种风,发秃落,摩之。即此疗顶如剥似铜盆者,若小发落不足为难方。

蜀椒三两半　莽草二两　干姜　半夏　桂心　菌茹　附子
细辛各一两,并生用

上八味,细捣筛,以生猪脂剥去筋膜,秤取二十两,和前件药合捣,令消尽脂,其药成矣。先以白米泔沐发令极净,每夜摩之,经四五日,即毛孔渐渐日生软细白皮毛,十五日后渐渐变作黑发,至一月、四十日,待发生五寸以上,任止。若至五日不停弥佳。好酥及生油和药亦得。又伤寒鼻塞,但以摩之瘥。

白秃方一十二首

《集验》疗白秃方。

以羊肉如作脯炙令香,及热以拓上,不过三五度即瘥。《千金》同。

又方

以大豆、髑髅骨二味,各烧末,等分,以腊月猪脂和如泥,涂之,立瘥。

《千金》松沥煎,疗头疮及白秃方。

松沥七合　丹砂研　雄黄研取精,各二两　水银研　黄连各一两　矾石一两,烧,本方无矾,有峭粉一两烧

上六味,捣散,内沥中,搅令调,以涂之。先以泔洗发令净,及疮令无痂后,敷药,日三,后当作脓,脓讫,更洗涂药,如此三度

作脓讫,以甘草汤去药毒,可十度许洗,即瘥。

又疗白秃,发落生白痂,终年不瘥方。

五味子三分　苁蓉二分　松脂二分　蛇床子一分　远志三分　菟丝子五分　雄黄研　雌黄研,各一分　白蜜一分　鸡屎白半分

上十味,捣筛,以猪膏一升合煎,先入雄黄、雌黄,次鸡屎白,次蜜,次松脂,次入诸药末,并先各各别末之,候膏成,先以桑柴灰洗头,后敷之。

又疗白秃方。

煮桃皮汁饮,并洗头讫,以面、豉二味和,以敷之,妙。

又方

炒大豆令焦黑,捣末,和腊月猪脂,热暖之,以涂敷上,可裹,勿令见风日。并出第六卷中。

《千金翼》王不留行汤,主白秃及头面久疮,去虫止痛方。

王不留行　东引桃枝各五两　蛇床子三升　东引茱萸根五两　苦竹叶三升　牡荆实　蒺藜子各三升　大麻子一升

上八味,以水二斗煮取一斗,洗疮,日再,并疗痈疽、妒乳、月蚀疮烂。《千金》同。

又方

以桃花末,和猪脂敷上,瘥为度。

又松脂膏,主白秃及痈疽,百种疮悉治方。

杜蘅　雄黄研　木兰皮　矾石烧,研　附子　大黄　石南　秦艽　真珠　苦参　水银各一两　松脂六两

上十二味,细切诸药,以酢渍一宿,猪脂一斤半煎之,以附子色黄去滓,乃内矾石、雄黄、水银,更煎三两沸,待凝,以敷之。并出第五卷中。《千金》同。

《必效》主秃疮方。

以童子小便,暖用洗之,揩令血出,取白鸽粪五合,熬末,和酽酢令稠,涂之即瘥。

又主秃方。

取三月三日桃花开口者,阴干,与桑椹等分,捣末,以猪脂和,以灰汁洗,后涂药瘥。

又方

柳细枝一握,取皮　　水银大如小豆　　皂荚一挺,碎

上三味,以醋煎如饧,以涂之。

赤秃方三首

《千金》疗赤秃方。

捣黑椹三升如泥,先灰汁洗,后以涂之,又服之,甚妙。

又方

烧牛、羊角灰,和猪脂,敷之。

又方

马蹄灰和腊月猪脂,涂之。

令发不生方三首

《千金》令毛发不生方。

蚌灰以鳖脂和,拔却毛发,即涂,永不生。

又方

取狗乳涂之。

又方

拔毛发,以蟹脂涂之,永不复生。

鬼舐头方二首

《千金》疗鬼舐头方。

烧猫屎灰，以腊月猪脂和，敷之。

又方

取赤砖末，以蒜捣和，敷之。

澡豆方八首

《广济》疗澡豆洗面，去皯黯风痒，令光色悦泽方。

白术　白芷　白芨　白蔹　茯苓　藁本　葳蕤　薯蓣　土瓜根　天门冬　百部根　辛夷仁　栝楼　藿香　零陵香　鸡舌香各三两　香附子　阿胶各四两,炒　白面三斤　楝子三百枚　荜豆五升　皂荚十挺,去皮子

上二十二味，捣筛，以洗面，令人光泽。若妇人每夜以水和浆涂面，至明温浆水洗之，甚去面上诸疾。

《千金翼》疗澡豆方。

丁香　沉香　桃花　青木香　木瓜花　钟乳粉各三两　麝香半两　楝花　樱桃花　白蜀葵花　白莲花　红莲花各四两　李花　梨花　旋覆花各六两　玉屑　真珠各二两　蜀水花一两

上十八味，捣末，乳等并研，以绢下之，合和大豆末七合，研之千遍，密贮勿泄，常以洗手面，后作妆，百日面如玉，光润悦泽，去臭气粉渣，咽喉臂膊皆用洗之，悉得如意。

又澡豆方。

猪胰一具,去脂　豆末四升　细辛　土瓜根　白术　藁本　防风　白芷　茯苓　商陆根　白附子　杏仁　桃仁各四两,

去皮尖　栝楼三枚　皂荚五挺,炙,去皮子　冬瓜仁半升　雀屎半合　菟丝子一合,捣末

上十八味,捣末,以面一斗,用浆水和猪胰,研令烂,和诸药及面作饼子,曝干捣,绢筛,收贮,勿令遇风。洗手面极妙。

又澡豆,令人洗面光润方。

白鲜皮　鹰屎白　白芷　青木香　甘松香　白术　桂心　麝香　白檀香　丁子香各三两　冬瓜子五合　白梅三七枚　鸡子白七枚　猪胰三具　面五升　土瓜根一两　杏仁二两,去皮

上十七味,以猪胰和面,曝令干,然后诸药捣散,和白豆末三升,以洗手面,十日如雪,三十日如凝脂,妙无比。

崔氏澡豆悦面色如桃花,光润如玉,急面皮,去皯黯粉刺方。

白芷七两　芎䓖五两　皂荚末四合　葳蕤　白术各五两　蔓荆子二合　冬瓜仁五两　栀子仁三合　栝楼仁三合　荜豆三升　猪脑一合　桃仁一升,去皮　鹰屎三枚　商陆三两,细锉

上十四味,诸药捣末,其冬瓜仁、桃仁、栀子仁、栝楼仁别捣如泥,其猪脑、鹰屎合捣令相得,然后下诸药,更捣令调,以冬瓜瓤汁和为丸,每洗面,用浆水,以此丸当澡豆用讫,敷面脂如常妆饰,朝夕用之,亦不避风日。

《备急》荜豆香澡豆方。

荜豆一升　白附子　芎䓖　芍药　白术　栝楼　商陆根　桃仁去皮　冬瓜仁各二两

上九味,捣末,以洗面如常法,此方甚妙。

《延年》澡豆洗手面,药豆屑方。

白茯苓　土瓜根　商陆根　葳蕤　白术　芎䓖　白芷　栝楼　藁本　桃仁各六两,去皮　皂荚五挺,去皮子　豆屑二升

猪胰三具,曝干　猪蹄四具,治如食法,烂煮取汁　面一斗

上十五味,取猪蹄汁拌诸药等,曝干,捣散,以作澡豆,洗手面妙。

苏澄药澡豆方。

白芷　芎藭　栝楼子各五两　青木香　鸡舌香各三两　皂荚十两,去皮子,炙　荜豆　赤小豆各二升

上八味,捣末,和散,任用洗手面,去䵎疱妙。

手膏方三首

《千金翼》手膏方。

桃仁　杏仁各二两,去皮　橘仁一合　赤𦵔十枚　辛夷仁芎藭　当归各一两　大枣二十枚　牛脑　羊脑　白狗脑各二两,无白狗各狗亦得

上十一味,捣,先以酒渍脑,又别以酒六升煮赤𦵔以上药令沸,待冷,乃和诸脑等匀,然后碎辛夷等三味,以绵裹之,枣去皮核,合内酒中,以瓷器贮之,五日以后,先洗手讫,取涂手,甚光润,而忌火炙手。

《备急》作手脂法。

猪胰一具　白芷　桃仁去皮　细辛各两　辛夷　冬瓜仁黄栝楼仁各二两,末　酒二升

上八味,煮白芷沸,去滓,膏成,以涂手面,光润,妙。

《古今录验》手膏方。

白芷四两　芎藭　藁本　葳蕤　冬瓜仁　楝仁各三两　桃仁一升,去皮　枣肉二十枚　猪胰四具　冬瓜瓤汁一升　橘肉十枚　栝楼子十枚

上十二味,以水六升,煮取二升,酒三升,接猪胰取汁,桃仁研入,以洗手面。

口脂方三首

《千金翼》口脂方。

熟朱二两　紫草末五两　丁香二两　麝香一两

上四味,以甲煎和为膏,盛于匣内,即是甲煎口脂,如无甲煎,即名唇脂,非口脂也。

《备急》作唇脂法。

蜡二分　羊脂二分　甲煎一合,须别作,自有方　紫草半分朱砂二分

上五味,于铜锅中微火煎蜡一沸,下羊脂一沸,又下甲煎一沸,又内紫草一沸,次朱砂一沸,泻著筒内,候凝任用之。

《古今录验》合口脂法。

好熟朱砂三两　紫草五两　丁香末二两　麝香末一两　口脂五十挺,武德六年十月,内供奉尚药直长蒋合进　沉香三斤　五药　上苏合四两半　麝香二两　甲香五两　白胶香七两　雀头香三两　丁香一两　蜜一升

上十四味,并大秤大两,粗捣碎,以蜜总和,分为两分,一分内瓷器瓶内,其瓶受大四升,内讫,以薄绵幕口,以竹篾交络蔽瓶口。

藿香二两　苜蓿香一两　零陵香四两　茅香一两　甘松香一两半

上五味,以水一斗、酒一升渍一宿,于胡麻油一斗二升内煎之为泽,去滓,均分著二坩,各受一斗,掘地著坩,令坩口与地平,土塞坩四畔令实,即以上甲煎瓶器覆,中间一尺,以糠火烧之,常

令著火,糠作火即散,著糠三日三夜,烧十石糠即好,冷出之,绵滤,即成甲煎。蜡七斤,上朱砂一斤五两,研令精细,紫草十一两,于蜡内煎紫草令色好,绵滤出,停冷,先于灰火上消蜡,内甲煎,及搅看色好,以甲煎调,硬即加煎,软即加蜡,取点刀子刃上看硬软,著紫草于铜铛内消之,取竹筒合面,纸裹绳缠,以熔脂注满,停冷即成。口脂模法,取干竹径头一寸半,一尺二寸锯截下两头,并不得节坚头,三分破之,去中,分前两相著合令密,先以冷甲煎涂模中,合之,以四重纸裹筒底,又以纸裹筒,令缝上不得漏,以绳子牢缠,消口脂,泻中令满,停冷解开,就模出四分,以竹刀子约筒截割令齐整。所以约筒者,筒口齐故也。前有麝香末一两,后又有麝二两,未详。

烧甲煎法六首

《千金翼》甲煎法。

甲香三两　沉香六两　丁香　藿香各四两　薰陆香　枫香膏　麝香各二两　大枣十枚,取肉

上八味,㕮咀如豆片,又以蜜二合和搅,内瓷坩中,以绵裹口,将竹篾交络蔽之。又油六升、零陵香四两、甘松二两,绵裹,内油中,铜铛缓火煎四五沸止,去滓,更内酒一升半,并内煎坩中,亦以竹篾蔽之。然后剜地为坑,置坩于上,使出半腹,乃将前小香坩合此口上,以湿纸缠两口,仍以泥涂上,使厚一寸讫,灶下暖坩,火起从旦至暮,暖至四更止,明发待冷,看上坩香汁半流沥入下坩内成矣。

崔氏烧甲煎香泽合口脂方。

泽兰香半斤　零陵香一斤　甘松香五两　吴藿香六两　新

压乌麻油一升

上五味，并大斤两，拣择精细，暖水净洗，以酒水渍，使调匀，经一日一夜，并著铜铛中，缓火煮之，经一宿，通前满两日两宿，唯须缓火煎讫，漉去香滓，澄取清，以绵滤总讫，内著瓷坩中，勿令香气泄出，封闭，使如法。

沉香一斤　丁香　甲香各一两　麝香　薰陆香　艾纳各半小两　白胶香　苏合香各一两

上八味，并大斤两，令别捣如麻子大，先炼白蜜，去上沫尽，即取沉香等于漆盘中和之，使调匀。若香干，取前件香泽和，使匀散，内著瓷器中使实，看瓶大小取香多少，别以绵裹，以塞瓶口，缓急量之。仍用青竹篾三条栈之，即覆瓶口于前件所烧香泽瓶口上，仍使两口上下相合。然后穿地埋著香泽瓶，口共地平，覆合香瓷瓶令露，乃以湿纸缠瓶口相合处，然后以麻捣泥瓶口边厚三寸，盛香瓶上亦令遍厚一寸，以炭火绕瓶四边缓炙，使薄干，然后始用糠火，马粪火亦佳，烧经三宿四日，勿得断火，看之必使调匀，不得有多少之处，香汁即下不匀。三宿四日烧讫，即住火，其香泽火伤多即焦，令带少生气佳。仍停经两日，使香饼冷讫，然始开其上瓶总除却，更取别瓶，内一分香于瓶中烧之，一依前法。若无别瓶，还取旧瓶亦得。其三分者香并烧讫，未得即开，仍经三日三夜，停除火讫，又经两日，其甲煎成讫，澄清，斟量取依色铸泻，其沉香少即少著香泽，只一遍烧上香瓶，亦得好味五升。铜铛一口，铜钵一口，黄蜡一大斤，上件蜡置于铛中，缓火煎之，使沫销尽，然后倾钵中，停经少时，使蜡冷凝，还取其蜡依前销之，即择紫草一大斤，用长竹著挟取一握，置于蜡中煎，取紫色，然后擢出，更著一握紫草，以此为度，煎紫草尽一斤，蜡色即足。若作紫口脂,不加余色。若造肉色口脂,著黄蜡、紫蜡各少许。若朱色口脂,凡一两蜡色中,和两大豆许朱砂即得。但捣前件三色口脂法,一两色蜡中,著半合甲煎相和,箸头点置竹上看坚柔得所,泻著竹筒中,斟酌凝冷,即解看之。

又煎甲煎,先须造香油方。

零陵香 藿香各一两,并锉之,以酒拌微湿用,绵裹,内乌麻生油二升,缓火一宿,绞去滓,将油安三升瓶中,掘地作坑,埋瓶于中,瓶口向地平面 沉香一斤 小甲香八两 麝香三两 苏合香一两

上六味,并捣如大豆粒,以蜜拌,内一小角瓶中,用竹篾封其口,勿令香漏,将此角瓶倒捶土中瓶口内,以纸泥泥两瓶接口处,不令土入,用泥泥香瓶上,厚六七分,用糠火一石烧上瓶,其火微微不得烈,使糠尽煎乃成矣。并出第九卷中。

《古今录验》甲煎方。

沉香 甲香各五两 檀香半两 麝香一分 香附子 甘松香 苏合香 白胶香各二两

上八味,捣碎,以蜜和,内小瓷瓶中令满,绵幕口,以竹篾十字络之。又生麻油二升、零陵香一分半、藿香二分、茅香二分,又相和水一升,渍香一宿,著油内,微火上煎之半日许,泽成去滓,别一瓷瓶中盛,将小香瓶覆著口,入下瓶口中,以麻泥封,并泥瓶厚五分,埋土中,口与地平,泥上瓶讫,以糠火微微半日许著瓶上放火烧之,欲尽糠,勿令绝,三日三夜煎成,停二日许得冷,取泽用之。云停二十日转好。云烧不熟即不香,须熟烧。此方妙。

又方

蜡 蜜各十两 紫草一两半

上三味,和蜡煎令调,紫草和朱砂并泽泻筒中。

蔡尼甲煎方。

沉香六两　丁香　篯香四两　枫香　青木香各二两　麝香一具　大枣十枚　肉甲香三两

上八味，锉，以蜜一合和拌，著坩内，绵裹，竹篾络之。油六升、零陵香四两、甘松香二两，绵裹，著油中煎之，缓火可四五沸即止，去香草，著坩中埋，出口，将小香坩合大坩，湿纸缠口，泥封可七分，须多著火，从旦至午即须缓火，至四更即去火，至明待冷发看，成甲煎矣。

造胭脂法一首

崔氏造胭脂法。

准紫矿一斤，别捣　白皮八钱，别捣碎　胡桐泪半两　波斯白石蜜两垒

上四味，于铜铁铛器中著水八升，急火煮水令鱼眼沸，内紫矿，又沸，内白皮讫，搅令调；又沸，内胡桐泪及石蜜，总经十余沸，紫矿并沉向下，即熟，以生绢滤之，渐渐浸叠絮上，好净绵亦得，其番饼大小随情，每浸讫，以竹夹如干脯猎于炭火上炙之燥，复更浸，浸经六七遍即成，若得十遍以上，益浓美好。出第九卷中。

造水银霜法二首

《千金翼》飞水银霜法。

水银一斤　朴硝八两　大醋半斤　黄矾十两　锡二十两，成炼三遍者　玄精六两　盐花三斤

上七味，先炼锡讫，又温水银令热，乃投锡中，又捣玄精、黄矾令细，以绢下之，又捣锡令碎，以盐花并玄精等合和，以醋拌令湿，

以盐花一斤藉底,乃布药令平,以朴硝盖上讫,以盆盖合,以盐灰为泥,泥缝际,干之,微火三日,武火四日,凡七日,去火一日开之,扫取极须勤心守,勿使须臾间解慢,则大失矣。出第五卷中。

崔氏造水银霜法。

水银　石硫黄　伏龙肝各十两,细研　盐花一两,盐末是也

上四味,以水银别铛熬,石硫黄碎如豆,并别铛熬之,良久水银当热,石硫黄消成水,即并于一铛中和之,宜急倾并,并不急,即两物不相入。并讫,下火急搅,不得停手。若停手,即水银别在一边,石硫黄如灰死,亦别在一处。搅之良久,硫黄成灰,不见水银,即与伏龙肝和搅令调,并和盐末搅之令相得,别取盐末罗于铛中,令遍底厚一分许,乃罗硫黄、伏龙肝、盐末等于铛中,如覆蒸饼,勿令全遍底。罗讫,乃更别罗盐末覆之,亦厚一分许,即以盆覆铛,以灰盐和土作泥,涂其缝,勿令干裂,裂即涂之,唯令勿泄炭火气,飞之一复时,开之。用火先缓后急。开讫,以老鸡羽扫取,皆在盆上。凡一转后,即分旧土为四分,以一分和成霜,研之令调,又加二两盐末,准前法飞之讫,弃其土,又以余一分土和飞之。四分凡得四转,及初飞与五转,每一转则弃其土,五转而土尽矣。若须多转,更用新土,依前法飞之,七转而可用之。出第九卷中。

鹿角桃花粉方二首

崔氏鹿角粉方。

取角三四寸截之,乃向炊灶底烧一遍,去中心虚恶者,并除黑皮讫,捣作末,以绢筛,下水和,帛练四五重,置角末于中,绞作团,大小任意,于炭火中熟烧,即将出火令冷。又捣碎作末,还以

水和,更以帛练四五重绞作团。如此四五遍烧捣碎,皆用水和,已后更三遍用牛乳和,烧捣一依前法,更捣碎,于瓷瓶中用玉锤研作末,将和桃花粉佳。

又桃花粉方。

光明砂　雄黄　熏黄并研末　真珠末　鹰粪　珊瑚　云母粉　麝香用当门子　鹿角粉无问多少,各等分

上九味,研,以细为佳。就中鹿角粉多少许无妨。

熏衣湿香方五首

《千金》湿香方。

沉香三分　零陵香　筱香　麝香各六分　薰陆香一分　丁子香二分　甲香半分,以水洗,熬　甘松香二分　檀香一分　藿香二分

上十味,粗捣下筛,蜜和,瓦烧之,为湿香熏衣。出第六卷中。

《千金翼》熏衣湿香方。

薰陆香八两　詹糖香五两　覧探　藿香各三两　甲香二两　青桂皮五两

上六味,先取硬者,黏湿难碎者各别捣,或细切咬咀,使如黍粟,然后二薄布于盘上,自余别捣,亦别于其上。有顷筛下者,以纱不得太细。别煎蜜,就盘上以手搜搦令匀,后乃捣之,燥湿必须调适,不得过度,太燥则难丸,太湿则难烧。易尽则香气不发,难尽则烟多,烟多则唯有焦臭,无复芬芳,是故香须粗细燥湿合度,蜜与香相称,火又须微,使香与绿烟共尽。出第五卷中。

《备急》六味熏衣香方。

沉香一斤　麝香一两　苏合香一两半　丁香二两　甲香一

两,酒洗,蜜涂微炙　白胶香一两

上六味药,捣沉香令碎如大豆粒,丁香亦捣余香讫,蜜丸烧之。若熏衣,加艾纳香半两佳。

又方

沉香九两　白檀香一两　麝香二两,并和捣　丁香一两二铢　苏合香一两　甲香二两,酒洗唯前　薰陆香一两二铢,和捣　甘松香一两,别捣

上八味,蜜和,用瓶盛,埋地底二十日,出丸,以熏衣。

又熏衣香方。

沉水香一斤,锉,酒渍一宿　篯香五两,鸡骨者　甲香二两,酒洗　苏合香一两,如无亦得　麝香一两　丁香一两半　白檀香一两,别研

上七味,捣如小豆大小相和,以细罗罗麝香,内中令调,以密器盛,封三日用之,七日更佳。欲熏衣,先于润地陈令浥浥,上笼频烧三两大佳,火炷笼下安水一碗,烧讫止,衣于大箱中裹之,经三两宿后,复上所经过处,去后犹得半日以来香气不歇。正观年中敕赐此方。

裹衣干香方五首

《千金》干香方。

麝香　沉香　甘松香各二两　丁香　篯香各一两　藿香四两

上六味,合捣下筛,用裹衣,大佳。出第六卷中。

《千金翼》裹衣干香方。

沉香　苜蓿香各五两　白檀香三两　丁香　藿香　青木香一两　甘松香各一两　鸡舌香一两　零陵香十两　艾纳香二两

雀头香一两　麝香半两

上十二味,各捣如黍粟麸糠,勿令细末,乃和相得。若置衣箱中,必须绵裹之,不得用纸。秋冬犹著,盛热暑之时香速泯。凡诸香草不但须新,及时乃佳。若欲少作者,准此为大率也。出第五卷中。

《备急》裹衣香方。

藿香　零陵香　甘松香各一两　丁香二两

上四味,细锉如米粒,微捣,以绢袋盛衣箱中。南平公主方。

又方

泽兰香　甘松香　麝香各二两　沉香　檀香各四两　苜蓿香五两　零陵香六两　丁香六两

上八味,粗捣,绢袋盛,衣箱中贮之。

又方

麝香研　苏合香　郁金香各一两　沉香十两　甲香四两,酒洗,熬　丁香四两　吴白胶香　詹糖香六两

上八味,捣,以绢袋盛,裹衣中香妙。

第三十三卷

求子法及方一十二首

《千金》论曰：夫妇人之别有方者，以其血气不调，胎妊、生产、崩伤之异故也。是以妇人之病，比之男子十倍难疗。经言：妇人者，众阴所集，常与湿居，十四岁以上阴气浮溢，百想经心，内伤五脏，外损姿颜，月水去留，前后交互，瘀血停凝，中道断绝，其中伤堕不可具论矣。然五脏虚实交错，恶肉内漏，气脉损竭；或饮食无度，损伤非一；或胎疮未愈，而合阴阳；或行步风来，便利于悬厕之上，风从下入，便成十二痼疾，所以妇人别立方也。若是四时节气为病，虚实冷热为患者，故与丈夫同也。唯怀胎妊孕而挟病者，避其毒药耳。其杂病与丈夫同，则散在诸卷中，可得而知也。然而女人嗜欲多于丈夫，感病倍于男子，加以慈恋爱憎、嫉妒忧恚，染著坚牢，情不自抑，所以为病根深，疗之难瘥。故养生之家，特须教子女学此三卷妇人方，令其精晓，即于仓卒之秋，何忧畏也？夫四德者，女子立身之枢机；产育者，妇人性命之长务。若不通明于此，则何以免其夭横者哉！故傅母之徒，亦不可不学，当宜缮写一本，怀挟随身，以防不意也。

又论曰：人之情性，皆愿贤已而疾不及人，至于学问，则随情逐物，堕于事业，讵肯专一推求至理？莫不虚弃光阴，没齿无益。夫婚姻养育者，人伦之本，王化之基。圣人设教，备论厥旨，后生莫能精晓。临事之日，昏尔若愚，是则徒愿贤已而疾不及人之谬也。斯实不达贤已之趣,而妄徇虚声,以终无用。今具述求子之法,以贻后嗣,同志之士或可览焉。

又论曰:夫欲求子者,当先知夫妻本命、五行相生,及与德合并本命不在子休废死墓中生者,则求子必得。若其本命五行相克,及与刑煞冲破,并在子休废死墓中生者,则求子了不可得。慎无措意,纵或得者,于后终亦累人。若其相生并遇福德者,仍须依法如方避诸禁忌,则所诞儿子尽善尽美,难以具陈矣。

禁忌法:

凡欲要儿子生吉良者,交会之日,常避丙丁及弦望朔晦,大风大雨大雾,大寒大暑,雷电霹雳,天地昏冥,日月无光,虹霓地动,日月薄蚀,此时受胎,非止百倍损于父母,生子或瘖痖聋聩,顽愚癫狂,挛跛盲眇,多病短寿,不孝不仁。又避日月火光、星辰之下、神庙佛寺之中、井灶圊厕之侧、冢墓尸柩之傍,皆悉不可。夫交会如法,则有福德大智善人降托胎中,仍令父母性行调顺,所作和合,家道日隆,祥瑞竞集。若不如法,则有薄福愚痴恶人来托胎中,则令父母性行凶险,所作不成,家道日否,殃咎屡至,虽生成长,家国灭亡。夫祸福之验,有如影响。此乃必然之理,何不再思之?

男女受胎时日法:

凡男女受胎,皆以妇人经绝一日、三日、五日为男,仍遇男宿在贵宿日,又以夜半后生气时泻精者,有子皆男,必寿而贤明高爵也。若以经绝后二日、四日、六日泻精者,有子皆女。过六日皆不成子。又遇王相日尤吉。

推王相日法:

春,甲乙;夏,丙丁;秋,庚辛;冬,壬癸。

推贵宿日法：

正月一日、六日、九日、十日、十一日、十二日、十四日、二十一日、二十四日、二十九日。

二月四日、七日、八日、九日、十日、十二日、十四日、十九日、二十二日、二十七日。

三月一日、六日、七日、八日、十日、十七日、二十日、二十五日。

四月三日、四日、五日、六日、八日、十日、十五日、十八日、二十二日、二十八日。

五月一日、二日、三日、四日、五日、六日、十二日、十三日、十五日、十六日、二十日、二十五日、二十八日、二十九日、三十日。

六月一日、三日、十日、十三日、十八日、二十三日、二十六日、二十七日、二十八日、二十九日。

七月一日、十一日、十六日、二十一日、二十四日、二十五日、二十六日、二十七日、二十九日。

八月五日、八日、十三日、十八日、二十一日、二十二日、二十三日、二十四日、二十五日、二十六日。

九月三日、六日、十一日、十六日、十九日、二十日、二十一日、二十二日、二十四日。

十月一日、四日、九日、十四日、十七日、十八日、十九日、二十日、二十二日、二十九日。

十一月一日、六日、十一日、十四日、十五日、十六日、十七日、十九日、二十六日、二十九日。

十二月四日、九日、十二日、十三日、十四日、十五日、十七日、二十四日、二十七日。

若春合甲寅乙卯，夏合丙午丁巳，秋合庚申辛酉，冬合壬子癸亥。与上件月宿日合者尤佳。出第二卷中。

《千金翼》论曰:夫求子者,服药须有次第,不得不知。其次第,谓男服七子散,女服荡胞汤及坐药,并服紫石门冬丸,则无不得效矣。不知此者,得力鲜焉。其七子散、荡胞汤、紫石门冬丸。出第五卷中。在次下《千金》并《翼》方中。

《广济》疗无子,令子宫内灸丸方。

麝香二分,研　皂荚十分,涂酥灸,削去黑皮子　蜀椒六分,汗

上三味,捣筛,蜜丸酸枣仁大,以绵裹内产宫中,留少绵线出,觉憎寒不净下多,即抽绵,线出却丸药,一日一度换之,无问昼夜皆内。无所忌。

又方

蛇床子　石盐　细辛　干姜　土瓜根各四两

上五味,捣散,取如枣核大,以绵裹内子宫中,以指进之,依前法。中间病未可,必不得近丈夫,余无所忌。并出第三卷中。

又疗妇人百病,断绝绪产,白薇丸方。

白薇　细辛　厚朴炙　椒汗　桔梗　鳖甲炙,各五分　防风　大黄　附子炮　石硫黄各六分,研　牡蒙二分　人参　桑上寄生各四分　半夏洗　白僵蚕　续断　秦艽　紫菀　杜仲　牛膝　虻虫去翅足,熬　水蛭各二分　紫石英研　朴硝　桂心　钟乳　当归各八分

上二十七味,捣筛,蜜丸。空腹,温酒服如梧桐子十五丸,日二,渐加至三十丸,不吐不利。忌生冷、油腻、饧、生血物、人苋、生葱、生菜、猪肉、冷水、粘食、陈臭。出第二卷中。

《千金》七子散,疗丈夫风虚目暗,精气衰少无子,补不足方。

五味子　牡荆子　菟丝子　车前子　干地黄　薯预　石斛

杜仲　鹿茸炙　远志去心　薪蕢子各八分　附子炮　蛇床子

芎䓖各六分　山茱萸　天雄炮　黄芪　人参　茯苓　牛膝各

五分　桂心十分　巴戟天十二分　苁蓉七分　钟乳三分

上二十四味，捣筛为散。酒服方寸匕，日二服，不知，增至二

匕，以知为度。忌生冷酢滑、猪、鸡、鱼、蒜、油腻。不能酒者，蜜

和，丸服亦佳。行房法一依《素女经》。女人月信断一日为男，二

日为女，三日为男，四日为女，以外无子。仍每日午时前，半夜后

阳时为男，下精欲得去玉门入半寸，不尔过子宫。一方加覆盆子

八分。忌芜荑、生葱。《经心录》并《翼》同。

又朴硝荡胞汤，疗妇人立身以来全不生，及断绪久不产三十

年者方。

朴硝　牡丹　当归　大黄　桃仁去皮尖，生用，各三两　细

辛　厚朴炙　桔梗　芍药　人参　茯苓　桂心　甘草炙　牛膝

橘皮各二两　虻虫去翅足，微熬　水蛭炙，各六十枚　附子一

两半，炮

上十八味，切，以清酒五升，水六升合，煮取三升。分四服，

日三夜一，每服相去三辰，少时更服如常。覆被取少汗，汗不出，

冬日著火笼。必下积血及冷赤脓如赤小豆汁，本为妇人子宫内

有此恶物令然，或天阴脐下痛，或月水不调，为有冷血不受胎。

若斟酌下尽，气力弱大困，不堪更服，亦可二三服即止。如大闷

不堪，可食酢饭冷浆一口即止，然恐去恶物不尽，不大得药力。

若能忍服尽大好。一日后仍著导药。《翼方》无桔梗、甘草。并

出第二卷中。

《千金翼》坐导药方。

皂荚一两，炙，去皮子　大黄　戎盐　矾石烧　当归各二两

五味子　干姜各三两　细辛三两　蜀椒汗,二两　葶苈子　苦瓠各三分,《千金》作山茱萸

上二十一味,捣筛,内轻绢袋子如中指许大,长三寸,盛之令满,内子门中,坐任意,勿行走急,小便时即出之,仍易新者。一日当下青黄冷汁,汁尽止,即可幸御,自有子。若未见病出,亦可至十日安之。《千金》无葶苈。一方又有砒霜三分。《广济》同。著药后一日,乃服紫石门冬丸,其方如下:

紫石英七日研之　天门冬各三两,去心　紫葳　甘草炙　桂心　牡荆子《千金》作牡蒙　乌头炮　干地黄　辛夷仁　石斛　卷柏　禹余粮　当归　芎䓖各三两　乌贼鱼骨　牛膝　薯蓣各六分　桑寄生　人参　牡丹皮　干姜　厚朴炙　续断　食茱萸　细辛各五分　柏子仁一两

上二十六味,捣筛,蜜和。酒服十丸如梧桐子,日三,稍加至三十丸。慎如药法。《经心录》同。并出第五卷中。

《延年》疗妇人子脏偏僻,冷结无子,坐药方。

蛇床子三两　芫花三两

上二味,捣筛,取枣大,纱袋盛,内产门中,令没指,袋少长,便时须去,任意卧著,慎风冷。出第四卷中。

久无子方五首

《广济》疗久无子,白薇丸方。

白薇　牡蒙　藁本各五分　当归　干地黄各七分　芎䓖　人参　柏子仁　石斛　桂心　附子炮　五味子　防风　吴茱萸　甘草炙　牛膝　桑寄生各六分　姜黄七分　禹余粮八分　秦椒二分,汗

上二十味,捣筛,蜜丸如梧桐子。空腹酒下二十丸,加至三十丸,日再服。不利。忌生葱、生菜、热面、荞麦、猪肉、葵菜、芜荑、菘菜、海藻、粘食、陈臭物等。

又疗久无子断绪,少腹冷疼,气不调,地黄汤方。

干地黄　牛膝　当归各八两　芎䓖　卷柏　防风各六分　桂心　牵牛子末各三分

上八味,切,以水六升煮取二升三合,去滓,分三服服,别和一分牵牛子末服,如人行四五里更进一服,以快利止。忌热面、荞麦、炙肉、生葱、芜荑、蒜、粘食等物。出第三卷中。

《千金》疗月水不利,闭塞绝产十八年,服此药二十八日有子,金城太守白薇丸方。

白薇　细辛各五分　人参　杜蘅　厚朴炙　牡蒙　半夏洗　白僵蚕　秦艽　当归　紫菀各三分　牛膝　沙参　干姜各三分　蜀椒汗　附子炮　防风各六分,《古今录验》不用杜蘅,用牡蛎三分熬

上十七味,末之,蜜和丸,先食服如梧桐子三丸,不知稍增至四五丸。此药不可长将服。觉有身则止,用大验。忌饧、猪羊肉、冷水、生葱、生菜。崔氏、《延年》同。有桔梗,丹参各三分。出第二卷中。

《千金翼》白薇丸,主久无子或断绪,上热下冷,百病皆疗之方。

白薇　车前子各三分　当归　芎䓖　蛇床子各四分　紫石英　菴䕡子　石膏　藁本　卷柏各五分　泽兰　太一禹余粮　覆盆子　桃仁熬　白芷　麦门冬去心　人参各六分　桂心　蒲黄各十分　细辛　干姜　干地黄　椒汗,各十二分　茯苓　赤石

脂　远志去心　白龙骨各八分　橘皮二分

上二十八味，捣筛为末，蜜和。酒服十五丸如梧桐子，日再，增至四十丸，以知为度，亦可至五十丸。慎猪、鸡、鱼、蒜、生冷、酢滑、生葱、生菜、芜荑、驴马等肉。觉有身则止药。秘之，勿妄传也。出第五卷中。

《经心录》茱萸丸，疗妇人阴寒，十年无子方。

吴茱萸一升　蜀椒一升，去目汗，末

上二味，蜜丸如弹子丸，绵裹导子肠中，日再易。无所下，但开子脏，令阴温，即有子也。出第六卷中。

养胎法并禁忌一十三首

《千金》论曰：旧说凡受胎三月，逐物变化，禀质未定，故妊娠三月，欲得观犀象猛兽、珠玉宝物，欲得见贤人、君子、盛德大师，观礼乐钟鼓、俎豆、军旅陈设、焚烧名香、口诵诗书、古今箴诫，居处简静，割不正不食，席不正不坐，弹琴瑟，调心神，和性情，节嗜欲，庶事清静，生子皆良，长寿忠孝仁义，聪惠无疾。斯盖文王胎教者也。

又论曰：儿在胎，日月未满，阴阳未备，腑脏骨节皆未成足，故自初迄于将产，饮食居处，皆有禁忌。

又妊娠食鸡子及干鲤鱼，令子多疮。

又妊娠食鸡肉、糯米，令子多寸白虫。

又妊娠食雀肉并豆酱，令子满面䵟黯黑子。

又妊娠食山羊肉，令子多病。

又妊娠食兔、犬肉，令子无音声，并缺唇。

又妊娠食驴马肉，延月。

又妊娠食椹并鸭子,令子倒出,心寒。

又妊娠食骡肉,难产。

又妊娠食雀肉、饮酒,令子心淫情乱,不畏羞耻。

又妊娠勿向非常之地大小便,必半产杀人。

又妊娠勿食羊肝,令子多厄。

又妊娠勿食鳖,令儿短项。

又妊娠食冰浆,绝产。并出第二卷中。

妊娠随月数服药及将息法一十九首

《千金》妊娠一月,名始胚。饮食精熟,酸美受御,宜食大麦,无食腥辛,是谓才正。

又妊娠一月,足厥阴脉养,不可针灸其经。足厥阴内属于肝,肝主筋及血,一月之时,血行否涩,不为力事,寝必安静,无令恐畏。

又妊娠一月,阴阳新合为胎。寒多为痛,热多卒惊,举重腰痛,腹满胞急,卒有所下,当预安之,宜服乌雌鸡汤方。

乌雌鸡一只,治如食法　茯苓一两　吴茱萸一升　芍药　白术各三两　麦门冬五合,去心　人参三两　阿胶二两　甘草一两,炙　生姜一两,切

上十味,切,以水一斗二升煮鸡,取汁六升,去鸡下药,煮取三升,内酒三升,并胶烊尽,取三升,去滓,温服一升,日三服。

又若曾伤一月胎者,当预服补胎汤方。

细辛一两　防风二两　乌梅一升　吴茱萸五合　干地黄　白术各一两　大麦五合　生姜四两

上八味,切,以水七升煮取二升半,去滓,分温三服。若寒多

者,倍细辛、茱萸。若热多渴者,去细辛、茱萸,加栝楼根二两。若有所思,去大麦,加柏子仁三合。忌生菜、芜荑、桃李、雀肉等物。一方人参一两。

又妊娠二月,名始膏。无食辛臊,居必静处,男子勿劳,百节皆痛,是谓胎始结。

又妊娠二月,足少阳脉养,不可针灸其经。足少阳内属于胆,胆主精,二月之时,儿精成于胞里,当慎护惊动。

又妊娠二月,始阴阳踞经,有寒多坏不成,有热即萎,卒中风寒,有所动摇,心满脐下悬急,腰背强痛,卒有所下,乍寒乍热,艾汤主之方。

丹参三两　当归　人参　麻黄去节　艾叶　阿胶炙,各二两
甘草一两,炙　大枣十二枚,擘　生姜一两

上九味,切,以酒三升、水一斗,内药煮减半,去滓,内胶煎,取三升,分温三服。忌海藻、菘菜。

又若曾伤二月胎者,当预服黄连汤方。

黄连　人参各一两　吴茱萸五合　生地黄五两　生姜三两

上五味,切,以酢浆七升,煮取三升,分四服,日三夜一,每十日一作。若颇觉不安,加乌梅一升。加乌梅者,不用浆,直用水耳。忌猪肉、冷水、芜荑。一方当归半两。

又妊娠三月,名始胎。当此之时,未有定仪,见物而化。欲生男者,操弓矢;欲生女者,弄珠玑;欲子美好,数视璧玉;欲子贤良,端坐清虚,是谓外象而内感者也。

又妊娠三月,手心主脉养,不可针灸其经。手心主内属于心,无悲哀,无思虑惊动。

又妊娠三月,为定形。有寒大便青,有热小便难,不赤即黄,

卒惊恐、忧愁、嗔恚、喜顿仆,动于经脉,腹满绕脐苦痛,腰背痛,卒有所下,雄鸡汤方。

雄鸡一只,治如食法　甘草炙　人参　茯苓　阿胶各二两　黄芩　白术各一两　麦门冬去心,五合　芍药四两　大枣十二枚,擘　生姜一两,切

上十一味,切,以水一斗五升煮鸡减半,内药煮取半,内清酒三升并胶再煎,取三升,分三服,一日尽之。当温卧。忌海藻、菘菜、酢物、桃李、雀肉等。一方当归、芎䓖二两,不用黄芩、生姜。

又若曾伤三月胎者,当预服茯神汤方。

茯神　丹参　龙骨各一两　阿胶　当归　甘草炙　人参各二两　赤小豆二十一粒　大枣十三枚,擘

上九味,切,酢浆一斗,煮取三升,分四服,七日后服一剂。腰痛者,加桑寄生二两。忌海藻、菘菜。深师有薤白二两,麻子一升。

又妊娠四月,始受水精,以成血脉。宜食稻粳,羹鱼雁,是谓成血气,以通耳目,而行经络。

又妊娠四月,手少阳脉养,不可针灸其经。手少阳内输三焦,四月之时,儿六腑顺成,当静形体,和心志,节饮食。

又妊娠四月为离经,有寒心下温,温欲呕,胸膈满,不欲食,有热小便难,数数如淋状,脐下苦急,卒风寒,颈项强痛,寒热,或惊动身躯,腰背腹痛,往来有时,胎上迫胸,心烦不得安,卒有所下,菊花汤方。

菊花如鸡子大一枚　麦门冬去心,一升　麻黄三两,去节　阿胶三两,炙　甘草二两,炙　当归二两　人参一两半　生姜五两　半夏二两,洗　大枣十二枚,擘

上十味,以水八升,煮减半,内清酒三升并阿胶,煎取三升,

分三服。温卧当汗,以粉粉之,护风寒四五日。忌羊肉、海藻、菘菜、饧等。

又若曾伤四月胎者,当预服调中汤方。

芍药四两　甘草炙　芎䓖　续断各一两　生李根白皮　柴胡　白术各三两　乌梅一升　当归一两半　生姜四两　厚朴炙枳实炙,各二两

上十二味,切,以水一斗,煮取三升,分四服,日三夜一,八日复服一剂。一方半夏二两。忌海藻、菘菜、桃李、雀肉等物。

又妊娠五月,始受火精,以成其气,卧必晏起,沐浴浣衣,深其居处,厚其衣裳,朝吸天光,以避寒殃,其食稻麦,其羹牛羊,和以茱萸,调以五味,是谓养气,以定五脏。

又妊娠五月,足太阴脉养,不可针灸其经。足太阴内输于脾,五月之时,儿四肢成,无大饥,无甚饱,无食干燥,无自炙热,无大劳倦。

又妊娠五月,毛发初生,有热苦头眩,心乱呕吐,有寒苦腹满痛,小便数,卒有恐怖,四肢疼痛,寒热,胎动无常处,腹痛闷顿欲仆,卒有所下,阿胶汤方。又方旋覆花汤。

阿胶四两,炙　人参一两　麦门冬一升,去心　生姜六两吴茱萸　旋覆花　当归　芍药　甘草炙　黄芩各一两

上十味,切,以清酒三升,以水九升煮减半,内清酒三升并胶,微火煎,取三升半。分四服,日三服,夜一,先食,再服便愈,不瘥更服。忌海藻、菘菜。

又若曾伤五月胎者,当预服安中汤方。

甘草炙　芍药各三两　当归　人参　干地黄　芎䓖各二两五味子五合　麦门冬去心,一升　大麻仁五合　生姜六两　大

枣三十五枚,擘　黄芩一两

上十二味,切,以水七升,清酒五升,煮取三升半。分四服,日三夜一,七日复服一剂。忌菘菜、海藻、芜荑。

又妊娠六月,始受金精,以成筋,身欲微劳,无得静处,出游于野,数观走犬马,食宜鸷鸟猛兽之肉,是谓变腠理纫筋,以养其力,以坚背膂。

又妊娠六月,足阳明脉养,不可针灸其经。足阳明内属于胃,主其口目,六月之时,儿口目皆成,调五味,食甘美,无大饱。

又妊娠六月,卒有所动不安,寒热往来,腹内胀满,身体肿,惊怖,忽有所下,腹痛如欲产,手足烦疼,麦冬汤方。

麦门冬去心,一升　甘草炙　人参各一两　干地黄三两　黄芩二两　阿胶四两　生姜六两　大枣十五枚,擘

上八味,切,以水七升煮减半,内清酒二升并胶,煎取三升。分三服,每服如人行三四里,中间进糜粥。忌海藻、菘菜、芜荑。

又若曾伤六月胎,当预服柴胡汤方。

柴胡四两　芍药一方作紫葳　白术　甘草炙,各二两　麦门冬三两,去心　苁蓉一两　芎䓖二两　干地黄五两　生姜六两　大枣三十枚,擘

上十味,切,以水一斗,煮取三升。分四服,日三夜一,中间进糜粥。勿食生冷及坚强之物。七日更服一剂。忌海藻、菘菜、芜荑、桃李、雀肉等。一方有黄芩二两。

又妊娠七月,始受木精,以成骨,劳身摇肢,无使定止,动作屈伸,以运血气,自此后居处必燥,饮食避寒,常食粳稻,以密腠理,是谓养骨而坚齿。

又妊娠七月,手太阴脉养,不可针灸其经。手太阴内属于

肺,肺主皮毛,七月之时,儿皮毛已成,无大言,无号哭,无薄衣,无洗浴,无寒饮。

又妊娠七月,忽惊恐摇动,腹痛,卒有所下,手足厥冷,脉若伤寒,烦热腹满,短气,常苦颈项腰背强,葱白汤方。

葱白长三四寸,十四枚　半夏洗　麦门冬去心,各一升　生姜八两　甘草炙　当归　黄芪各三两　阿胶四两　人参一两半　黄芩一两　旋覆花一把

上十一味,切,以水八升,煮减半,内清酒三升并胶煎,取四升。温服一升,日三夜一,温卧当汗出。若不出者,加麻黄二两煮,服如前法。若秋后,勿强责汗。忌羊肉、饧、海藻、菘菜等。

又若曾伤七月胎者,当预服杏仁汤方。

杏仁去双仁皮尖　甘草炙　钟乳研,各二两　麦门冬去心　吴茱萸各一两　干姜二两　五味子　粳米各五合　紫菀一两

上九味,切,以水八升煮取三升半。分四服,日三夜一,中间进食,七日服一剂。忌海藻、菘菜。

又妊娠八月,胎受土精,以成肤革,和心静息,无使气极,是谓密腠理,光泽颜色。

又妊娠八月,手阳明脉养,不可针灸其经。手阳明内属于大肠,大肠主九窍,八月之时,儿九窍皆成,无食燥物,无辄失食,无忍大起。

又妊娠八月,中风寒,有所犯触,身体尽痛,乍寒乍热,胎动不安,常苦头眩痛,绕脐下寒,时时小便,白如米汁,或青或黄,或使寒慄,腰背苦冷痛,而目视茫茫,芍药汤方。

芍药四分　人参　当归　甘草炙,各三两　白术一两　厚朴二两,炙　薤白切,一升　生姜四两,切

上八味,切,以水五升、酒四升合煮,取三升。分三服,日再夜一。忌海藻、菘菜、桃李、雀肉等。

又若曾伤八月胎者,当预服葵子汤方。

甘草炙,三两　芍药二两,一方四两　柴胡三两　葵子一升　白术三两　生姜六两　大枣二十枚,擘　厚朴二两

上八味,切,以水九升,煮取三升。分三服,日三,十日服一剂。忌海藻、菘菜、桃李、雀肉等。

又妊娠九月,始受石精,以成皮毛,六腑百节,莫不毕备,饮酿食甘,缓带自持而待之,是谓养毛发,多才力。

又妊娠九月,足少阴脉养,不可针灸其经。足少阴内属于肾,肾主续缕,九月之时,儿脉续缕皆成,无处湿冷,无著灸衣。

又妊娠九月,若卒下痢,腹满悬急,胎上冲,腰背痛不可转侧,短气,半夏汤方。

半夏洗　麦门冬去心,各五合　干姜一两　当归　吴茱萸　阿胶炙,各三两　大枣十二枚,擘

上七味,切,以水九升,煮取三升,去滓,内白蜜八合,微火上温,分四服,痢即止。忌生血物、饧等。

又若曾伤九月胎者,当预服猪肾汤方。

猪肾一具　茯苓　桑寄生　干姜　干地黄　芎䓖各三两　白术四两　麦门冬一升,去心　附子中者一枚,炮　大豆三合

上十味,切,以水一斗,煮肾令熟,去肾内诸药煎,取三升半。分四服,日三夜一,十日更一剂。忌猪肉、冷水、芜荑、桃李、雀肉、酢物等。

又妊娠十月,五脏俱备,六腑齐通,内天地气于丹田,故使关节人神皆备,但俟时而生。《集验》《延年》同。并出第二卷中。

《小品》疗妊娠五月日，举动惊愕，动胎不安，下在小腹，痛引腰胳公洛切，腋下也，小便疼，下血，安胎当归汤方。

当归　阿胶炙　芎䓖　人参各一两　大枣十二枚，擘　艾一虎口

上六味，切，以酒、水各三升合煮，取三升，去滓，内胶令烊，分三服。腹中当小便缓，瘥也。《古今录验》《救急》同。出第七卷中。

妊娠呕吐及恶食方九首

《集验》疗妇人妊娠，恶阻呕吐，不下食汤方。

青竹茹　橘皮各五两　生姜　茯苓各四两　半夏五两，汤洗

上五味，切，以水六升，煮取二升半，分三服，不瘥频作。忌羊肉、饧、酢物等。《千金》《经心录》同。

又疗妊娠呕吐不下食，橘皮汤方。

橘皮　竹茹　人参　白术各三两　生姜四两　厚朴炙，二两

上六味，切，以水七升煮取二升半，分三服，不瘥重作。忌桃李、雀肉等。《千金》《救急》《经心录》同。出第十一卷中。

《古今录验》疗妊娠不欲食，或吐，春月所宜服柴胡汤方。

甘草炙　柴胡各二两　麻黄一两，去节，煎去沫　大枣十二枚，擘　食茱萸一升

上五味，切，以水六升煮取三升。适寒温服一升，日三。疗食噎醋，除热下气，多所宜与上同。但春秋冬夏去茱萸，加枸杞一斤；六月加小麦一升、石膏三两；秋去石膏，加甘草一两；九月去麻黄，加干姜一两；十月加芎䓖三分。忌海藻、菘菜。

又疗恶食，人参汤方。

人参四两　厚朴炙　生姜　枳实炙　甘草炙，各二两

上五味，切，以水六升煮取三升，分三服。忌海藻、菘菜。并出第三十四卷中。

崔氏半夏茯苓汤，疗妊娠阻病，心中愦闷，空烦吐逆，恶闻食气，头眩重，四肢百节疼烦沉重，多卧少起，恶寒汗出，疲极黄瘦方。

半夏洗　生姜各五两　旋覆花一两　橘皮二两　茯苓二两　细辛　芎䓖　人参　桔梗　甘草炙，各二两　芍药二两　干地黄三两

上十二味，切，以水一斗煮取三升，分三服。忌猪羊肉、饧、菘菜、海藻、生菜、芜荑。

《千金》云：若病阻，积月日不得治，及服药冷热失候，病变客热，烦渴，口生疮者，除橘皮、细辛，用前胡、知母各二两；若变冷下痢者，除干地黄，用桂心二两；若食少胃中虚生热，大便閟塞，小便赤少者，加大黄三两，除地黄，加黄芩一两，余依方服一剂，得下后，消息看气力、冷热，更增损方调定，更服一剂汤，便急服茯苓丸，令能食，便强健也。

又茯苓丸，疗妊娠阻病，患心中烦闷，头眩重，憎闻饮食气，便呕逆吐闷颠倒，四肢垂重，不自胜持，服之即效。要先服半夏茯苓汤两剂后，可将服茯苓丸方。

茯苓　人参各一两　桂心熬　橘皮　白术　甘草炙　葛根熬　干姜　半夏洗　枳实炙，各二两

上十味，捣筛，蜜和丸如梧桐子大。饮服二十丸，渐至三十丸，日三。忌海藻、菘菜、羊肉、饧、桃李、雀肉、酢等。《千金》同。《肘后》只五味。又云：妊娠忌桂，故熬。《肘后》不用干姜、半夏、橘皮、葛根。

又疗妊娠常苦烦闷,此子烦也,竹沥汤方。

竹沥三两　防风　黄芩　麦门冬去心,各三两　茯苓四两

上五味,切,以水四升,合竹沥煮,取二升半,分三服,不瘥重作。忌酢物。

又方

时时服竹沥,随多少。出第十卷中。

《近效》疗妊娠恶食,心中烦愦,热闷呕吐方。

青竹茹　麦门冬去心,各三两　前胡二两　陈橘皮一两,炙令黄焦香气出佳　芦根一握,取肥白嫩者

上五味,切,以水二大升,煮取半大升,去滓,分再服,食后一服。无麦门冬,用小麦三合,煮之,勿令裂即熟。四肢烦蒸者,加地骨皮。医人夏侯极录。

妊娠胎动方九首

《广济》主安胎,胎病漏肚痛方。

当归　芎䓖　阿胶炙　人参各一两　大枣十二枚,擘

上五味,切,以水三升、酒四升合煮,取二升半,分三服,五日一剂,频服三四剂。无所忌。出第三卷中。

《小品》疗妊娠重下,痛引腰背,安胎止痛汤方。

当归　阿胶炙　干地黄　黄连　芍药各一两　鸡子一枚秫米一升

上七味,切,以水七升搅鸡子令相得,煮秫米令如蟹目沸,去滓,内诸药煮,取三升,分四服。忌芜荑。《经心录》同。

又胶艾汤,疗损动母,去血腹痛方。

阿胶二两,炙　艾叶二两

上二味，以水五升，煮取二升半，分三服。出第七卷中。《经心录》同。

《集验》疗妊娠胎动不安，腹痛，葱白汤方。

葱白切，一升　阿胶炙　当归　续断　芎䓖各三两　银随多少

上六味，切，以水一斗，先煮银取七升，去银，内余药煎，取二升半，内胶令烊，分三服，不瘥更作。《千金》同。

又疗妊娠二三月上至八九月，胎动不安，腹痛，已有所见方。

艾叶　阿胶炙　芎䓖　当归各三两　甘草一两，炙

上五味，切，以水八升，煮取三升，去滓，内胶令烊，分三服，日三。《千金》、文仲、《备急》同。

又疗妊娠六七月，胎不安常处，旋覆花汤方。

旋覆花一两　厚朴炙　白术　枳实炙　黄芩　茯苓各三两　半夏洗十遍　芍药　生姜各二两

上九味，切，以水一斗煮取二升半，先食分五服，日三夜二。忌羊肉、饧、酢、桃李、雀肉等。《千金》同。出第十一卷中。

《删繁》疗女人怀妊，胎动不安，葱豉安胎汤方。

香豉一升，熬　葱白切，一升　阿胶二两，炙

上三味，切，以水三升煮二物，取一升，去滓，下阿胶更煎，胶烊服，一日一夕可服三四剂。出第七卷中。《经心录》同。

文仲徐王效神验胎动方。

当归六分　芎䓖四分

上二味，切，以水四升、酒三升半，煮取三升，分三服。若胎死即出，比用神验；血上心腹满者，如汤沃雪。《救急》《经心录》同。崔氏用米醋二升，煎二十沸服。

又安胎寄生汤，疗流下方。

桑上寄生五分　白术五分　茯苓四分　甘草十分,炙

上四味,切,以水五升,煮取二升半,分三服。若人壮者,可加芍药八分,足水二升。若胎不安,腹痛,端然有所见,加干姜四分,即安。忌海藻、菘菜、酢物、桃李、雀肉等。崔氏、《小品》、《经心》同。出第七卷中。

动胎腰腹痛方三首

《广济》疗妇人妊娠动胎,腰腹痛及血下方。

当归三两　葱白切,一升　芎䓖三两　艾叶二两　鹿角胶二两,炙　苎根三两

上六味,切,以银汁一斗,煮取三升,绞取滓,内胶,上火,胶烊分三服,服别相去如人行六七里。未好瘥,停一日更进一剂。无所忌。出第三卷中。

《小品》苎根汤,疗劳损动胎,腹痛去血,胎动向下方。

苎根　干地黄各二两　当归　芍药　阿胶炙　甘草炙,各一两

上六味,切,以水六升煮取二升,去滓,内胶烊,分三服。忌海藻、菘菜、芜荑。出第七卷中。

《救急》疗妊娠动胎去血,腰腹痛方。

芎䓖　阿胶炙　当归　青竹茹各三两

上四味,切,以水一斗半,煮银二斤,取六升,去银,内药煎,取二升半。分三服,日再夜一,不瘥更作一剂。《集验》、《千金》、文仲、《古今录验》、《备集》、《经心录》同。出第四卷中。

顿仆胎动方四首

《集验》疗妊娠二三月上至七八月，顿仆失踞，胎动不安，伤损腰腹，痛欲死，若有所见，及胎奔上抢心，短气，胶艾汤方。

当归　芎䓖　甘草炙　阿胶炙　芍药各二两　艾叶三两
干地黄四两

上七味，切，以水五升、好酒三升合煮，取三升，去滓，内胶，更上火令胶烊。分三服，日三，不瘥更作。忌海藻、菘菜、芜荑。文仲同。出第十一卷中。

文仲葛氏若由顿仆及举重致胎动去血者方。

捣黄连下筛，酒服方寸匕，日三愈，血乃止。忌猪肉、冷水等物。

又方

赤小豆二升，熬令香，著鸡子十四枚，破内小豆中，更熬令黄黑，末和酒服一匕，日三服。

又方

阿胶三两，炙　当归二两　甘草二两，炙

上三味，切，以水五升煮取二升，分再服。忌菘菜、海藻。并出第七卷中。

胎数伤及不长方三首

《广济》疗妇人怀妊数伤胎方。

鲤鱼二斤　粳米一升

上二味，如法作臛，少著盐，勿著葱、豉、酢，食之甚良。一月中顿三过作效，安稳无忌。《集验》、文仲、《备急》、崔氏、《延年》

同。出第三卷中。

《集验》疗妇人怀胎不长方。

鲤鱼长一尺者，水渍没，内盐如枣，煮令熟，取汁，稍稍饮之，当胎所腹上当汗如鼻状。虽有所见，胎虽不安者，十余日辄一作，此令胎长大，甚平安。出第十一卷中。

《古今录验》疗妊娠养胎，白术散方。

白术　芎䓖各四分　蜀椒三分，汗　牡蛎二分

上四味，捣下筛，酒服满一钱匕，日三夜一。但苦痛，加芍药；心下毒痛，倍加芎䓖；吐唾不能食饮，加细辛一两、半夏大钱二十枚，服之，复更以酢浆水服之。若呕，亦以酢浆水服之，复不解者，小麦汁服之。已后，其人若渴，大麦粥服之。病虽愈尽服之，勿置。忌桃李、雀肉等。裴伏、张仲景方。出第十一卷中。

妊娠伤寒方四首

《广济》疗妊娠伤寒，头痛壮热，支节烦疼方。

前胡　知母各三两　石膏五两　大青　黄芩　栀子各一两　葱白切，一升

上七味，切，以水七升煮取二升三合，绞去滓，分三服，服别相去如人行七八里再服。不利。忌热面、羊肉。《集验》、文仲、《备急》、《救急》同。出第三卷中。

《千金》疗妊娠伤寒方。

葱白十茎　生姜二两，切

上二味，以水三升，煮取二升半，顿服，取汗。

又方

鲫鱼一头，烧作灰，捣末，酒服方寸匕，取汗。并出第二卷中。

《救急》疗妇人妊娠十月,若伤寒壮热,赤斑变为黑斑,溺血方。

升麻 栀子仁各四两 大青 杏仁去皮尖 黄芩各三分 葱白切,一升

上六味,切,以水六升煮取半,分三服。出第四卷中。

妊娠患疟方二首

《集验》疗妊娠患疟汤方。

常山二两 甘草一两,炙 黄芩三两 乌梅十四枚,擘 石膏八两

上五味,切,以水一升半,合渍药一宿,煮三四沸,去滓。初服六合,次服四合,后服二合,凡三服。忌海藻、菘菜、生葱。《千金》《救急》《古今录验》同。

《千金》妊娠患疟方。

常山 竹叶各三两 石膏八两,碎 糯米一百粒

上四味,切,以水六升,煮取二升半,去滓,分三服。第一服,未发前一食久服之;第二服,取临欲发;余一服,用涂头额及胸前五心。药滓置头边。当一日勿进水及进饮食,过发后乃进饮粥。忌生葱、菜。《集验》、文仲、《备急》同。出第二卷中。

妊娠下痢方四首

《千金》疗妊娠下痢方。

白杨皮一斤,以水一大升,煮取二小升,分三服。

又妊娠及产已,寒热下痢方。

黄连一升 栀子二十枚,擘 黄柏一斤

上三味,切,以水五升,渍一宿,煮三沸,服一升,一日一夜令尽。呕者,加橘皮一把、生姜二两。《翼》同。并出第二卷中。

文仲疗妊娠下痢不止方。

黄柏　干姜　赤石脂各二两　石榴皮一具

上四味,切,以水八升煮取二升,分三服。出第七卷中。

《古今录验》疗妊娠下痢方。

酸石榴皮　黄芩　人参各三两　榉皮四两　粳米三合

上五味,切,以水七升煮取二升半,分三服。《千金》《经心录》同。出第三十四卷中。

妊娠心痛方九首

《千金》疗妊娠心痛方。

青竹茹一升　羊脂八两　白蜜三两

上三味,合煎,食前顿服如枣核大三枚,日三服。

又方

蜜一升,和井底泥,泥心下。

又方

青竹皮一升,酒二升,煮三沸,顿服之。

又方

破鸡子一枚,和酒服之。

又方

麻子三升、水八升,煮取五升,分三服。

又方

橘皮三两　豉二两

上二味,捣,为丸如梧桐子,服二七丸。

又方

烧牛屎焦,末,水服方寸匕,日三。并出第二卷中。

文仲葛氏疗妊娠,卒胎上迫心痛方。

取弩弦急带之,立愈。出第七卷中。

《古今录验》疗妊娠,卒得心痛欲死,术汤方。

白术六两　黄芩三两　芍药四两

上三味,切,以水六升煮取二升半,分三服,半日令尽,微下水,令易生。忌桃李、雀肉。出第三十四卷中。

妊娠腹痛方三首

《千金》疗妊娠腹中痛方。

生地黄三斤,捣绞取汁,酒一升,合煎减半,顿服。

又方

烧车𫐉脂,末,内酒中服。又服一升蜜良。并出第二卷中。

《古今录验》疗妊娠腹痛,或是冷痛,或是胎动,葱白当归汤方。

葱白一虎口　当归三两

上二味,切,以水、酒共五升,煮取二升,分再服,亦将小便服,相去一炊顷。出第三十四卷中。

妊娠漏胞方五首

《小品》疗妊娠数月日,犹经水时时来者,名曰漏胞。若因房室劳有所去,名曰伤胎。视说要知如此,小豆散疗数伤胎将用之方。

赤小豆五升,湿地种之,令生牙,干之

上一物,下筛,怀身数月日,经水尚来,以温酒服方寸匕,日三,得效便停。《千金》《救急》《经心录》同。出第七卷中。

《集验》妊娠血下不止,名曰漏胞,血尽子死方。

鸡子十四枚,取黄,以好酒二升煮,使如饧,一服之。

又方

生地黄汁一升,酒四合,合煮三四沸,顿服之,不止频服。《救急》《千金》《文仲》《备急》《古今录验》《经心录》同。并出第十一卷中。

《崔氏》疗妊娠漏胞方。

干地黄四两　　干姜二两

上二味,捣筛,酒服方寸匕,日再服。《集验》、文仲、《经心录》同。

又方

干地黄捣末,以三指撮酒服之,不过三服,甚良。《千金》同。并出第十卷中。

妊娠下血及尿血方七首

《千金》妊娠卒下血方。

葵子一升

上一味,以水五升煮取二升,分三服,瘥。

又方

生艾叶一升

上一味,以酒五升,煮取二升,分三服。冬用茎。

又方

生地黄切,一升

上一味,以酒四升煮取二升,分三服。亦疗落身后血。

又方

烧秤锤令赤,内酒中,沸定取出,饮之。

又方

葵根茎烧作灰,以酒服方寸匕,日三。并出第二卷中。

文仲疗妊娠下血方。

取黍膏烧末,服一匕,日三。出第七卷中。《千金》云黍茎。

《古今录验》疗妊娠下血,豆酱散方。

豆酱二升,漉去汁,熬令燥,末,酒服方寸匕,日五六服。出第三十四卷中。

妊娠小便不通利方五首

《千金》疗妊娠小便不通方。

芜菁子七合,捣为末,水和方寸匕服,日三。出第二卷中。

《千金翼》疗妊娠小便不利方。

葵子一升　榆白皮一把

上二味,以水五升,煮五沸,服一升,日三服。《千金》同。

又方

葵子　茯苓各一两

上二味,为散,水服方寸匕,日三,小便利止。《千金》同。并出第五卷中。

《古今录验》疗妊娠卒不得小便方。

杏仁二十枚,去皮尖,熬令变色

上一味,捣,服如大豆大七枚,立得利。

又疗妊娠不得小便方。

滑石水和,泥脐二寸。并出第三十四卷中。

妊娠子淋方五首

《小品》疗妊娠患子淋,宜下,地肤大黄汤。

地肤草 大黄各三两 知母 黄芩 茯苓一作猪苓 芍药 枳实炙 升麻 通草 甘草炙,各二两

上十味,切,以水八升煮取三升,分三服。得下后,淋不好瘥,还饮地肤葵根汁。忌海藻、菘菜、酢物。

又方

猪苓五两

上一味,捣筛,以白汤三合,和方寸匕为一服,渐至二匕,日三夜二,尽不瘥,宜转下之,服甘遂散。出第七卷中。甘遂散在后大小便不利中。

《千金》疗妊娠患子淋方。

葵子一升,以水三升煮取二升,分再服。《经心录》同。

又方

葵根一把,水三升煮取二升,分再服。出第二卷中。

《经心录》疗妊娠患子淋,小便数,出少,或热痛酸疼及足肿,地肤饮方。

地肤草三两,以水四升煮取二升半,分三服,日三夜一剂。文仲、《小品》同。出第六卷中。

妊娠大小便不利方五首

《小品》疗妊娠子淋,大小便并不利,气急,已服猪苓散不瘥,宜服甘遂散下之方。

太山赤皮甘遂二两

上一味，捣筛，以白蜜二合，和服如大豆粒，多觉心下烦。得微下者，日一服之，下后还将猪苓散；不得下，日再服，渐加可至半钱匕，以微下为度。中间将猪苓散、黄柏寄生汤，在疗子淋方中。《经心录》同。出第七卷中。子淋方中唯有猪苓散，无黄柏寄生汤。

《古今录验》疗妊娠得病六七日以上，身热入脏，大小便不利，安胎除热，葵子汤方。

葵子二升　滑石四两，碎

上二味，以水五升煮取一升，尽服，须臾当下，便愈。出第二十四卷中。

妊娠子痫方二首

《小品》疗妊娠忽闷，眼不识人，须臾醒，醒复发，亦仍不醒者，名为痉病，亦号子痫病，亦号子冒，葛根汤。若有竹近可速办者，当先作沥汁，后办汤也。其竹远不可即办者，当先办汤。此二疗会得其一种。其竹沥偏疗诸痉绝起死也，非但偏疗妊娠产妇绝死者有效，小儿忽痫痉、金疮疗之亦验。作竹沥法：

取新伐青淡竹断之，除两头节，留中央一节，作片，以砖并侧，令竹两头虚，布列其上，烧中央，两头汁出，以器承之，取服。

又主痉冒，葛根汤。疗妊娠临月，因发风痉，忽闷愦不识人，吐逆眩倒，小醒复发，名为子痫病方。

贝母　葛根　牡丹去心　木防己　防风　当归　芎䓖　桂肉切，熬　茯苓　泽泻　甘草炙，各二两　独活　石膏碎　人参各三两上十四味,以水九升煮取三升,分二服。贝母令人易产,若未临月者升麻代之。忌海藻、菘菜、酢。并出第七卷中。

妊娠水气方三首

《集验》疗妇人妊娠,手脚皆水肿挛急方。

赤豆五升　商陆根一斤,切,一方加泽漆一斤

上三味,以水三斗,煮取一斗,常稍稍饮之,尽更作。《千金》同。出第十一卷中。

《千金》疗妊娠腹大,胎间有水气,生鱼汤方。

生鲤鱼二斤　生姜五两　白术三两　芍药　当归各三两茯苓四两

上六味,切,以水一斗二升,煮鱼熟,澄清,取八升,内药,取三升,分三服。忌桃李、雀肉、酢物等。《集验》同。出第二卷中。

崔氏疗妊娠体肿,有水气,心腹急满,汤方。

茯苓　白术各四两　旋覆花二两　杏仁去皮尖　黄芩各三两

上五味,切,以水七升煮取二升半,分二服,饮之。忌桃李、雀肉、酢物等。《千金》《救急》《古今录验》《集验》同。出第十卷中。

损娠方六首

《广济》疗妇人因损娠下血不止方。

当归　白龙骨　干地黄各八分　地榆　阿胶　芍药　干姜各六分　熟艾四分　牛角䚡十分,炙令黄　蒲黄五分

上十味,捣筛为散,空腹以饮服方寸匕,日二服,渐加至二匕,瘥止。不吐痢。忌生冷、油腻、猪、鱼、蒜、芜荑。出第三卷中。

《千金》落娠胎堕，下血不止方。

丹参十二两

上一味，切，以酒五升煮取三升，分三服。《集验》、文仲、《备急》同。出第二卷中。

又方

地黄汁和代赭末，服方寸匕。

又方

桑蝎虫屎烧，酒服方寸匕。并出第四卷中。

《救急》疗损娠方。

取朱砂末一钱匕，生鸡子三颗，打取白，和朱砂顿服。胎若死即出，如未死即安。出第五卷中。

《古今录验》疗妇人堕娠，血不尽来去，喜烦满，鹿角屑豉汤方。

鹿角一两，屑，熬　香豉一升半

上二味，以水三升，煮令三沸，漉去滓，然后内鹿角屑，搅令调，顿服，须臾血下。出第三十七卷中。

数堕胎方四首

《删繁》疗妇人怀胎数落而不结实，或寒冷热，百病之源，黄芪散方。

黄芪　吴茱萸　干姜　人参　甘草炙　芎劳　白术　当归　干地黄各二两

上九味，捣散，清酒服一匕半，日再服，加至两匕为剂。忌海藻、菘菜、芜荑、桃李、雀肉等。《经心录》同。出第七卷中。

《千金》疗妊娠数堕胎方。

妊娠三月，灸膝下一寸，七壮。

又方

赤小豆末，酒服方寸匕，日二。亦主妊娠数月，月水尚来者。并出第三卷中。

《经心录》紫石门冬丸，主风冷在子宫，有子常落，或始为妇便患心痛，乃成心疾，月水都未曾来，服之肥悦，令人有子方。

远志去心　泽泻　肉苁蓉　桂心各二两　紫石英　天门冬去心　五味子三两　禹余粮　蜀椒汗　乌头炮　卷柏　乌贼骨　寄生　石南　当归各一两　杜仲　甘草炙　石斛　柏子仁辛夷　人参各二两　云母一两，烧

上二十二味，末之，以蜜丸。酒服二十丸如梧桐子，稍加至三十、四十丸，日三。忌海藻、菘菜、猪肉、冷水、生葱、鲤鱼。《千金》同。出第六卷中。

妊娠得病欲去子方三首

《小品》疗妊娠得病，事须去胎方。通按：麦芽、神曲堕胎如神，凡有孕者不可妄用。

麦蘖一升，末，和煮二升，服之即下，神效。

又方

七月七日法曲三升，煮两沸，宿不食，旦顿服即下。并出第二卷中。

文仲疗妊娠得病，欲去胎方。

取鸡子一枚，以三指撮盐置鸡子中，服之立出。此与阮河南疗产难同。出第七卷中。《肘后》《千金》《经心录》同。

落胎去胎方四首

《广济》疗落胎方。

栝楼四两　桂心五两　牛膝三两　瞿麦二两

上四味，切，以水七升煎取二升三合，去滓，分三服，服别如人行八九里进之。无忌。

又方

取牛膝六七茎，绵缠，槌头令碎，深内至子宫头。忌生葱、猪牛肉。并出第三卷中。

《小品》疗赢人欲去胎方。

甘草炙　干姜　人参　芎䓖　生姜　桂心　蟹爪　黄芩各一两

上八味，切，以水七升，煮取二升，分三服。忌海藻、菘菜、生葱。出第七卷中。

《千金》欲去胎方。

大曲五升，清酒一升，煮三沸，去滓，令尽，分五服。当宿勿食，旦再服。其子如糜，令母肥盛无疾苦。千金不传。出第三卷中。

产乳序论三首

崔氏：夫人生寿夭，虽有定分，中间枉横，岂能全免？若调摄会理，或可致长生。若将护乖方，乃胎乳伤促，且中人之性，识异弘远，言及产育，情多鄙之，都未知此道幽深，博施处广。仆寨帷之暇，颇敦经史，逮乎药术，弥复关怀，今历选群方，兼申短思，苟非切要，讵能载录，晚述职孤城，空庄四绝，寻医访道，理阙多疑，岂得坐而相守,以俟其毙!此书所记,故缘于此。盖拟备诸私室,未敢贻厥将来,必有以为要,亦所不隐也。余因披阅峦公调气方中,见峦公北平阳道庆者,其一妹二女,并皆产死,有儿妇临月,情用忧虑,入山寻余,请觅滑胎方。余报言少来多游山林,未经料理此事,然当为思量,或应可解。庆停一宿。余辄忆想,畜生之类,缘何不闻有产死者?淫女偷生,贱婢独产,亦未闻有产死者。此当由无人逼佐,得尽其分理耳。其产死者,多是富贵家,聚居女妇辈,当由儿始转时觉痛,便相告报,傍人扰扰,令其惊怖,惊怖蓄结,生理不和,和气一乱,痛切唯甚,傍人见其痛甚,便谓至时,或有约髻者,或有力腹者,或有冷水潠面者,努力强推,儿便暴出,蓄聚之气,一时奔下不止,便致运绝,更非他缘至。且以此意语庆,庆领受无所闻,然犹苦见邀向家,乃更与相随,停其家十余日。日晡时见报云:儿妇腹痛,似是产候。余便教屏除床案,遍一房地布草三四处,悬绳系木作衡,度高下,令得蹲当腋,得凭当衡,下敷慢毡,恐儿落草误伤之。如此布置讫,令产者入位,语之坐卧任意,为其说方法,各有分理,顺之则全,逆之则死,安心气,勿怖强。此产亦解人语,语讫闭户。户外安床,余共庆坐,不令一人得入,时时隔户问之何似,答言小痛可忍。至一更,令烂煮自死牝鸡,取汁作粳米粥,粥熟,急手搅,使浑浑,适寒温,劝令食三升许。至五更将末,便自产,闻儿啼声,始听人入,产者自若,安稳不异。云:小小痛来,便放体长吐气,痛即止,盖任分和气之效也。庆问:何故须食鸡肉汁粥?答云:牝鸡性滑而濡,庶使气滑故耳。问:何不与肉?答云:气将下,恐肉不卒消为妨。问:何故与粥?答云:若饥则气上,气下则速产,理不欲令气上故耳。庆以此为产术之妙,所传之处,无不安也。故知峦公隐思,妙符神理,然则日游反支之类,复何豫哉！但以妇人怯弱,临产惊遽,若不导以诸法,多恐志气不安,所以简诸家方法,备题如左,其间取舍,各任量裁。凡妇人产难,必须先简此书,推所投月日知犯忌,各须豫慎,不得犯之。其次应须帐幕皮醋藏衣等物之类,并早经营,入月即须使足,若不豫备,临急用逮,事必致阙,唯旧经事者,始达此言。豫备不虞,古之善教也。

又凡产者,虽是秽恶,然将痛之时,及未产、已产,皆不得令死丧污秽家人来视之,必产难,若已产者则伤子。

又凡产法,唯须熟忍,不得逼迫,要须儿痛欲出,然后抱腰,傍人不得惊扰,浪作形势。但此事峦公法中已经商略,无用师巫妄述已能,横相牵挽,失其本性。今故重述,特宜防也。

崔氏年立成图法一首

女人年十三,行年在庚申,反支在正月、七月,祸害在南方离,绝命在东南巽,生气在西南坤,宜唤西南黄衣师看产,产妇宜着黄衣,卧西南首,悬尸在辰戌日,闭肚在辛,八壮在申。

女人年十四,行年在己亥,反支在八月、二月,祸害在西南坤,绝命在西南兑,生气在南方离,宜唤南方赤衣师看产,产妇宜着赤衣,卧南首,悬尸在卯酉日,闭肚在壬,八壮在癸。

女人年十五,行年在戊午,反支在三月、九月,祸害在西北乾,绝命在东北艮,生气在北方坎,宜唤北方黑衣师看产,产妇宜着黑衣,卧北首,悬尸在寅申日,闭肚在癸,八壮在壬。

女人年十六,行年在丁巳,反支在四月、十月,祸害在东北艮,绝命在西北乾,生气在东方震,宜唤东方青衣师看产,产妇宜着青衣,卧东首,悬尸在丑未日,闭肚在甲,八壮在辛。

女人年十七,行年在丙辰,反支在五月、十一月,祸害在东方震,绝命在北方坎,生气在东北艮,宜唤东北方黄衣师看产,产妇宜着黄衣,卧东北首,悬尸在子午日,闭肚在乙,八壮在庚。

女人年十八,行年在乙卯,反支在六月、十二月,祸害在北方坎,绝命在东方震,生气在西北乾,宜唤西北方黑衣师看产,产妇宜着黑衣,卧西北首,悬尸在巳亥日,闭肚在丙,八壮在丁。

女人年十九,行年在甲寅,反支在正月、七月,祸害在东南巽,绝命在南方离,生气在西方兑,宜唤西方白衣师看产,产妇宜着白衣,卧西首,悬尸在辰戌日,闭肚在丁,八壮在丙。

女人年二十,行年在癸丑,反支在二月、八月,祸害在西方兑,绝命在西南坤,生气在东南巽,宜唤东南方青衣师看产,产妇宜着青衣,卧东南首,悬尸在卯酉日,闭肚在庚,八壮在乙。

女人年二十一,行年在壬子,反支在三月、九月,祸害在南方离,绝命在东南巽,生气在西南坤,宜唤西南方黄衣师看产,产妇宜着黄衣,卧西南首,悬尸在寅申日,闭肚在辛,八壮在甲。

女人年二十二,行年在辛亥,反支在四月、十月,祸害在西南坤,绝命在西方兑,生气在南方离,宜唤南方赤衣师看产,产妇宜着赤衣,卧南首,悬尸在丑未日,闭肚在壬,八壮在癸。

女人年二十三,行年在庚戌,反支在五月、十一月,祸害在西北乾,绝命在东北艮,生气在北方坎,宜唤北方黑衣师看产,产妇宜着黑衣,卧北首,悬尸在子午日,闭肚在癸,八壮在壬。

女人年二十四,行年在己酉,反支在六月、十二月,祸害在东北艮,绝命在西北乾,生气在东方震,宜唤东方青衣师看产,产妇宜着青衣,卧东首,悬尸在巳亥日,闭肚在甲,八壮在辛。

女人年二十五,行年在戊申,反支在正月、七月,祸害在东方震,绝命在北方坎,生气在东北艮,宜唤东北黄衣师看产,产妇宜着黄衣,卧东北首,悬尸在辰戌日,闭肚在乙,八壮在庚。

女人年二十六,行年在丁未,反支在二月、八月,祸害在北方坎,绝命在东方震,生气在西北乾,宜唤西北方白衣师看产,产妇宜着白衣,卧西北首,悬尸在卯酉日,闭肚在丙,八壮在丁。

女人年二十七,行年在丙午,反支在三月、九月,祸害在东南巽,绝命在南方离,生气在西方兑,宜唤西方白衣师看产,产妇宜着白衣,卧西首,悬尸在寅申日,闭肚在丁,八壮在丙。

女人年二十八,行年在乙巳,反支在四月、十月,祸害在西方兑,绝命在西南坤,生气在东南巽,宜唤东南青衣师看产,产妇宜着青衣,卧东南首,悬尸在丑未日,闭肚在庚,八壮在乙。

女人年二十九,行年在甲辰,反支在五月、十一月,祸害在南方离,绝命在东南巽,生气在西南坤,宜唤西南黄衣师看产,产妇宜着黄衣,卧西南首,悬尸在子午日,闭肚在辛,八壮在甲。

女人年三十,行年在癸卯,反支在六月、十二月,祸害在西南坤,绝命在西方兑,生气在南方离,宜唤南方赤衣师看产,产妇宜着赤衣,卧南首,悬衣在巳亥日,闭肚在壬,八壮在癸。

女人年三十一,行年在壬寅,反支在正月、七月,祸害在西北乾,绝命在东北艮,生气在北方坎,宜唤北方黑衣师看产,产妇宜着黑衣,卧北首,悬尸在辰戌日,闭肚在癸,八壮在壬。

女人年三十二,行年在辛丑,反支在二月、八月,祸害在东北艮,绝命在西北乾,生气在东方震,宜唤东方青衣师看产,产妇宜着青衣,卧东首,悬尸在卯酉日,闭肚在甲,八壮在辛。

女人年三十三,行年在庚子,反支在三月、九月,祸害在东方震,绝命在北方坎,生气在东北艮,宜唤东北方黄衣师看产,产妇宜着黄衣,卧东北首,悬尸在寅申日,闭肚在乙,八壮在庚。

女人年三十四,行年在乙亥,反支在四月、十月,祸害在北方坎,绝命在东方震,生气在西北乾,宜唤西北白衣师看产,产妇宜着白衣,卧西北首,悬尸在丑未日,肚闭在丙,八壮在丁。

女人年三十五,行年在戊戌,反支在五月、十一月,祸害在东南巽,绝命在南方离,生气在西方兑,宜唤西方白衣师看产,产妇宜着白衣,卧西首,悬尸在子午日,闭肚在丁,八壮在丙。

女人年三十六,行年在丁酉,反支在六月、十二月,祸害在西方兑,绝命在西南坤,生气在东南巽,宜唤东南方青衣师看产,产妇宜着青衣,卧东南首,悬尸在巳亥日,闭肚在庚,八壮在乙。

女人年三十七,行年在丙申,反支在正月、七月,祸害在南方离,绝命在东南巽,生气在西南坤,宜唤西南方黄衣师看产,产妇宜着黄衣,卧西南首,悬尸在辰戌日,闭肚在辛,八壮在甲。

女人年三十八,行年在乙末,反支在二月、八月,祸害在西南坤,绝命在西方兑,生气在南方离,宜唤南方赤衣师看产,产妇宜着赤衣,卧南首。悬尸在卯酉日,闭肚在壬,八壮在癸。

女人年三十九,行年在甲午,反支在三月、九月,祸害在西北乾,绝命在东北艮,生气在北方坎,宜唤北方黑衣师看产,产妇宜着黑衣,卧北首,悬尸在寅申日,闭肚在癸,八壮在壬。

女人年四十,行年在癸巳,反支在四月、十月,祸害在东北艮,绝命在西北乾,生气在东方震,宜唤东方青衣师看产,产妇宜着青衣,卧东首,悬尸在丑未日,闭肚在甲,八壮在辛。

女人年四十一,行年在壬辰,反支在五月、十一月,祸害在东北艮,绝命在西北乾,生气在东方震,宜唤东方青衣师看产,产妇宜着青衣,卧东首,悬尸在子午日,闭肚在乙,八壮在庚。

女人年四十二,行年在辛卯,反支在六月、十二月,祸害在东方震,绝命在北方坎,生气在东北艮,宜唤东北黄衣师看产,产妇宜着黄衣,卧东北首,悬尸在巳亥日,闭肚在丙,八壮在丁。

女人年四十三,行年在庚寅,反支在正月、七月,祸害在北方坎,绝命在东方震,生气在西北乾,宜唤西北方白衣师看产,产妇宜着白衣,卧西北首,悬尸在辰戌日,闭肚在丁,八壮在丙。

女人年四十四,行年在己丑,反支在二月、八月,祸害在东南巽,绝命在南方离,生气在西方兑,宜唤西方白衣师看产,产妇宜着白衣,卧西首,悬尸在卯酉日,闭肚在庚,八壮在乙。

女人年四十五,行年在戊子,反支在三月、九月,祸害在西方兑,绝命在西南坤,生气在东南巽,宜唤东南方青衣师看产,产妇宜着青衣,卧东南首,悬尸在寅申日,闭肚在申,八壮在甲。

女人年四十六,行年在丁亥,反支在四月、十月,祸害在南方离,绝命在东南巽,生气在西南坤,宜唤西南方黄衣师看产,产妇宜着黄衣,卧西南首,悬尸在丑未日,闭肚在壬,八壮在癸。

女人年四十七,行年在丙戌,反支在五月、十一月,祸害在西南坤,绝命在西方兑,生气在南方离,宜唤南方赤衣师看产,产妇宜着赤衣,卧南首,悬尸在子午日,闭肚在癸,八壮在壬。

女人年四十八,行年在乙酉,反支在六月、十二月,祸害在东北艮,绝命在西北乾,生气在东方震,宜唤东方青衣师看产,产妇宜着青衣,卧东首,悬尸在巳亥日,闭肚在甲,八壮在辛。

女人年四十九,行年在甲申,反支在正月、七月,祸害在东方震,绝命在北方坎,生气在东北艮,宜唤东北方黄衣师看产,产妇宜着黄衣,卧东北首,悬尸在辰戌日,闭肚在乙,八壮在庚。

凡祸害、绝命上,产妇不可向之大小便,又不得向产。犯者凶,产后血不止。

凡生气之上,宜产妇向之坐,令儿长寿,母子俱吉。

凡闭肛之上,临月及已产未满月,皆不得向其处大小便及弃不净水。犯者令人闭塞难产,失颜色,腹痛,面痿黄,令脐绞痛,咽喉不利,凶。

凡八壮之地,产妇庐帐门不得向之开,又不得于其处产,令闭塞难产,大凶。

凡运鬼力士犯者,令产妇运闷,至欲产日宜解袋口即易产,吉。

凡反支月,不得使血露污地,或令子死腹中,或产不顺,皆须先布灰草,然后敷马驴牛皮于其上产,吉。

凡悬尸之日,不可攀绳,宜悬马鲁攀之,吉。

凡行年本命相俱,坐攀鲁,吉。

十二月立成法一首并图

正月、三月、五月、七月、九月、十一月,福德在丙壬。

二月、四月、六月、八月、十月、十二月,福德在甲庚。

夫人临产,必须避诸凶神,逐月空福德之地。若神在外,于舍内产;若在内,于舍外产,令于福德及空地为产帐,其舍内福德处亦依帐法。

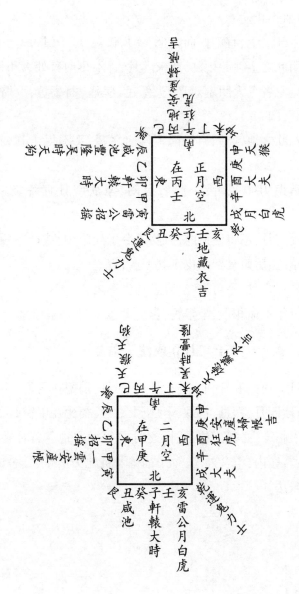

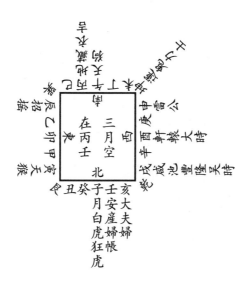

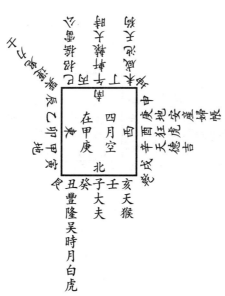

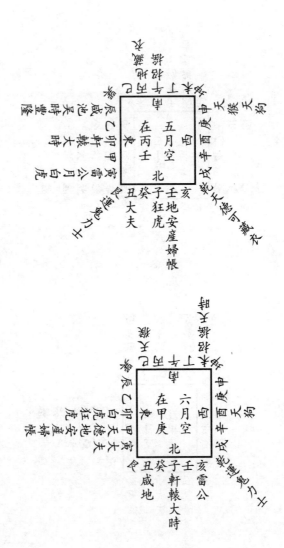

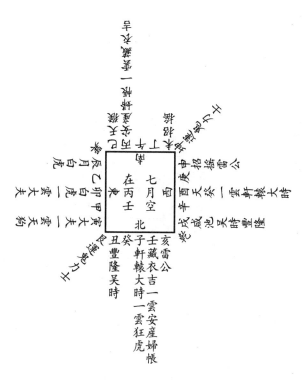

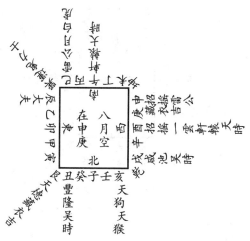

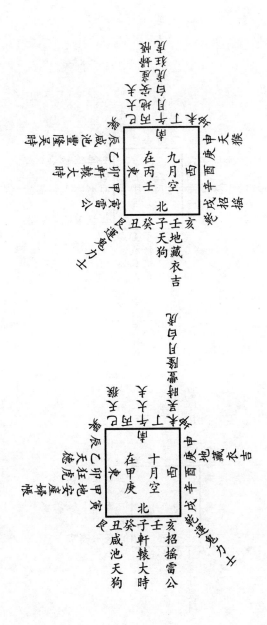

九月空
在丙壬
北

十月空
在甲庚
北

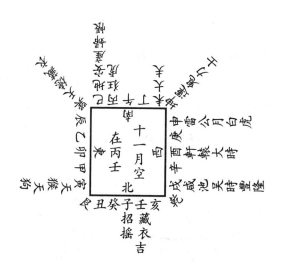

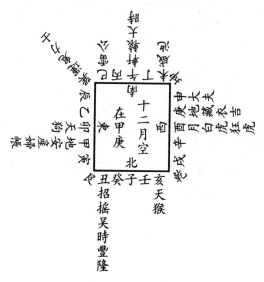

大时、招摇、咸池、吴时、雷公、丰隆、轩辕、月白虎、大夫、狂虎、天猴、天狗、运鬼力士等十三神日，别具注如图，产妇犯之大凶，宜依月空处坐，吉。其儿衣亦依天德月空之处藏之，吉。但临产及未满月皆不得在悬尸、闭肚之上小便，亦不得弃浣衣不净水，慎之！仍不得以杂物蔽其上。

推日游法一首 并图

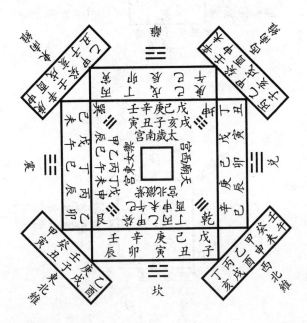

常以癸巳日入内宫一十六日，至己酉日出，癸巳、甲午、乙未、丙申、丁酉在紫微北宫。

戊戌、己亥、庚子、辛丑、壬寅在南宫。

癸卯一日在天庙西宫。

甲辰、乙巳、丙午、丁未、戊申在御女东宫。

上日游在内，产妇宜在外，别于月空处安帐产，吉。

己酉、庚戌、辛亥、壬子、癸丑、甲寅在外东北维。

乙卯、丙辰、丁巳、戊午、己未在外东方。

庚申、辛酉、壬戌、癸亥、甲子、乙丑在外东南维。

丙寅、丁卯、戊辰、己巳、庚午在外南方。

辛未、壬申、癸酉、甲戌、乙亥、丙子在外西南维。

丁丑、戊寅、己卯、庚辰、辛巳在外西方。

壬午、癸未、甲申、乙酉、丙戌、丁亥在外西北维。

戊子、己丑、庚寅、辛卯、壬辰在外北方。

上日游在外，宜在内产，吉。凡日游所在内外方，不可向之产，凶。

体玄子为产妇借地法一首

东借十步　西借十步　南借十步

北借十步　上借十步　下借十步

辟方之中总借四十余步，此中产妇安居无所妨碍，无所畏忌，诸神拥护，百鬼速去，急急如律令。

上借法及所投月，即写一本，贴著产妇所居正中北壁上，更不须避日游、反支及诸神等。此频用有验，故录耳。

日历法二首

甲子日，在内，面向东北、西南二角吉。

乙丑日，在内，面向西南、西北、东南三角吉。

丙寅日，在内，面向西南、西北二角吉。

丁卯日，在内，面向西南、西北二角吉。

戊辰日，在内，面向西南、西北二角吉。

己巳日，在内，面向西北、东北二角吉。

庚午日，在内，面向西北、东北二角吉。

辛未日，在内，面向西北、东南、东北三角吉。

壬申日，在内，面向东南、东北二角吉。

癸酉日，在内，面向西北、东北、东南三角吉。

甲戌日，在内，面向东南、西南二角吉。

乙亥日，在内，面向东北、西南二角吉。

丙子日，在内，面向西南、东北二角吉。

丁丑日，在内，面向西南、西北、东南三角吉。

戊寅日，在外，面向西北、西南二角吉。

己卯日，在外，面向东南、西南、西北三角吉。

庚辰日，在内，面向东北、西北二角吉。

辛巳日，在内，面向西北、西南、东北三角吉。

壬午日，在内，面向西南、东北二角吉。

癸未日，在内，面向东南、东北二角吉。

甲申日，在内，面向东南、西北二角吉。

乙酉日，在内，面向东南、西北、东北三角吉。

丙戌日，在内，面向东北、西南二角吉。

丁亥日，在内，面向东北、西南、东南三角吉。

戊子日，在内，面向西南、东北二角吉。

己丑日，在内，面向东南、西南、西北三角吉。

庚寅日，在内，面向东南、西北二角吉。

辛卯日，在内，面向东南、西北二角吉。

壬辰日,在内,面向西南、东北二角吉。

癸巳日,在外,面向西南、东北、西北三角吉。

甲午日,在外,面向西南、西北二角吉。

乙未日,在外,面向东南、西北、东北三角吉。

丙申日,在外,面向西北、东北二角吉。

丁酉日,在外,面向西北、东南、东北三角吉。

戊戌日,在外,面向东北、西南二角吉。

己亥日,在外,面向东北、东南、西南三角吉。

庚子日,在外,面向东南、东北二角吉。

辛丑日,在外,面向东南、西北、西南三角吉。

壬寅日,在外,面向东南、西南二角吉。

癸卯日,在外,面向东南、西南、西北三角吉。

甲辰日,在外,面向西南、西北二角吉。

乙巳日,在外,面向西北、西南、东北三角吉。

丙午日,在外,面向西南、东北、西北三角吉。

丁未日,在外,面向西北、东南、东北三角吉。

戊申日,在外,面向西北、东北二角吉。

己酉日,在外,面向东南、西北、东北三角吉。

庚戌日,在外,面向东北、东南二角吉。

辛亥日,在内,面向东南、西南二角吉。

壬子日,在内,面向东南、东北、西南三角吉。

癸丑日,在内,面向东南、西南二角吉。

甲寅日,在内,面向东南、西北二角吉。

乙卯日,在内,面向东南、西南、西北三角吉。

丙辰日,在内,面向西南、西北、东北三角吉。

丁巳日，在内，面向西南、西北、东北三角吉。

戊午日，在外，面向西南、西北、东北三角吉。

己未日，在外，面向西北、东南、东北三角吉。

庚申日，在内，面向西北、东南、东北三角吉。

辛酉日，在内，面向西北、东南、东北三角吉。

壬戌日，在内，面向东南、西北二角吉。

癸亥日，在内，面向西南、东北二角吉。

凡日历十二辰并有神杀禁忌，不可向产日，别须简看。

凡甲乙日，生子勿着白衣，宜着黑衣吉。卧无西首，勿庚辛日起。

丙丁日，生子勿着黑衣，宜着青衣，卧无北首，勿壬癸日起。

戊己日，生子勿着青衣，宜着赤衣，卧无东首，勿甲乙日起。

庚辛日，生子勿着赤衣，宜着黄衣，卧无南首，勿丙丁日起。

壬癸日，生子勿着黄衣，宜着白衣，卧无四角首，勿戊己日起。

安置产妇法二首

凡欲产时，先以朱砂点产妇项后宛宛中，又点鼻孔间柱两傍宛宛中牛穿据处，即向产处咒之曰：此地空闲，安居产妇某姓，就此吉处，诸神拥护，百鬼速去，莫相触忤，三咒之讫，即烧火于产处四方，以井华水四器，亦置产处四方，各横刀于水上，其刀浮磨拭之。

又法：捉一刀子，先向产处咒曰：一尺刀子七寸刃，拒以反支而治运。如此三咒讫，钉刀子着产处地上，然后坐产。以上并出第十上卷中。

产难方二十四首

崔氏：凡妇人产难，死生之候，母面赤舌青者，儿死母活；母面赤舌赤，口中沫出者，母死儿活；母唇口青，口两边沫出者，母子俱死。文仲同。出第十上卷中。

《广济》疗难产三日不出者方。

取死鼠头，烧作屑，井花水服。《千金》、崔氏、《救急》同。

又方

槐子十四枚，蒲黄一合，内酒中温服。须臾不生，更服之。《千金》、《集验》、崔氏同。

又方

吞生鸡子黄三枚，并少苦酒。崔氏、《集验》、《备急》、文仲同。

又方

吞皂荚子二枚，亦效。《千金》、崔氏、《小品》同。并出第三卷中。

《小品》疗产难历日，气力乏尽，不能得生，此是宿有病方。

赤小豆二升　阿胶二两

上二味，以水九升，煮豆令熟，取汁，内胶令烊，一服五合，不觉，不过再，即产。崔氏、《千金》同。

又方

取马衔一枚，觉痛，即令左手持之。崔氏同。

又方

取槐东引枝，手把之。崔氏同。

又方

手提鸱鹉头，甚验。崔氏同。并出第七卷中。

《集验》若日月未至而欲产者方。

未知母,蜜和兔屎大,服一丸,痛不止,更一丸。《千金》、崔氏、《小品》同。

又方

取夫衣带五寸,烧作灰,酒服立下。崔氏、《广济》、文仲同。并出第七卷中。

《备急》疗难产方。

取槐子吞三枚。崔氏同。

又方

取凿柄入孔里者,烧末,酒服之,立下。崔氏同。

又方

弓弦三寸,箭竿二寸,各烧末,酒服之。崔氏同。

又方

取羚羊角屑,烧末,酒服之。《千金》、崔氏同。

又若母已死,儿子不出方。

但以水银如弹丸,格口内喉中,捧起令下,食顷又捧令起,子便落。崔氏同。

又方

捣蒲根,绞取汁一二升,灌口中。此亦治母生子死,验。崔氏同。

又疗母子俱死者,产难及胎不动转者方。

榆白皮三两　葵子五合　甘草炙　桂心各一两

上四味,切,以水四升煮取二升,服一升。须臾不产,更服一升。忌海藻、菘菜、生葱。崔氏、《小品》同。

又产难数日欲绝,秘方。

书奏作两行字凡二十字文,曰:帝乙生子,司命勿止,即出其胞及其子,无病其母。封,其中央以朱印之,令产妇持之。崔氏、《小品》同。

又产难六七日,母困方。

取好胶二两,清酒一升半,微火烊胶,内新鸡卵一枚,盐一寸匕,相合,顿服,即产,不产更服。崔氏同。

又产难,母如死,不知人事方。

用陈葵子末三指撮,酒服。口噤者,去齿下药,即愈,立验。崔氏同。

又疗妇人产难方。

书纸曰:坐为蒲,卧为鱼,女属母,儿属夫,急急如律令。即产妇吞之。又书两道,两手各执一,凡书三本。崔氏同。并出第一卷中。

《救急》疗产难方。

取厕前用草二七枚,烧作屑,服之。《千金》《崔氏》同。崔氏云日用筹。

又方

取牛屎中大豆,书一片作"入"字,一片作"出"字,还合,吞之良。崔氏同。并出第四卷中。

《千金》疗难产方。

令夫唾妇口中二七过,立下。《集验》、崔氏同。出第十卷中。

逆产方一十二首

《小品》疗逆产方。

盐涂儿足底,又可急搔爪之,并以盐摩产妇腹上,即愈。崔氏、《千金》、《集验》同。

又方

盐和粉涂儿两足下即顺矣。《千金》、崔氏同。

又方

又弹丸二枚，捣末，三指撮，温酒服。《集验》、《千金》、崔氏同。并出第七卷中。

《集验》疗逆产方。

烧钱令赤，内酒中，饮之。崔氏同。

又方

夫阴毛二七枚，烧，以猪膏和，丸如大豆，吞，儿手即持丸出。神验。《千金》、崔氏同。

又方

朱书左足下作"千"字，右足下作"黑"字。崔氏同。

又方

生不出，手足先见，烧蛇蜕皮末，服刀圭，亦云三指撮，面向东酒服，即顺。崔氏、《千金》同。

又方

真丹刀圭，涂儿腋下。崔氏同。

又方

以手中指取釜底黑煤，交画儿足下，顺出。《千金》、文仲、崔氏、《备急》同。并出第十一卷中。

《删繁》疗逆产、难产，数日不出者方。

取桃仁中破，书一片作"可"字，一片作"出"字，还合吞之。崔氏同。

又疗逆产方。

取车肚中膏，画腋下及掌心。崔氏、文仲、《备急》、《小品》、

《千金》、《集验》同。

又疗逆产,胞衣不出方。

取灶屋上黑尘,酒服之。《千金》、崔氏同。并出第七卷中。

横产方四首

《小品》疗横产及侧,或手足先出方。

可持粗针刺儿手足,入二分许,儿得痛惊转即缩,自当回顺。文仲、《备急》、《千金》、崔氏、《集验》同。

《集验》疗横生方。

取梁上尘三指撮,酒服之。《千金》、文仲、崔氏同。出第十一卷。

文仲疗纵横不可出。

用菟丝子末,酒若米汁服方寸匕,即出。车前子亦好,服如上法。《千金》、崔氏同。

又方

服水银如大豆一枚。《备急》、崔氏同。

上以前横产、逆产二条,条流虽别,疗法盖同,可以意量,逐善参用也。

子死腹中欲令出方一十五首

《集验》疗子死腹中方。

真珠二两,酒服尽,立出。崔氏同。

又方

取灶下黄土三指撮,酒服之,立出。当着儿头上。《千金》、崔氏、文仲同。

又疗胎死在腹方。

取三家鸡卵各一枚,三家盐各一撮,三家水各一升,合煮,令产妇面东向饮之,立出。《千金》《备急》、崔氏同。

又方

取瞿麦一斤,以水八升,煮取二升,分再服。不出更服。文仲、《千金》、崔氏同。

又方

葵子一升,阿胶五两,水五升,煮取二升,顿服出。间日又服。崔氏、《千金》、文仲、《备急》同。并出第十一卷中。

崔氏疗子胎在腹中,恐死不下方。

当归　芎䓖各二两

上二味,以好酽酢二升,煮药二十沸,顿服之。若胎已死,即下;如胎未死,即便安稳也。

又疗子死腹中,又妊两儿,一儿活一儿死,令腹中死者出,生者安。此方神验,万不失一。

蟹爪一升　甘草二尺,炙,切　阿胶三两,炙

上三味,以东流水一斗,先煮二味,取三升,去滓,内胶令烊,顿服。不能顿服,分再服。若人困,校口下,药入即汗。煎药,宜东向灶,以茅苇薪煮之。《集验》、《广济》、《千金》《备急》、文仲同。

又疗妊身热病,子死腹中,又出之方。

乌头一枚

上一味,细捣,水三升,煮取大二升,稍稍摩脐下至阴下,胎当立出。

又方

以苦酒浓煮大豆,一服一升,死儿立下,不能顿服,再服之亦得。《千金》同。

又疗子胎在腹内已死方。

甘草一尺,炙　蒲黄一合　筒桂四寸　香豉二升　鸡子一枚

上五味,切,以水六升,煮取一升,顿服,胎胞秽恶尽去,大良。《千金》、《集验》同。并出第十卷中。

文仲疗或半生胎不下,或子死腹中,或半着脊及在草不产,血气上荡心,母面无颜色,气欲绝方。

猪膏一升,煎　白蜜一升　淳酒二升

上三味,合煎,取二升,分再服,不能,随所能服之。《备急》、《删繁》、《千金》、崔氏同。

又子死腹中不出方。

以牛屎涂母腹上,立出。《备急》、崔氏、《千金》同。

又方

榆皮切,一两　真珠一两

上二味,以苦酒三升,煮取一升,顿服,死儿立出。《集验》、《千金》、《备急》、崔氏同。并出第二卷中。

《救急》疗子死腹中方。

服水银三两,立出。《集验》、《千金》、《备急》、文仲、《小品》同。

又方

取夫尿二升,煮令沸,饮之。《集验》、《千金》、崔氏同。并出第四卷中。

胞衣不出方二十首

《广济》疗胞衣不出方。

末灶突中土三指撮,以水服之。《集验》、《千金》、《备急》、文仲同。

又方

取夫单衣盖井上,立出。《千金》、《集验》、《救急》、崔氏、《小品》同。

又疗胞衣不出方。

取苦酒服赤米一两。《千金》、《集验》、崔氏同。

又方

鸡子一枚,苦酒一合,和饮之,即出。《集验》、《千金》、崔氏同。

又方

当户烧黍穰,即出。崔氏同。并出第二卷中。

《小品》疗胞衣不出方。

取皂荚捣末,着鼻孔中,嚏,即出。崔氏同。

又方

鹿角末三指撮,酒服之。崔氏同。

又方

儿衣不出,吞此符吉。

《延年》疗妇人伤娠及胎死腹中,胞衣不出,产后疾病及诸困竭欲死方。

刺取羊血,及热饮之。不能者,人含吐与之,能多益善。若不能咽,啖少盐。又水濮其面。此方神验。崔氏、文仲、《备急》同。

又胞衣不出方。

以洗儿水服半杯,即出。崔氏同。

又疗胞衣不出,腹中满则杀人方。

但多服猪膏,又大豆一升、苦酒一斗,煮取三升,分三服。崔氏同。

又方

吞鸡子黄两三枚,解发刺喉中,令得呕,即出。若困极死者,以水一升,煮栝楼一枚,三两沸,泻口中,汁下即出。出第十四卷中。崔氏云:水一升煮蝼蛄一枚,三沸服。

《救急》疗胞衣不出,并儿横到死腹中,母气欲绝方。

半夏二两,洗　白蔹二两

上二味,捣筛,服方寸匕。小难一服,横生二服,到生三服,儿死四服。亦可加代赭、瞿麦各二两。《广济》、《集验》、《小品》、《备急》、文仲、崔氏同。

又方

小豆、小麦相和,浓煮汁饮之,立出。《小品》、《千金》、《备急》、崔氏同。

又疗胞衣不出方。

取炊箪,当户前烧之。《广济》、《集验》、《千金》、崔氏同。出第四卷中。

《必效》疗胞衣不出,令胞烂,牛膝汤方。

牛膝四两　滑石八两　当归三两　通草六两　葵子一升瞿麦四两

上六味,切,以水九升,煮取三升,分三服。忌牛、狗肉。《广济》、《集验》、《千金》、崔氏同。通草一方作莽草。

又方

服蒲黄如枣大,良。《集验》、《千金》、崔氏同。

又方

生男吞小豆七枚,生女吞二七枚。《千金》、崔氏并同。

又方

生地黄汁一升、苦酒三合,暖服之,不能顿服,再服之。《集验》、《千金》、崔氏同。

又方

泽兰叶三两　滑石五两,屑　生麻油二合

上三味,以水一升半,煮泽兰取七合,去滓,内滑石、生麻油,顿服之。《广济》、《集验》、《千金》、崔氏同。并出第四卷中。

以上三符主产难,产妇吞之吉。

产难烧此符,水和服之吉。

逆产、横产,吞此符。

上出《崔氏产书》。

第三十四卷

产妇忌慎法六首

《千金》论曰:产妇虽是秽恶,然将痛之时及未产、已产,并不得令死丧污秽家人来视之,则生难;若已产者,则伤儿也。

又凡妇人产乳,忌反支月,若值此月,当在牛皮上若灰上,勿令水血恶物着地,则杀人,及浣濯衣水皆以器盛,过此忌月乃止。

又凡产不依产图,脱有犯触,于后母子皆死。若不至死,即母子俱病,庶事皆不称心。能依图无犯触,母子即得无疾,子即易养。

又凡欲产时,特忌多人瞻视,唯得三二人在旁,待总产讫,即告语众人也。若人众,令人难产。

又凡产妇,第一不得忽忽忙怕,旁人极须少静,皆不得预缓预急,忧悒忧悒,则产难。若腹痛,眼中火生,此儿回转未即生也。儿生讫,一切人及母皆忌问是男是女,儿胎落地,即急取口中恶物,与新汲井水五合咽,忌与暖汤物,亦勿令母看视秽污。

又产妇慎热食、热药、热面,食常识此。饮食当如人肌温温也。并出第二卷中。

令易产方六首

《千金》令易产方。

凡欲临产时,先脱寻常所着衣,以笼灶头及灶口,令至密,即易生。神验。

又方

生地黄汁半升、生姜汁半合，煎热，顿服。

又方

烧药杵令赤，内酒中，饮之。《小品》同。并出第二卷中。

《小品》预服散，令易生，母无疾病。未生一月日前预服，过三十日，行步动作如故，儿生堕地，皆不自觉，甘草散方。

甘草八分，炙　黄芩　大豆黄卷　粳米　麻子仁　干姜桂心各二分　吴茱萸二分

上八味，捣散，酒服方寸匕，日三。《千金》同。

又疗妇人易生产，飞生丸方。

飞生一枚　槐子　故弩箭羽各十四枚

上三味，捣末，蜜丸桐子大，以酒服二丸，即易产。

又方

取蛇蜕皮，着衣带中，鉴鼻系衣带，临欲产时，左手持马衔，右手持飞生毛，令易产。并出第七卷中。

下乳汁方一十五首

《广济》疗妇人乳无汁方。

以母猪蹄四枚，治如食法，以水二斗煮取一斗，去蹄，土瓜根、通草、漏芦各三两，以汁煮，取六升，去滓，内葱白、豉如常法，着少米煮作稀葱豉粥食之，食了或身体微微热，有少许汗佳。乳未下，更三两剂，甚验。崔氏同。出第三卷中。

《千金》疗乳无汁，漏芦汤方。

漏芦　通草各八分　钟乳四分　黍米一升

上四味,切,将米宿渍,研取汁三升,煮药三四沸,去滓,作饮服。《经心录》同。

又方

土瓜根末,酒服半钱匕,乳日下如流水。崔氏同。

又疗乳无汁,单行石膏汤方。

石膏四两,研,以水二升煮三沸,稍稍服,一日尽,良。

又疗乳无汁,单行鬼箭汤方。

鬼箭五两,水六升煮取四升,去滓。一服八合,日三服。亦可烧灰作末,水服方寸匕,日三。

又下乳汁,通草散方。

通草　钟乳研

上二味,等分为散,面粥服方寸匕,日三。百日后可兼养两儿。

又麦门冬散方。

麦门冬去心　钟乳研　通草　理石各等分,研

上四味,捣散,食前后,酒服方寸匕,日三。

又下乳,漏芦散方。

漏芦二分　钟乳五分,研　栝楼五分　蛴螬三分,熬

上四味,捣散,食后秒糖水下方寸匕,日三。

又方

母猪蹄一具,粗切,以水二斗煮令熟,余五六升汁饮之,甚良。崔氏同。

又方

猪蹄二枚,炙,捶碎　通草八两,切

上二味,以清酒一斗浸之,稍渐饮尽,不出更作。崔氏同。

又方

栝楼根切一升,酒四升,煮三沸,去滓,服半升,日三良。崔氏同。

又方

栝楼青色大者一枚,熟捣,以白酒一斗煮取四升,去滓,温饮一升,日三。若无大者,用小者两枚;无青色者,黄色者亦好。崔氏同。

又方

烧鲤鱼头,末,酒服三指撮。

又方

烧死鼠,酒服灰方寸匕,日三,立下。并出第三卷中。

崔氏疗乳汁不下方。

鼠肉五两　　羊肉六两　　獐肉八两

上三味,合作臛,啖之,勿令食者知。出第十卷中。

妒乳疮痛方一十四首

《集验》论疗妇人妒乳、乳痈。诸产生后,宜勤挤乳,不宜令汁蓄积不去,便不复出,恶汁于内引热,温壮结坚掣痛,大渴引饮,乳急痛,手不得近,成妒乳,非痈也方。

始妒乳,急灸两手鱼际各二七壮,断痈脉也。便可令小儿手助捋之,则乳汁大出,皆如脓状,内服连翘汤,汁自下,外以小豆散薄涂之痈处,当瘥。《千金》同。

又产后不自饮儿,及失儿无儿饮乳,乳蓄喜结痈,不饮儿令乳上肿者方。

以鸡子白和小豆散,涂之乳房,令消结也。若饮儿不泄者,数捻去之，亦可令大者子含水，使漱口中冷，为嘬取乳汁吐去之。不含水漱，令乳头作疮，乳孔塞也。《千金》同。

又疗妒乳、乳痈，连翘汤方。

连翘　升麻　杏仁去皮尖　射干　防己　黄芩　大黄　芒硝　柴胡各三两　芍药　甘草炙，各四两

上十一味，切，以水九升，煮取三升，分服。忌海藻、菘菜。《千金》同。

又方

取葵茎烧灰，捣散，服方寸匕，日三，即愈。《千金》同。

又疗妒乳生疮方。

蜂房、猪甲中土、车辙中土各等分，末，苦酒和涂之，良。《千金》同。一方又有车毂上脂一味。

又疗妇人女子乳头生小浅热疮，搔之黄汁出，侵淫为长，百疗不瘥者，动经年月，名为妒乳病。妇人饮儿者，乳皆欲断，世论苟抄乳是也。宜以赤龙皮汤及天麻汤洗之，敷二物飞乌膏及飞乌散佳。始作者可敷以黄芩漏芦散及黄连胡粉散，并佳。方如左，赤龙皮汤方。

槲皮切三升，以水一斗，煮取五升，夏冷用之，秋冬温之。分以洗乳，亦洗诸深败烂久疮。洗毕敷膏散。《千金》同。

又天麻草汤方。

天麻草切五升，以水一斗半，煎取一斗，随寒温分洗乳，以杀痒也。此草叶如麻叶，冬生夏着花，赤如鼠尾花。亦以洗浸淫黄烂、热疮痒疸、湿阴蚀疮、小儿头疮，洗毕敷膏散。《千金》同。

又飞乌膏散方。

用烧朱砂作水银上黑烟一名细粉者，三两　矾石三两，烧粉

上二味，以绢筛了，以甲煎和之令如脂，以敷乳疮，日三。作散者不须和，有汁自着可用散。亦敷诸热疮、黄烂浸淫汁疮、蜜疮、丈夫阴蚀痒湿、诸小儿头疮疳蚀、口边肥疮、蜗疮等，并以此敷之。《千金》同。

又黄连胡粉膏散方。

黄连二两　胡粉十分　水银一两，同研令消散

上三味，捣黄连为末，三物相和，合皮裹熟捼之，自和合也。纵不成一家，且得水银细散入粉中也。以敷乳疮、诸湿痒、黄烂肥疮，若着甲煎为膏。《千金》同。

《备急》、《小品》妒乳方。

黄芩　白蔹　芍药各等分

上三味，下筛，浆水服一钱五匕，日三。若右乳结，将去左乳汁，左乳结，即将去右乳汁服，即消。《千金》同。

又方

柳白皮，酒煮令热，以熨上，即消。

又方

苦酒磨升麻，若青木香，或紫檀香，以摩上并良。一味即得，佳。

又方

已入腹者，麝香、薰陆香、青木香、鸡舌香各一两，以水四升煮取二升，分再服。忌蒜、面、酒、牛马猪肉。

《必效》疗妇人妒乳、痈疮迟愈，五物雄黄茵茹膏方。

雄黄　白蔹　雌黄　茵茹各一分，并切　乱发如鸡子一枚

上以猪脂半斤，合煎三沸，去滓，乃内乱发，发尽药成，以涂疮，不过十日瘥。

乳痈肿方一十八首

《广济》疗乳痈大坚硬,赤紫色,衣不得近,痛不可忍方。

大黄　芍药　楝实　马蹄炙令黄,等分

上四味,捣散,酒服方寸匕,覆取汗,当睡着,觉后肿处散不痛,经宿乃消,百无失一,明晨更服一匕。忌冲风、热食。

《深师》疗乳痈肿,消核,芍药散方。

芍药　通草　桂心　昆布　白蔹　附子炮　黄芪　人参海藻　木占斯各一两

上十味,捣散,以清酒服一钱匕,日三,当先食。并疗颐下气结瘰疬。

又乳痈,众医不能疗,柏皮膏方。

猪膏年多者佳,柏皮三斤,去黑皮,以猪膏煎之,当稍稍煎,柏皮熟黑便漉出,更煎余柏皮如初,尽以涂疮,甚验。

《集验》疗乳痈方。

大黄二两　莽草二分　伏龙肝十二分　干姜二分

上四味,捣末,以酢和,涂乳上,即效止。一方生姜。极验,可用也。《千金》同。

又方

取鹿角下筛散,以猪颔下清汁服方寸匕,不过再服。亦以酢浆服之良。《千金》云猪脂销上清汁。

又疗乳痈,四物胶薄贴方。

阿胶炙　大黄　莽草　细辛

上各等分,捣末,以鸡子白和,涂纸上,贴肿,频易,昼夜贴之。割纸穿如钱大,出肿头。

又疗乳痈,三物桂心贴方。

桂心三分　乌头二分　甘草二分

上捣散,以苦酒和,涂肿上,以小纸覆濡其上,将乳居其中,以干布置乳下,须臾布当濡,有脓水也,佳。范汪同。

《千金翼》排脓散,主乳痈方。

铁粉　苁蓉　桂心　细辛　芎䓖　人参　防风　干姜　黄芩　芍药各四两　当归　甘草炙,各五分

上十二味,捣散。酒服方寸匕,日三夜一,加至一匕半。服药十日,血出多勿怪,是恶物除,甚良。出第五卷中。

《备急》葛氏疗妇人乳痈妒肿者,或经久众疗不瘥方。

坚硬紫色,削柳根皮,捣熟,熬令温,帛囊盛,熨乳上,冷更易,甚良,一宿即愈。《千金》同。

又方

研米槌二枚,煮令热,以絮及巾覆乳上,用二槌更互熨肿数十过瘥止。已用大验。《千金》云炙熬。

又乳痈方。

大黄　灶下黄土各一分,末　生姜二分

上三味,捣末,醋和涂乳,痛即止,极验。刘涓子不用生姜,用生鱼,三味等分。余比用鲫鱼妙。

又疗乳痈方。

大黄　鼠屎　黄连各一分

上三味,捣末,合鼠屎更捣,以黍米粥清和,敷乳四边,痛止即愈。无黍米,粟米、粳米并可用。《千金》同。

《救急》疗乳痈肿痛,如升碗大,痛不可忍方。

取白姜石捣末一二升,用鸡子白和如稀泥,敷肿,干更易之。

此方频试验。如鸡子虑罪,取榆白皮和捣,敷即瘥。

又疗乳痈坚硬,痛不可忍方。

莨蓉子半大匙,当年新者,服时不得嚼破,以清水一大盏和,顿服,痛即止。

又疗乳痈肿方。

以验酢研地黄,涂上,干即易,不过三五遍。服,以酒研之。

《必效》疗妇人乳痈方。

觉痛色未变时,以饲猪米研汁,饮之,即瘥。仍取猪槽木厚如匙面,火炙,数数熨上。

又疗妇人乳痈,丹参膏方。

丹参 白芷 芍药各二两

上三味,㕮咀,以苦酒淹经宿,又取猪脂半斤,微火上煎之,白芷黄膏成,去滓,以膏涂上,甚良。

又疗疮上须贴膏方。

黄芪八分 白芷 大黄各五分 当归 续断各四分 薤白二合,切 松脂十二分 薰陆香 蜡各十分 猪脂一升 生地黄汁七合

上十一味,切,内地黄汁中渍半日,内猪脂中,微火上煎,三上三下,白芷色黄膏成,布绞去滓,剪帛如疮大小,涂帛贴疮上,日四五度易之,终身无苦,极效。

产后血晕心闷方一十首

《广济》疗产后血晕,心闷不识人,或神言鬼语,气欲绝方。

荷叶二枚,炙 蒲黄一两 甘草二两,炙 白蜜一匙 地黄汁半升

上五味,切,以水三升,煮取一升,绞去滓,下蒲黄、蜜、地黄汁,暖服,立瘥止。

又疗产后心闷,血气冲上血晕,羚羊角散方。

取羚羊角一枚,烧成灰末,以东流水服方寸匕。若未瘥,更服瘥。

《救急》产晕心闷大困方。

鲫鱼剥皮作鲙,以齑食三两口止。

《文仲》晕绝方。

苏方木三两,碎,以水五升煎取二升,分再服。或无苏木,煮绯色衣,取汁服,甚验。

又方

取墙上青衣一抄,以水四小升煮取二升,分服。又生姜汁一小升、地黄汁一小升、酒一大升相和,煎五六沸,分再服,每剂和大黄末一匙。此方甚良。

崔氏:凡晕者,皆是虚热,血气奔进,腹中空所致。欲分娩者,第一须先取酽酢,以涂口鼻,仍置酢于旁,使闻其气,兼细细饮之,此为上法。如觉晕,即以酢喷面,苏来即饮酢,仍少与解之。一云:仍少与水解之。

又凡产后忽闷冒,汗出不识人者,是暴虚故也方。

取破鸡子吞之便醒,若未醒,可与童子小便一升,甚验。丈夫小便亦得,切不得用病人者。

又若久不识人,或时复发者,此为有风,因产血气暴虚,风行脉中故也。若产后去血多者,尤增此疾,与鸡子不醒者,可急与竹沥汁,一服五合,须臾不定,复与五合,频得三五服,立瘥。并出第十上卷中。

《近效》疗血晕绝,不识人烦闷方。

红蓝花三两,新者佳,以无灰清酒半升、童子小便半大升,煮取一大盏,去滓,候稍冷服之,新汲水一大升煮之良久。

又方

赤父马粪,绞取汁一大盏,湿者良。若干者,取新汲水半大盏和研,绞取汁,顿服。亦主人血不止,神验。夏侯拯录。

产乳晕绝方五首

崔氏疗产乳晕绝方。

以恶血服少许,良。

又方

以服洗儿水三合,良。

又方

觉晕,即用三股麻绳,长五六尺,系产妇右脚膝上,令人捉两头急挽,得醒,徐徐解之。并出第十上卷中。

文仲疗产乳晕绝方。

半夏一两,洗,捣筛,丸如大豆,内鼻中即愈。崔氏同。

《救急》疗产乳晕绝方。

生赤小豆捣为散,取东流水和方寸匕,服之。不瘥再服。崔氏同。

产后余血不尽腰脚疼及恶露不下方七首

《广济》疗产后三日患腰疼,腹中余血未尽,并手脚疼,不下食,生地黄汤方。

生地黄汁一升　　芍药　　甘草各二两,炙　　丹参四两　　蜜一合

生姜汁半合

上六味，切，以水三升煮取一升，去滓，内地黄汁、蜜、姜汁，微火煎一二沸，一服三合，日二夜三，利一两行，中间进食，与药更进服。

又疗产后恶露不多下方。

牛膝 大黄各八分 牡丹皮 当归各六分 芍药 蒲黄桂心各四分

上七味，捣散，以生地黄酒服方寸匕，日二，血下止。

《救急》疗妇人产后余血不尽，血流入腰脚疼痛，胸急气满，两胁痛方。

生姜一斤 淡竹叶一升，并切

上二味，以水二升煮取一升，去滓，分再服。

又疗产后血不尽，血痛闷方。

取荷叶烧作灰，暖水和服。煮取汁亦良。

又恶露不尽，腹胀痛方。

取乱发如鸡子大，灰汁洗净，烧末，酒服。

又方

取百斤秤锤一枚，烧赤，投酒五升中，用此秤锤酒煮当归三两，取二升，去滓，分再服。《千金》同。

又疗一切宿血及损伤瘀血在腹内，不问新久，并妇人月经不通，产后恶血不下，皆良方。

大黄 芒硝各三两 桃仁四十枚，去尖皮

上三味，芒硝、桃仁合捣四五百杵，以酢浆二升半渍一宿，空腹搅调顿服之。不能顿服者，分作两服。良久先下粪，次下如豆泥汁，或黑血为验。强人日别服一剂，弱人两日服之。下血尽便止,不过三两剂。忌生冷、茶、葵。并出第四卷中。

产后恶露不绝方四首

《广济》疗妇人产后血露不绝,崩血不可禁止,腹中绞痛,气息急,疗蓐病三十六疾方。

乱发烧灰　阿胶各二两,炙　代赭　干姜各三两　马蹄一枚,烧　干地黄四两　牛角鰓五两,炙

上七味,捣筛,蜜和,为丸如梧桐子。空腹,以饮下二十五丸,日二,至四十丸良。

《深师》疗产后虚冷下血及水谷下痢,昼夜无数,兼疗恶露不绝,龙骨丸方。

干姜　甘草炙　桂心各二两　龙骨四两

上四味,捣筛,蜜丸如梧桐子。以酒下二十丸,日三。忌如常法。此方甚良。

文仲葛氏疗血露不绝方。

以锯截桑木,取屑五指撮,酒服,日三瘥。

又隐居效方泽兰汤,疗产后恶露不尽,腹痛往来,兼满少气。

泽兰八分　当归三分　生地黄三分　芍药十分　甘草六分,炙　生姜十分　大枣十四枚

上七味,切,以水九升煮取三升,分为三服。欲死涂身得瘥。

产后血气烦闷方四首

《广济》疗产后心胸中烦闷,血气涩,肋下妨不能食方。

生地黄汁一升　当归一两,末　生姜汁三合　酒五合　童子小便二升

上五味,和煎三四沸,去滓,分服,一日令尽,间食服。

又血气烦闷方。

取生藕捣绞取汁,饮一升,未定更饮,瘥止。竹沥亦得。《千金》同。

《集验》疗产后血气烦闷方。

取生地黄汁一升酒三合相合,微温顿服之。《千金》同。

《千金》疗妇人产后气欲绝,心中烦闷不解,必效方。

竹叶切　麦门冬去心　小麦各一升　甘草一两,炙　生姜二两　大枣十四枚

上六味,切,以水一斗,煮竹叶、小麦,取八升,去滓,内余药煮,取三升,去滓,分三服。心虚悸,加人参二两;少气力,加粳米五合。一方用竹皮。若胸中气逆,加半夏二两。忌如常法。出第三卷中。

产后心痛方三首

《集验》大岩蜜汤,疗产后心痛方。

干地黄　当归　独活　甘草炙　芍药　桂心　小草　细辛各一两　吴茱萸一升　干姜三两

上十味,切,以水九升,煮取三升,分三服,良。《千金》同。

《经心录》蜀椒汤,疗产后心痛,此大寒冷所为方。

蜀椒二合,汗　芍药三两　半夏洗　当归　桂心　人参甘草炙,各二两　生姜汁五合　蜜一升　茯苓二两

上十味,切,以水九升,煮椒令沸,下诸药煮,取二升半,去滓,下姜汁、蜜等更煎,取三升。一服五合,渐至六合,尽。勿冷餐。《千金》同。

《千金》羊肉汤,疗产后腹中心下切痛,不能食,往来塞热若中风,乏气力方。

羊肉三斤　当归　黄芩　甘草炙　芎䓖　防风各二两　芍药三两　生姜四分

上八味,切,以水一斗二升煮羊肉,减半煮药,取三升,分温三服。忌如常法。崔氏同。出第三卷中。

产后腹中绞刺痛方九首

《广济》疗产后腹中绞刺痛,不可忍方。

当归　芍药　干姜　芎䓖各六分

上四味,捣散,以酒服方寸匕,日二服。

又疗产后内虚,寒入腹,腹中绞痛,下赤烦毒,谵语见鬼,羊肉汤方。

肥羊肉一斤　当归　甘草炙　芍药各一分

上四味,切,以水一斗煮羊肉,取七升煮药,取二升,分服。

又疗新产后,腹中如弦常坚,绞痛无聊方。

蜜一升　当归一两

上二味,末,入蜜中煎融融耳,适寒温顿服。

《千金》当归汤,疗妇人寒疝,虚劳不足,若产后腹中绞痛方。

当归三两　生姜五两　芍药二两　羊肉一斤

上四味,切,以水八升煮取三升,适寒温顿服七合,日三。

又疗产后疾痛,桃仁芍药汤方。

桃仁半升,去皮尖,熬　芍药　芎䓖　当归　干漆熬　桂心　甘草炙,各二两

上七味,切,以水八升,煮取二升半,分三服。

又单行茱萸酒,疗产后腹内外疾痛方。

吴茱萸一升,酒三升渍一宿,煎取半升,顿服,亦可再服,瘥止。并出第三卷中。

《必效》疗产后腹痛方。

羌活四两,切,酒二升,煮取一升,分服。

又方

兔头炙令热,以熨产妇腹。如刀绞痛者,熨之立定。

又疗痛不可忍方。

取一苦瓠芦未经开者,开之去子讫,以沸酽酢投中,蒸热,随痛熨,冷即换,极甚效。

产后虚热方二首

《千金》蜀漆汤,疗产后虚热往来,心胸中烦闷满,骨节疼及头痛壮热,晡时辄甚,又似微疟方。

蜣母 芍药各二两 蜀漆叶 甘草炙 桂心 黄芩各一两 生地黄一斤 黄芪五两

上八味,切,以水一斗,先煮地黄,取七升,去滓,下诸药煮,取二升半,分三服。此汤疗寒热,不损人。忌如常法。出第三卷中。

《千金翼》疗产后虚热头痛方。

白芍药 干地黄 牡蛎各五两,熬 桂心三两

上四味,切,以水五升煮取二升半,分三服,日三。此汤不损人,无毒,亦疗腹中拘急痛。若通身发热,加黄芩二两,甚验。大热即除。出第六卷中。

产后虚劳方四首

《千金》增损泽兰丸,疗产后百病,理血气,补虚劳方。

泽兰 甘草炙 当归 芎䓖各七分 附子炮 干姜 白术 白芷 桂心 细辛各四分 防风 人参 牛膝各五分 柏子仁 干地黄 石斛各六分 厚朴炙 藁本 芜荑各二分 麦门冬八分,去心

上二十味,捣末,蜜丸,以酒下十五丸至二十丸,良。忌如常法。出第四卷中。

《延年》增损泽兰丸,主产后风虚劳损黄瘦方。

泽兰七分 防风 干地黄 当归 细辛 桂心 茯苓 芍药 人参 甘草炙 藁本 乌头炮 麦门冬去心 石斛 紫菀 芎䓖各五分 干姜 柏子仁 芜荑仁 厚朴炙 蜀椒汗,各四分 白术 黄芪各六分 紫石英研 石膏研,各八分

上二十五味,捣筛,蜜和,丸如梧桐子,以酒下二十至三十丸。忌如常法。

《删繁》疗产妇劳虚,或本来虚寒,或产后血脉虚竭,四肢羸弱,饮食减少,经水断绝,血脉不通,虚实交错,泽兰补虚丸方。

泽兰叶九分 石膏八分,研 芎䓖 甘草炙 当归各七分 白芷 防风 白术 藁本 蜀椒 厚朴炙 干姜 桂心 细辛各五分

上十四味,捣筛,蜜丸如梧桐子。酒下二十九丸至三十丸,日再。忌如常法。

《古今录验》泽兰丸,疗产后风虚,劳羸百病,必效方。

泽兰叶六分 白芷 椒汗 芜荑仁 藁本 细辛各四分

白术　柏子仁　人参　桂心　防风　厚朴炙　丹参各五分　芎
劳　甘草炙　当归各七分　干地黄十分

上十七味,捣筛,蜜和,丸如梧桐子。服二十丸至三十丸,日再服。忌如常法。

产后风虚瘦损方四首

《广济》疗产后患风虚冷气,腹内不调,补益肥白悦泽方。

泽兰七分　厚朴炙　人参　石斛　芜荑仁　续断　防风
桂心各三两　芎劳　白术　柏子仁　五味子　黄芪　远志皮各
四分　赤石脂六分　干地黄六分　甘草六分,炙

上十七味,捣末,蜜丸如桐子。以酒下二十丸至三十丸,日再。忌如常法。

《小品》疗产后中风,虚人不可服他药者,一物独活汤主之,及一物白鲜汤主之,亦可与独活合煮之方。

独活三两,以水三升煮取一升,分服。奈酒者,亦可酒水等煮之。用白鲜皮,亦依此法。

《千金》云:凡产后,满百日乃可合会,不尔至死,虚赢百病滋长,慎之。凡妇人皆患风气,脐下虚冷,莫不由此,早行房故也。又产后七日内恶血未尽,不可服汤,候脐下块散,乃进羊肉汤。痛甚切者,不在此例。后两三日消息,可服泽兰丸,比至满月,丸药尽为佳。不尔,虚损不可平复也。全极消瘦不可救者,服五石泽兰丸。又凡在蓐,必须服泽兰丸,补服法,必七日外,不得早服也。妇人因产取凉太多,得风冷,腹中积聚,百病竞起,迄至于老,百方疗不能瘥,桃仁煎主之,出蓐后服之。妇人纵令无病,每至秋冬须服一两剂,以至年终,常将服之。

又桃仁煎,疗万病,妇人产后百病诸气方。

桃仁一千二百枚,去双仁尖皮,熬令香

上一味,捣,务令极细熟,以上上酒一斗五升,研三四遍,如作麦粥法,以极细为佳。内小长项瓷瓶中令满,以面遍封之,务取密,内汤中,煮一伏时,不停火,使瓶口常出汤,勿令没,药成,温酒和服一匙,日再。丈夫服亦极妙。

《延年》泽兰丸,主产后风虚损瘦,不能食,令肥悦方。

泽兰七分 当归十分 甘草七分,炙 藁本三分 厚朴三分,炙 食茱萸三分 芜荑三分 白芷三分 干姜三分 芍药三分 石膏八分 人参四分 柏子仁四分 桂心四分 白术五分

上十五味,捣筛,蜜和,丸如梧桐子大。酒服十五丸,日二,加至二十五丸。忌如常法。

产后虚羸方三首

《广济》疗产后虚羸喘乏,或乍寒乍热,状如疟,名为劳损,猪肾汤方。

猪肾一具,去脂,四破 香豉一升 白粳米一升 葱白切,一升 人参 当归各二两

上六味,切,以水一斗煮取三升,去滓,分服七合,以意消息。忌犬肉、热面、蒜。出第三卷中。崔氏云:以水三斗煮取五升,适寒温,随便饮之。

《救急》疗产后羸瘦不复,令肥白方。

乌豆肥大者,净拭,熬熟,如造豆黄法,去皮,捣为屑,下筛,以腊月猪脂成炼者和,丸如梧桐子,以酒下五十丸,日再服。一月内肥白也。无所禁。

《古今录验》疗产后诸病赢瘦,欲令肥白,饮食和调,地黄羊脂煎方。

生地黄汁一升　生姜汁五升　羊脂二斤　白蜜五升

上四味,先煎地黄汁,令余五升,下羊脂煎减半,次下姜,次下蜜,便以铜器盛,着汤中煎,令如饴状。空肚,酒一升,取煎如鸡子大,投酒中饮,日三,良。

产后中风方三首

深师疗产后中风,口噤,不知人,小独活汤方。

独活八两　葛根六两　生姜五两　甘草二两,炙

上四味,切,以水九升,煮取三升,分三服,微汗佳。忌如常法。出第六卷中。

《小品》大豆紫汤,主妇人产后中风困笃,或背强口噤,或但烦热苦渴,或头身皆重,或身痒,剧者呕逆直视,此皆因风冷湿所为方。

大豆三升炒,预取器盛,清酒五升,沃热豆中讫,漉去豆,得余汁,尽服之。温覆取微汗出,身体才润则愈。一以去风,二则消血结。云周德成妻妊胎,因触伤,胎死在腹中三日,困笃,服此酒即瘥。后疗无不佳。《千金》用大豆五升、酒八升。又云:更合独活汤。所以尔者,产后多虚着风,以独活消风去血也。重者十剂。崔氏云:如中风口噤,加鸡屎白二升,和豆熬更佳。

又疗产后中寒风痉,通身冷直,口噤,不知人方。

白术四两,酒二升,煮取一升,去滓,顿服。忌如常法。

产后下痢方四首

《广济》疗产后腹痛气胀,肋下妨满不能食,兼之微利方。

茯苓　人参　厚朴炙,各八分　甘草炙　橘皮　当归　黄芩各六分

上七味,捣散。以饮下方寸匕,日三度,渐加至一匕半。

又疗产后下痢,赤石脂丸方。

赤石脂三两　甘草炙　当归　白术　黄连　干姜　秦皮各二两　蜀椒汗　附子炮,各一两

上九味,捣筛,蜜和,为丸如桐子。酒服二十丸,日三良。忌如常法。

深师疗产后下痢,胶蜡汤方。

粳米一合　蜡如鸡子一枚　阿胶　当归各六分　黄连十分

上五味,切,以水六升半,先煮米令蟹目沸,去米,内药煮,取二升,入阿胶、蜡消烊,温分三两服。

《千金》疗产后下痢腹痛,当归汤方。

当归　龙骨各三两　干姜一两　白术二两　甘草炙,一两　附子炮,一两　熟艾一两　芎䓖二两半

上八味,切,以水六升煮取二升半,去滓。分为三服,日三,一日令尽。出第三卷中。

产后赤白痢方五首

《广济》疗产后赤白痢,脐下绞痛方。

当归　芍药　地榆　龙骨　黄连各八分　艾叶八分　甘草炙,八分　厚朴炙,八分　黄芩　干姜各六分

上十味,切,以水八升煮取二升半,去滓,分温三服,即瘥止。忌如常法。

又疗产后赤白痢,脐下气痛方。

当归八分　厚朴炙　黄连各十二分　豆蔻五枚,去皮　甘草六分,炙

上五味,切,以水五升煮取二升,去滓,分温三服,瘥止。忌如常法。

文仲效方,疗产后赤白下痢,腹中绞痛不可忍者。

黄连四两　黄柏三两　阿胶炙　栀子　蒲黄各一两　当归一两半　黄芩二两

上七味,捣筛,蜜和丸。饮服六十丸,日三夜一服,立定。破血止痢。忌如常法。

《救急》疗产后下痢赤白,腹中绞痛方。

芍药　干地黄各四两　甘草炙　阿胶　艾叶　当归各二两

上六味,切,以水七升煮取一升半,去滓,温分三服。忌如常法。

《必效》疗妇人新产后赤白痢,心腹刺痛方。

薤白切,一升　当归二两　酸石榴皮三两　地榆根四两　粳米五合　一本加厚朴一两　阿胶　人参　甘草炙　黄连各一两半

上十味,切,以水六升煮取二升,分三服。忌如常法。《千金》只用前五味。

产后冷热痢方二首

《深师》疗产后冷热痢,黄连丸方。

黄连三两　乌梅肉一升　干姜二两

上三味，捣末，蜜丸如桐子。以饮下二十至三十丸，日再服。忌猪肉。

《千金》疗产后忽着寒热下痢，生地黄汤方。

甘草炙　黄连　桂心各一两　生地黄五两，切　大枣二十枚　淡竹皮　赤石脂各一两

上七味，切，以水一斗煮竹皮，取七升，去滓，内药煮，取二升半分。分为三服，日三。《翼》同。出第三卷中。

产后痢日夜数十行方二首

《千金》疗产后余寒下痢，便脓血赤白，日数十行，腹痛，时时下血，桂枝汤方。

桂心　干姜　甘草炙，各二两　赤石脂十两　当归三两　附子一两，炮　蜜一升

上七味，切，以水七升煮取三升，入蜜一两沸，分服一升，日三。

《必效》疗产后痢，日五十行者方。

取木里蠹虫粪，铛中炒之令黄，急以水沃之，稀稠得所服之，瘥止。独孤祭酒讷方。

产后卒患淋方五首

《广济》疗产后卒患淋，小便磣痛，乃至尿血方。

冬葵子一升　石韦去毛　通草各三两　滑石四两，末，汤成下　茯苓　子芩各二两

上六味，切，以水九升煮取三升，绞去滓，一服七合，瘥止。忌热面、酢物。

《集验》疗产后卒患淋,石韦汤方。

榆白皮五两　石韦去毛　黄芩各二两　通草三两　大枣二十枚　葵子一升　白术一两

上七味,切,以水八升煮取二升半,分为三四服。《千金》有甘草、生姜,为九味。

《千金》疗产后淋沥,葵根汤方。

葵根二两,干者　车前一升　乱发灰　大黄　桂心　滑石末,后下,各一两　冬瓜汁七合　通草二两　生姜六两

上九味,切,以水七升煮取二升半,去滓,分三服。出第三卷中。

又产后淋,滑石散方。

滑石五分,研　通草　车前子　葵子各四两

上四味,以浆水服方寸匕,至二匕为妙。

《千金翼》疗产后卒淋、气淋、血淋、石淋汤方。

石韦去毛　黄芩　通草各二两　榆白皮五两　大枣三十枚　甘草一两,炙　葵子二升　生姜　白术各三两

上九味,切,以水八升,煮取二升半,分三服。《千金》同。

产后小便不禁兼数方四首

《广济》疗产后小便不禁方。

取鸡尾烧作灰,酒服方寸匕,日二服。

《小品》疗产后小便不禁方。

取鸡子烧作灰,酒服,日三。

又疗产后遗尿不知出方。

白薇　芍药各等分

上二味,捣散,以酒服方寸匕,日三。《千金翼》各十分。

《千金翼》诸产后小便数,桑螵蛸汤方。

桑螵蛸三十枚　鹿茸炙　黄芪各三两　人参　甘草炙　牡蛎各三两,熬　生姜四两

上七味,切,以水六升煮取二升半。分三服,日再,瘥止。

产后小便数兼渴方一首

《集验》产后小便数兼渴,栝楼汤方。

桑螵蛸炙　甘草炙　黄连　生姜各二两　栝楼　人参各三两　干枣五十枚

上七味,切,以水七升,煮取二升半,分三服。

产后渴方二首

《集验》疗产后渴,栝楼汤方。

栝楼四两　麦门冬去心　人参各三两　干地黄三两　甘草二两,炙　干枣二十枚　土瓜根五两

上七味,切,以水八升,煮取二升半,分三服,良。

《千金》疗产后虚渴,少气力,竹叶汤方。

竹叶切,三升　甘草炙　人参　茯苓各一两　小麦五合　生姜　半夏洗,各三两　干枣十五枚　麦门冬五两,去心

上九味,切,以水九升,先煮竹叶、小麦、生姜、枣,取七升,去滓,内药再煎,取二升半,绞去滓。一服五合,日三夜一。出第三卷中。

许仁则产后方一十六首

第一,产后若觉血气不散,心腹刺痛,胀满喘急,不能食饮,宜依此方。

鬼箭羽折之如金色佳　当归　白术　生姜各三两　细辛
桂心各二两　生地黄汁,五合

上七味,切,以好无灰酒三升,水四升和煎,缓火煎,取二升
三合,去滓,温分服三合。忌如常法。

第二,产后若觉恶露下多,心闷短气,贴然无力,不能食,宜
依此方。

当归　艾叶　生姜各三两　干地黄四两　人参一两　地榆
二两

上六味,切,以水七升半,煎取二升四合,去滓,分温服八合,
日三。

第三,产后恶露下多少得所,冷热得调,更无余状,但觉腹内
切痛,可而复作,宜依此方。

当归五两　生姜六两　桂心三两　芍药二两

上四味,切,以水、酒各三升半煮,取二升三合,去滓,分温三
服之。忌生葱。

第四,产后诸状无所异,但不能食者,宜依此方。

白术五两　生姜六两

上二味,切,以水、酒各二升,缓火煎,取一升半,分温二服。
忌如常法。

第五,产后更无他状,但觉虚弱,欲得补气力,兼腹痛,宜羊
肉当归汤方。

肥羊肉一斤,去脂膜　当归五两　生姜六两　黄芪四两

上四味,切,以水一斗,缓火煮羊肉,取八升,澄清,内药煮,
取二升半,去滓,温分服。若觉恶露下不尽,加桂心三两;恶露下
多,觉有风,加芎藭三两;觉有气,加细辛二两;觉有冷,加吴茱萸

一两;觉有热,加生地黄汁二合。

第六,产后恶露虽下,不甚通利,遂觉心腹满闷,胁肋胀妨,兼咳喘息急,不能食饮,大便不通,眼涩,坐起不稳,心腹时时痛,宜服此方。

白术 当归 桑白皮 大黄各三两 生姜四两 细辛 桂心各二两

上七味,切,以水八升,煮取二升六合,去滓,分温三服。此汤当得利,利又不宜过多,事不获已,所以取微利,缘初产,举体皆虚,尚藉药食补之,岂宜取过利?此缘病热既不可,勿以常途。此汤得通,气息安贴。利脱未即止,须断之,取三两匙酢饮,饮之即止。适寒温将摄佳。忌如常法。

如利后诸候不减,宜依后方。

当归十分 白术八分 甘草炙,七分 生姜六分 桑根白皮六分 桂心三分 人参三分 细辛四分

上八味,捣筛,蜜丸桐子大,以酒下十五至二十丸。忌如常法。

第七,产后患水痢,宜依此方。

神曲末,五合,六月六日者 人参四分 枳实炙,六分 赤石脂十分 白术六分

上五味,捣散,饮下方寸匕,渐渐加之。忌如常法。

第八,产后患血痢,宜依此方。

艾叶虎掌者,三月三日、五月五日者 黄柏 芍药 甘草炙,各六分 阿胶十七分 黄连七分 地榆五分

上七味,捣散,以饮下方寸匕,甚妙。忌如常法。

第九,产后患脓痢,宜依此方。

附子炮 蜀椒汗 干姜各五分 甘草炙,六分 赤石脂 黄

芪各十分　白术七分

上七味,捣散。饮服方寸匕,加一匕半,日再。忌如常法。

第十,产后诸痢方。

取薤白煮食之,唯多益好。肥羊肉去脂,作炙食之,唯多益好。以羊肾炒薤白食之,良。

第十一,产后腹内安稳,恶露流多少得所,但缘产后日浅,久坐视听,言语多,或运劳力,遂觉头项及百肢节皮肉疼痛,乍寒乍热,此是蓐劳,宜依此方。

猪肾一具,去脂　当归　芍药　生姜各三两　桂心一两　葱白三合

上六味,切,以水八升,缓火煮肾,取六升,澄清,内诸药煮,取二升,分温再服。

第十二,产后觉患风,手足不多随和,言语不多流利,恍惚多忘,精神不足,宜依此方。

独活三两　当归　芍药　防风　芎䓖　玄参各二两　桂心一两半

上七味,切,以水八升煮取二升半,去滓,分三服。如一剂觉安稳,隔三日又服一剂。若一两剂后渐瘥,但须适寒温将息。如未全瘥,即以此方作丸,有热,加干葛五两;有冷,加白术五两;有气,加生姜六两;有痛,加当归、芍药各二两;不能食,加人参二两、玄参四两;觉手足不稳,加牛膝、五加皮、草薢各三两,黄芪四两,丸服。忌如常法。

第十三,产后更无余苦,但觉体气虚,宜服此方。

当归　干地黄各十分　泽兰八分　防风　黄芪　续断各六分　桂心　人参　地骨皮　芍药各七分　干姜六分

上十一味，捣末，蜜丸桐子大，酒下二十丸。忌如常法。

第十四，产后不论服药宜尔，不宜食诸生冷、陈久、滑物。若服药，弥须将息，每方服药后，合疏忌食法，为欲录其都要，不能一一具言。诸方有白术忌桃李，细辛忌生葱，甘草忌松菜、海藻，枸杞忌狗肉，附子、黄连忌猪肉，桂心忌生葱。

第十五，产后血气不多通散，当时不甚觉之，在蓐虽小不和，出则成癥结，少腹疼硬，乍寒乍热，食饮不为肌肤，心腹有时刺痛，口干唾黏，手足沉重，有此状，宜依此方。

当归　芍药　人参　甘草炙　鬼箭羽　牛膝各五分　牡丹皮六分　白术六分　桂心　白薇　乌梅熬，各四分　大黄八分　虻虫熬，去翅足　水蛭熬，各三分　蒲黄三分　朴硝　赤石脂各十分　干地黄七分　虎杖六分

上十九味，捣末，蜜丸桐子大。酒服二十丸，日再，加二十五丸，良。忌如常法。

第十六，产后脓血痢相兼，宜依此方。

赤石脂　五色龙骨　黄连各十分　阿胶炙　黄芪各六分　黄柏四分　白术五分

上七味，捣末，蜜丸桐子大，饮下三十丸。散服亦妙，如前服。忌如常法。

产后遗粪方三首

《广济》疗产后遗粪方。

取故燕巢中草，烧末，以酒下半钱。亦治男子。

《集验》疗产后遗粪方。

取矾石烧，牡蛎熬，各等下筛，酒服方寸，日三。亦治男子。

又疗产后遗粪,不知出时方。

白蔹　芍药各二分

上二味,捣为散,以酒服方寸匕。

产后阴道开方二首

《广济》疗产后阴道开不闭方。

取石灰一升,熬令能烧草,以水二升投灰中,适冷暖,入水中坐渍,须臾复暖,坐如常法用之。

《集验》疗妇人产后冷,玉门开不闭,硫黄洗方。

石硫黄研　蛇床子各四分　菟丝子五分　吴茱萸六分

上四味,捣散,以汤一升,投方寸匕,以洗玉门,瘥止。

产后阴下脱方六首

《集验》疗妇人产后阴下脱方。

取蛇床子一升,布裹,炙熨之。亦疗阴中痛。

《千金》疗产后阴下脱方。

以铁精粉上推内之。

又方

烧人屎末,酒服方寸匕,日三度。

又方

脐下横纹灸二七壮。

《古今录验》疗产后阴下脱方。

蜀椒一升　吴茱萸一升　戎盐半鸡子大

上三味,捣,以绵裹如半鸡子大,内阴中,日一易,二十日愈。

又方

鳖头阴干,二枚　葛根一斤

上二味,捣散,酒服方寸匕,日三。

八瘕方一十二首

《素女经》论:妇人八瘕积聚,无子,断绝不产,令有子受胎养法,并曾伤落,依月服药法及阴闭生息肉,阴痒生疮,阴痒𧏾疮,带下,阴子脏不正,阴门挺出,阴肿坚隐疾方。

黄帝问于素女曰:吾闻天下妇人产乳有子而病者,未曾生子而病者,又产乳后而中绝不复产者,何也?诸病作生,而令妇人腹中有积聚,胸胁腰背挛而痛,久而生八瘕之聚,病深可畏。不在肠胃,疗之或已复作,其状宁可得闻之乎?对曰:妇人之病,皆由于月病生产所致,又从胞胎所起,其病不同,针灸、食药不得其方也。

黄帝曰:安心其要易,闻之为宝,受之良久,详思念其事,曰善哉,疗将奈何?素女曰:诚为主说,妇人胞胎之数,皆在阴里,万物皆从生渊深,血脉精气所从行。肾为阴,阴主开闭,左为胞门,右为子户,主定月水,生子之道,胞门生于子精,精神气所出入,合于中黄门、玉门四边,主持关元,禁闭子精。脐下三寸,名曰关元,主藏魂魄,妇人之胞,三焦之府,常所从上。然妇人经脉、俞络合调,则月水如时来至,故能生子而无病。妇人荣卫经络断绝不通,其人思惟,邪气便得往来,入合于子脏。若生后恶露未已,合阴阳,即令妇人经脉挛急,令人少腹里急支满,胸胁腰背相引痛苦,四肢酸削,饮食不调,结牢恶血不除,月水不如时,或在前,或在后,乍久不止,因生积聚如怀胎状,邪气盛甚,令人恍惚多梦,寒热,四肢不欲时动,阴中生气,肿肉生风,甚者小便不利,苦痛如淋状,面目黄黑,岁月病即不复生子。黄帝曰:吾深所忧也! 疗之奈何? 可得愈病,令人有子,愿拜受,非其人不敢妄传,何以神良耳。素女曰:今详面图。

一曰黄瘕。黄瘕者,妇人月水始下,若新伤坠,血气未止,卧寝未定,五脏六腑虚羸,精神不定,因向大风便利,阴阳开闭,关节四远,中于风湿,气从下上,入于阴中,稽留不去,名为阴虚,则生黄瘕之聚。令人病苦四肢寒热,身重淋露,卧不欲食,左胁下有气结牢,不可得抑,苦病腰背相引痛,月水不利,则善令人不产,少腹急,下引阴中如刺,不得小便,或时寒热,下赤黄汁。病苦如此,令人无子。疗当刺关元、气冲,行以毒药,有法疗治,瘕当下,即愈矣。

又疗黄瘕,皂荚散导之方。

皂荚一两,炙,去皮子　蜀椒一两,汗　细辛六分

上三味,捣散,以三角囊大如指长二寸贮之,取内阴中,闷则出之,已则复内之。恶血毕出,乃洗以温汤,三日勿近男子。忌生菜等。

二曰青瘕。青瘕者,妇人新生未满十日起行,以汤浣洗太早,阴阳虚,玉门四边皆解散,子户未安定,骨肉皆痛,手臂不举,饮食未复,内脏吸吸,又当风卧不自隐障,若居湿地及湿席,令人苦寒洒洒入腹中,心腹烦闷沉淖,恶血不除,结热不得散,则生青瘕之聚。在左右胁下,藏于背膂,上与肩胛腰下挛急,两足腹下有气起,喜唾,不可多食,四肢不欲动摇,恍惚善梦,手足肿,面目黄,大小便难,其候月水不通利,或不复禁,状如崩中。此自过所致,令人少子。疗之当刺胃管,行以毒药有法,瘕当下,即愈矣。

又疗青瘕导药方。

戎盐一升　皂荚半两，去皮子，炙　细辛一两六铢

上三味，捣散，以三角囊大如指长三寸贮之，内阴中，但卧。瘕当下，青如葵汁，养之如产法。

三曰燥瘕。燥瘕者，妇人月水下，恶血未尽，其人虚惫，而以夏月热行疾步，若举重移轻，汗出交流，气力未平而卒以恚怒，致腹中猥咽不泄，经脉挛急，内结不舒，烦满少力，气上达膈中背脊，少腹壅急，月水与气俱不通利，而反以饮清水快心，月水横流，溢入他脏不去有热，则生燥瘕之聚。大如半杯，上下腹中苦痛在两胁下，上引心而烦害饮食，食欲呕吐，胸及腹中不得太息，腰背重，喜卧，盗汗，足酸削，久立而痛，小便失时，忽然自出若失精，月水闭塞，大便涩难。有此病者，令人少子。疗之以长针，按而刺之法度，行以毒药，瘕当下，即愈矣。

又疗燥瘕方。

大黄如鸡子许　干姜二两　鸡膍胵中黄膜一枚，炙　黄连二两　桂心一尺　䗪虫三枚，熬　厚朴十铢，炙　郁李仁一两，去皮尖，熬

上八味，捣散。早朝空腹，以温酒一盏和三钱匕，顿服。瘕当下，下毕，养之如产妇法。三月无子者，当有子。三日勿合阴阳。

四曰血瘕。血瘕者，妇人月水新下，未满日数而中止，因饮食过度，五谷气盛，溢入他脏，若大饥寒，吸吸不足，呼吸未调而自劳动，血下走肠胃之间，流落不去，内有寒热，与月水合会，则生血瘕之聚。令人腰痛不可俯仰，横胁下有积气，牢如石，少腹里急苦痛，背脊疼，腰股下痛，阴里若生子风冷，子门僻，月水不时，乍来乍去。有此病者，令人无子。疗之，瘕当下，即愈矣。方阙。

崔氏疗妇人血瘕痛方。

干姜　乌贼鱼骨各一两,炙　桃仁一两,去皮尖,熬

上三味,捣散,酒服二方寸匕,日二。

又方

取古铁秤锤,或大斧头,或铁杵,以炭火烧令赤,投好酒三升中,稍稍饮之。

又方

桂末,温酒服方寸匕佳,日二。并出第十下卷中。

《古今录验》疗妇人血瘕,攻刺腹胁时痛,导药方。

大黄　当归各半分　山茱萸一两　皂荚一两,去皮子,炙

细辛　戎盐各六铢

上六味,捣,以香脂丸如指大,每以绵裹内阴中,正坐良久,瘕当下,养如乳妇之法。

五曰脂瘕。脂瘕者,妇人月水新下,若生未满三十日,其人未复,以合阴阳,络脉分,胞门伤,子户失禁,关节散,五脏六腑津液流行,阴道胴动,百脉关枢四解,外不见其形,子精与血气相遇,犯禁子精化,不足成子,则生脂瘕之聚。令人支满里急痛痹,引少腹重,腰背如刺,四肢不举,饮食不甘,卧不安席,左右走,腹中切痛,时瘥时甚,或时少气,头眩,身体疼解,苦寒恶风,膀胱胀,月水乍来乍去,不如常度,大小便血不止。有此病者,令人无子。疗之当刺以长针,行以毒药,瘕当下,即愈矣。

又疗脂瘕方。

皂荚十八铢,去皮尖　矾石六铢,烧　五味子　蜀椒汗　细辛　干姜各半两

上六味,捣散,以香脂和如大豆,着男子阴头,以合阴阳,不

三行,其瘕乃愈。

又疗妇人绝不复生,及未曾生,皆以脂瘕,腹中有块,以汤煎自下,尚不受子,导散方。

皂荚炙,去子皮 吴茱萸 当归各一两 蜀椒汗,各二两 细辛熬 矾石烧 五味子各三分 大黄 戎盐各二两 干姜二两

上十味,捣散,以轻绢袋如指大长三寸,盛药令满,内阴中,坐卧随意,勿行走,小便时去之,别换新者。

六曰狐瘕。狐瘕者,妇人月水当日数来,而反悲哀自恐,若以远行,逢暴风疾雨,电雷惊恐,被湿,黑音疲倦少气,心中恍惚未定,四肢懈堕振寒,若瘰瘰脉气绝,精神游亡,邪气入于阴里不去,则生狐瘕之聚。食人子脏,令人月水闭不通,少腹瘀滞,胸胁腰背痛,阴中肿,小便难,胞门子户不受男精,五脏气盛,令人嗜食,欲呕喜唾,多所思,如有身状,四肢不举。有此病者,终身无子。其瘕有手足,卒成形者杀人,未者可疗,以长针急持刺之,行以毒药,有法,瘕当下,即愈矣。

又疗狐瘕方。

取新死鼠一枚,裹以新絮,涂以黄土,穿地坎,足没鼠形,置其中,桑薪灼其上,一日一夜出,分去絮,内桂心末六铢,酒服二方寸匕,病当下。甚者不过再服,瘥止。

七曰蛇瘕。蛇瘕者,妇人月水已下新止,适闭未复,胞门子户劳动,阴阳未平,荣卫分行,若其中风暴病赢劣,饮食未调;若起行当风,及度泥涂,因冲寒太早;若坐湿地,名曰阴阳乱,腹中虚;若远行道路,伏饮污井之水,不洁之食,通吞蛇鼠之精,流落不去,则生蛇瘕之聚。上食人之肝心,苦病长大,条条在脐下,上还绞左右胁,不得吐气,两股胫间苦疼,少腹多热,小便赤黄,膀

胱引阴中挛急,腰背俱痛,难以动作,喜发寒热,月水或多或少。有此病者,不复生子。其瘕手足成形者杀人,未者可治之,疗有法度,行以毒药,瘕当下,即愈矣。

又疗蛇瘕方。

大黄　黄芩　芒硝各半两　甘草大如指一尺,炙　乌贼鱼骨二枚　皂荚六枚,去皮子尖

上六味,捣,以水六升,煮之三沸,下绞去滓,下消,适寒温服之,十日一剂,空腹服之,当下。

八曰鳖瘕。鳖瘕者,妇人月水新至,其人剧作,罢劳汗出,衣服润湿,不以时去之;若当风睡,足践湿地,恍惚觉悟,庐立未安,颜色未平,复见所好,心为开荡,魂魄感动,五内脱消;若入水浣洗沐浴,不以时出,而神不守,水气与邪气俱入至三焦之中,又暮出入,玉门先闭,津液妄行,留落不去,则生鳖瘕之聚。大如小杯,令人少腹内切痛,恶气左右走,上下腹中苦痛,若存若亡,持之跃手,下引阴里腰背亦痛,不可以息,月水不通,面目黄黑,脱声少气。有此病者,令人绝子。其瘕有手足,成形者杀人,未者可治之,疗有法度,以长针按疗之,行以毒药,瘕当下,即愈矣。

又疗鳖瘕方。

大黄六分　干姜　侧子各半分　附子　人参各九铢　䗪虫一寸匕,熬　桂心一两六铢　细辛　土鳖各十八铢　白术一两

上十味,捣散。以酒服方寸匕,日三。以上八般瘕疾出《古今录验》第三十卷中。

肉症方二首

《集验》疗妇人脐下结坚,大如杯升,月经不通,寒热往来,下痢羸瘦,此为症气,不可疗,未生症者可疗方。

生地黄三十斤,取汁　干漆一斤,熬

上二味,捣漆为散,内地黄汁中微火煎,令可丸,酒服桐子大三丸至七八丸,即止。

《删繁》疗女人子门不开,血聚腹中生肉症,筑筑如物,此呼为症气,脏寒所致,生地黄煎破血丸方。

生地黄汁,一升　生牛膝汁,一升　干漆一斤半,熬

上三味,捣漆为散,内地黄等汁中搅,微火煎,取堪为丸止。停搅,丸如梧子。一服三丸,以酒服,日再。若觉腹内过痛,食后乃服之。

崩中方一十一首

《小品》疗妇人崩中,昼夜十数行,医所不能疗方。

芎𦱐八两

上一味,切,以酒五升,煮取三升,分三服。不饮酒,水煮亦得。

《千金》疗崩中方。

白茅根二斤　小蓟根五斤

上二味,切,以酒五升煮取四升,分稍稍服。

又疗妇人白崩中方。

芎𦱐　阿胶炙　桂心　赤石脂　小蓟根各二两　干地黄四两　伏龙肝鸡子许七枚

上七味,切,以酒六升、水四升,煮取三升,去滓,内胶令烊,分为三服,日三。并出第四卷中。

《千金翼》疗妇人白崩中,马通方。

白马通汁,二升　干地黄四两　伏龙肝如鸡子大七枚　桂心　芎䓖　阿胶炙　小蓟根　白石脂各二两

上八味,切,以酒七升合马通汁,煮取三升,去滓,内胶令烊,分服,日三。

又疗妇人崩中及痢,一日一夜数十起,大命欲死,多取诸根煎丸,得入腹即活。若诸根难悉得者,第一取蔷薇根令多,多仍合之,遇有酒以酒服,无酒以饮服。其种种根当得二斛为佳。蔷薇根煎方。

悬钩根　蔷薇根　柿根　芟蕵各一斛

上四味,锉,合釜中以水淹,使上余四五寸水,煮,使三分减一,去滓。无大釜,稍煮如初法,都毕,会汁煎,取可丸,丸如梧桐子。酒服十丸,日三良。并出第八卷中。

文仲疗妇人崩中漏下,去青黄赤白,使人无子方。

禹余粮研　赤石脂研　牡蛎熬,研　桂心　乌贼鱼骨　灶下黄土各等分

上六味,为散,以清酒服方寸匕,日二服。忌生葱。

又方

鹿茸炙　当归各二两　蒲黄半两

上三味,捣散,酒服五分匕,日三度。

又方

取好书墨为末,二匕。若烧露蜂房末三指撮,酒服之。

又方

常炙猪肾食之。并出第九卷中。

《必效》疗崩中方。

丁香一百颗　好酒一大升

上二味,煮取三两沸,去滓,顿服。

又疗妇人崩中无久近,悉主之方。

伏龙肝一斤,先于盆中,以水二斗,研令碎,澄清,取一斗二升,用煮诸药　小蓟根　桑寄生　续断　地榆　艾叶各三两　阿胶　当归　赤石脂研　厚朴炙,各二两　生姜五两

上十味,切,以伏龙肝水,煮取三升,绞去滓,分三服。忌如常法。

崩中去血方一十三首

《广济》疗崩中去血,日数升方。

龙骨研　赤石脂研,各六分　乌贼鱼骨　牡蛎粉　肉苁蓉各五两　龟甲炙　芍药　续断各八分

上八味,捣散,饮服方寸匕,日三,渐加之,加干地黄十分佳。

又疗崩中下血不止,并主男子卒痢血方。

取东南引桃枝三握,细锉,以水四升煮取一升,顿服。未瘥,更服良。

《删繁》疗妇人崩中泄血不断,淋沥连年不绝,黄瘕伤损,芍药散方。

芍药四分　牡蛎熬　干地黄　白术　干姜　乌贼鱼骨　附子炮　桂心　黄芪　龙骨各八分,研

上十味,捣散,酒服方寸匕,良。

《小品》疗崩中去血方。

春生蓟根汁一升,温服之,亦可以酒煮,随意用之。

又疗妇人暴崩中,去血不息方。

牡蛎熬令赤　兔骨炙,各十分

上二味,捣筛为散,以酒服方寸匕,妙。

《集验》疗妇人女子忽暴崩中,血不断,或如鹅鸭肝者方。

小蓟根六两　阿胶炙　当归　芎䓖　续断　青竹茹各三两　灶中黄土　地榆根各四两　生地黄八两　赤马通汁,一升

上十味,切,以水八升合马通汁,煮取二升半,分为三服。未全止,服三四剂后,服此丸方。

续断　甘草炙　鹿茸炙　小蓟根　丹参各五分　干地黄十分　芎䓖　阿胶炙　青石脂　当归　地榆各六分　柏叶四分,熬　秦牛角䚡炙黄　龟甲各十二分,炙令黑

上十四味,捣筛,蜜丸如桐子。以酒服十丸,日再,加至三十丸。忌如常法。《千金》同。

《千金》疗妇人崩中去血,积时不止,起死人方。

肥羊肉三斤,去脂　干姜　当归各三两　生地黄汁,二斤

上四味,切,以水二斗煮羊肉,取一斗三升,下地黄汁合药煮,取三升,分为四服。尤宜羸瘦之人服妙。

又疗崩中去血,产后余疾,丹参酒方。

艾五斤　生地黄　地榆各五斤　丹参五斤　忍冬五斤

上五味,合捣之,以水渍三宿,去滓,煮取汁,以糯米一石酿酒,饮服之。

又温经汤,疗崩中去血一斗,服之即断;月水过期不来者,服之亦佳方。

吴茱萸三两　麦门冬一升,去心　半夏八两　当归　芎蒡

人参　芍药　牡丹　桂心　阿胶炙　生姜　甘草各二两,炙

上十二味,以水一斗,煮取三升,分服。忌如常法。并出第四卷中。

《千金翼》疗妇人崩中去血不止,蓟根酒方。

大小蓟根各一斤,酒一斗渍五宿,任意多少服之,良。

又疗妇人崩中下血,榉柳叶汤方。

榉柳叶三斤　麦门冬去心　干姜各二两　甘草一两,炙　干枣十枚

上五味,切,以水一斗煮榉柳叶,取八升,去滓,内药,煮取三升,分三服,日三。并出第八卷中。

《救急》疗崩中下血数斗,气欲绝方。

伏龙肝五升　人参一两　麝香二两　生姜四两

上四味,切,以水一大斗,煮取二升,下药煎,取一升半,更别研伏龙肝一鸡子许并香,内汤中,搅令调,分服。

带下方一十首

《广济》疗带下病方。

芍药七大两,熬令黄黑,为散,以酒服三钱匕。

《千金》疗带下方。

枸杞根一斤　生地黄五斤

上二味,切,以酒一斗,煮取五升,分为三服。

又方

烧牛角,末,酒服方寸匕,日三。

又方

桑耳烧令黑，酒服方寸匕，日三。

又方

豉酒亦佳。

又方

烧马左蹄末，酒服方寸匕，日三。

又方

烧狗头骨灰，亦佳。

又方

以水煮甑带汁服之，亦佳。并出第四卷中。

《救急》疗带下方。

以灶下黄土，水和为泥，作弹子丸百枚，曝干，以火烧热彻，以三年酢渍一丸，绵裹，内玉门中唯深，待冷即易之。新患者三十丸瘥，久者五十丸，余皆自知即佳。

《必效》疗妇人带下方。

取兔皮烧令烟断，为末，酒服方寸匕，妙。

妇人虚羸及月病不能食方三首

《千金》疗妇人虚羸短气，胸胁逆满，风气，石斛生地黄煎方。

石斛　甘草炙　紫菀各四两　桂心二两　生地黄汁　淳酒各八升　茯苓一斤　大黄八两　麦门冬二升，去心　桃仁半升，去皮尖，熬

上十味，捣末，合盛铜器中，加炭火，内鹿角胶一斤，数搅之，得一升，次内饴三斤、白蜜三升，合和调，更于铜器中釜汤上煎搅之，以生竹抄，无令着器，搅令尽相得，药成。先食，酒服如弹丸，

日一服。

又钟乳泽兰丸，主妇人久虚羸瘦，四肢百体烦疼，脐下结冷，不能食，面目瘀黑，忧恚百病，悉主之方。

泽兰九分　芎䓖　甘草炙　山茱萸　白芷　牛膝　当归　薯蓣　藁本各五分　柏子仁　人参　干地黄　麦门冬去心　石膏　石斛各六分　细辛　桂心各四分　芜荑二分　艾叶三分

上十九味，捣筛，蜜和，丸如桐子大，服二十丸，加四十丸，酒下。忌如常法。并出第四卷中。

《救急》疗妇人月病不调，或一月不来，或隔月不来，或多或少，脐绞痛，面色痿黄，四体虚吸羸瘦，不能食方。

当归　牛膝　桃仁去皮尖　牡丹皮　大黄别渍，各三两　芎䓖　土瓜根各二两　芍药　朴硝　桂心各二两　虻虫去翅足，熬　水蛭熬，各半两

上十二味，切，以水九升，煮取三升，分温服。忌如常法。

阴蚀及疳方八首

《千金》疗阴蚀疮方。

当归二两　地榆三两　甘草炙　芎䓖　芍药各二两

上五味，切，以水五升煮取二升，洗之，日三夜一。

又方

蒲黄一升　水银一两

上二味，研之，以粉上。

又方

肥猪肉三十斤，以水三石煮取熟，去肉，入盆中浸之，冷即易，不过三二度。并出第三卷中。

崔氏疗阴蚀,洗拓汤方。

甘草炙　干漆各一两,熬　黄芩　干地黄　芍药　当归各二
两　龟甲五两,炙

上七味,切,以水七升煮取半,去滓,以绵帛内汤中,以拓疮
处,良久即易,日二度。每拓汤,可行十里许,即裹干,捻取甘湿
散薄敷疮上使遍,可经半日,又以汤拓,拓讫,如前敷药。其内甘
湿散,是蚺蛇胆等六味者,是在前疗甘湿卷中。余家婢遇此疾,
百方疗不瘥,蚀处作两疮,深半寸。余于涓子方中,检得此甘草
汤方,仍以自处蚺蛇胆散用,不经七日,疮乃平复,甚效。凡救十
八人,手下即活。遇斯疾者,请广流布传之。出第十卷中。

又疗痔,频用大效方。

蚺蛇胆真者研　青木香　石硫黄研　铁精　麝香各四分
旧用五月五日虾蟆麝香临时分之多少入用,缘麝香辟蛇毒,若先以
相和,蛇胆即无力也

上六味,等分,捣筛为散,更细研。有患取如三棋子,和井花
水,日再服,服讫,先令便利了,即以后方桃枝熏下部讫,然后取
散如二棋子,内竹管里,深吹入下部中,亦日再,老小量减。其熏
法每日一度,不用再为之,甚良。

又疗痔虫食下部及五脏方。

取桃东南枝三七枚,轻打头使散,以绵缓缠之,又捣石硫黄
为末,将此绵缠桃枝捻转之,令末少厚,又截一短竹筒,先内下部
中,仍以所撚药桃枝熟燃熏之。并出第三卷中。

文仲疗阴蚀欲尽者方。

虾蟆、兔屎等分,末,敷之良。

《古今录验》疗妇人阴蚀,苦中烂伤,狼牙汤方。

狼牙三两,咬咀,以水四升,煮取半升,去滓,内苦酒如鸡子中黄一杯,煎沸。适寒温,以绵濡汤,以沥疮中,日四五度,即愈。

阴中肿痛方四首

《肘后》疗阴中肿痛方。

炙枳实以熨之。

《经心录》疗妇人阴中肿痛,不可近者,汤洗方。

防风三两 大戟二两 艾五两

上三味,切,以水一斗,煮取五升,温洗阴中,日可三度,良。

《古今录验》疗妇人阴肿坚痛,矾石散方。

矾石二分,熬 甘草半分,炙 大黄一分

上三味,捣筛,取枣大绵缠,导阴中,二十日即愈。

又疗妇人阴肿苦疮烂,麻黄汤洗之。

麻黄去节 黄连 蛇床子各一两 酢梅十枚

上四味,切,以水一斗煎取五升,洗之。

阴中疮方五首

《集验》疗妇人阴中痛生疮方。

羊脂一斤 当归 杏仁去皮尖 白芷 芎䓖各一两

上五味,细切,羊脂和,置甑中蒸之,药成。取如大豆一枚,绵裹药内阴中,日一度。

《肘后》疗女子阴中疮方。

末硫黄,敷疮上。

又疗女子阴中疮方。

杏仁烧末 雄黄 矾石烧,各二分 麝香半分上四味,和,敷之,日三度。

《古今录验》疗妇人阴中生疮,黄芩汤洗方。

当归　黄芩　芎䓖　大黄　矾石各二分　黄连一分　雄黄二分

上七味,切,以水五升,煮取四升,洗疮,日三度。

又疗妇人阴中生疮,雄黄散方。

芎䓖　藜芦　雄黄研　丹砂研　蜀椒汗　细辛　当归各一分

上七味,捣筛散,取方寸匕,绵裹,内阴中。又敷外疮方。忌如常法。

阴痒方五首

《广济》疗苦产门痒无计方。

蚺蛇胆研　雄黄研　石硫黄研　朱砂研　峭粉未详　藜芦　芫青各二分

上七味,捣,细筛重罗,令调,以腊月猪脂和如泥,取故布作篆子如人指长一寸半,以药涂上,内孔中,日一易。易时,宜以猪椒根三两煮汤洗,干拭,内药佳。

崔氏疗阴痒痛不可忍方。

取蒜随多少,水煮作汤,洗之,日三。

又方

取狼牙、蛇床子,煮作汤洗,日三。

又方

取杏仁烧作灰,乘热绵裹内阴中,良。并出第十卷中。

《经心录》疗阴痒方。

枸杞根一斤,水三升,煮十沸,适寒温洗之。

阴中痒有虫方六首

《千金》疗人阴虫疮方。

以肥猪肉十斤，以水煮肉令烂，去肉，以汤令极热，便灌疮上，冷易之。

又方

取狼牙两把，以水五升煮取一升，洗之，日五六度。并出第三卷中。

崔氏疗阴痒似有虫状，烦闷，真丹散方。

真丹一分，研　矾石二分，烧，研　芎𦬢四分

上三味，为散，以縠囊盛，着阴中，虫当死尽。

又阴痒有虫方。

取鸡肝去脂，及热内阴中，虫当尽死。并出第十卷中。

《古今录验》疗阴痒有虫方。

取牛肝，截五寸绳头，内阴中，半日虫入肝出之。猪肝亦得。

又疗阴中有虫，痒且痛，目肿身黄，欲得男子，漏血下白，少气，思美食方。

用生鲤鱼长一尺，去头内取骨捣末，熬黄黑，以猪脂和，以绢袋盛如常法，内阴中至痛处，即止。

阴下脱方四首

《广济》疗阴下脱出方。

皂荚去皮子，炙　半夏洗　大黄　细辛各四分　蛇床子六分

上五味，捣散，薄绢袋盛如指大，内阴中，日二易。又以羊脂煎煮，遍涂上，以铁精敷脂上，多少令调，以火炙布令暖以熨之。

研磁石,酒服方寸匕,日三服。

《集验》疗妇人阴下脱,散方。

当归　黄芩　牡蛎熬,各二两　芍药一两半　猬皮一两,切,熬

上五味,捣散。酒服方寸匕,日三服。禁举重,良。《千金》同。

《千金》疗阴下脱,硫黄散方。

硫黄研　乌贼鱼骨各二分　五味子三铢

上三味,捣散,以粉上,日三。出第三卷中。

《千金翼》疗诸妇人阴下脱方。

细研矾石,酒服方寸匕,日三服。出第六卷中。

阴挺出方三首

《广济》疗妇人子脏挺出数痛,洗方。

蛇床子一升　酢梅十四枚

上二味,以水五升,煮取二升半,洗痛处,日夜十过,良。

又方

乌头炮　白及各四分

上二味,捣散,取方寸匕,以绵裹内阴中,令入三寸,腹内热即止,日一度著,明晨仍须更著,以止为度。

《集验》疗妇人阴下挺出方。

蜀椒　乌头　白及各二分

上三味,捣筛,以方寸匕绵裹内阴中,入三寸,腹中热,明旦更著,瘥止。《千金》同。

女人伤丈夫头痛方二首

《集验》疗女人伤于丈夫，四体沉重，嘘吸头痛方。

生地黄八两　芍药五两　香豉一升　葱白切，一升　生姜四两　甘草二两，炙

上六味，切，以水七升煮取二升半，分三服，不得重作。慎房事。《千金》同。

《千金翼》疗诸妇人伤丈夫，若头痛，欲呕心闷，桑白皮汤方。

桑根白皮半两　干姜半两　桂心五寸　大枣二十枚

上四味，切，以酒一斗，煮三四沸，去滓，分温服之，适衣无令汗出。《千金》同。出第八卷中。

交接辄血出痛方二首

《千金》疗女人交接辄血出方。

桂心二分　伏龙肝二分

上二味，捣末，以酒服方寸匕，瘥止。出第三卷中。

崔氏疗合阴阳辄痛不可忍方。

黄连六分　牛膝　甘草炙，各四分

上三味，切，以水四升煮取二升，洗之，日三四度，瘥止。出第十卷中。

童女交接他物伤方三首

《集验》疗童女交接，阳道违理，及他物所伤犯，血出流离不止方。

取釜底墨，断葫芦以涂之。

又疗童女交接,阳道违理,血出不止方。

烧发并青布,末为粉,涂之。

又方

割鸡冠取血涂之。

小户嫁痛方四首

《千金》疗小户嫁痛连日方。

甘草三分,炙 芍药二分 生姜三分 桂心

上四味,切,以酒二升,煮取三沸,去滓,分温服之,神良。出第三卷中。

《千金翼》疗小户嫁痛,单行方。

牛膝五两

上一味,切,以酒三升,煮再沸,分三服。

又疗妇人嫁痛,单行大黄汤方。

大黄三两

上一味,以酒一升,煮一沸,顿服。

又疗妇人小户嫁痛,乌贼鱼骨散方。

乌贼鱼骨二枚,烧为屑,酒服方寸匕,日三。并出第八卷中。

坐药方三首

《通真论》疗妇人子门冷,坐药法。

蛇床子四分 茱萸六分 麝香二铢

上三味,捣散,蜜丸,绵裹如酸枣,内之,下恶物为度。

《近效》坐药,主下冷,子门痒闭方。

吴茱萸 葶苈子熬,各二分 蛇床子三分 无食子一枚

上四味,为散,以绵裹如枣许,内子宫中,令热为度。

又方

远志二分　蛇床子　五味子各四分　干姜　莲花叶各三分

上五味,捣散,以口中玉泉和兔矢大,内阴门中,去冷内热良。夏侯拯录。

妇人欲断产方四首

《小品》断产方。

故布方圆一尺,烧屑,以酒饮服之,终身不产。《千金》云蚕子故布。

又疗妊身欲去之,并断产方。

栝楼　桂心各三两　豉一升

上三味,切,以水四升煮取一升半,分服之。

又方

附子二枚,捣为屑,以淳苦酒和,涂右足,去之,大良。

《千金》断产方。

油煎水银一日勿息,空肚,服枣大一丸,永断,不损人。

第三十五卷

小儿方序例论一首

《千金》论曰：夫生民之道，莫不以养小为大。若无小，卒不成大，故《易》称积小以成高大，《诗》有厥初生民。《传》云：声子生隐公，此之一义，即是从微至著，自少及长，人情共见，不待经史。故今斯方，先妇人小儿，后丈夫耆老者，则是崇本之义也。小儿气势微弱，医人欲留心救疗，立功瘥难。今之学者，多不存意，良由婴儿在于襁褓之内，乳气腥臊，医者操行英雄，讵肯瞻视？静而言之，可为太息者矣！《小品方》云：凡人年六岁以上为小，十六以上为少，三十以上为壮，五十以上为老。其六岁以下，经所不载，所以乳下婴儿，有病难疗者，皆为无所承据也。中古有巫妩者，立小儿《颅囟经》，以占夭寿，判疾病死生，世相传授，始有小儿方焉。逮于晋宋，江左推诸苏家，传习有验，流于人间。齐有徐王者，亦有《小儿方》三卷，故今之学者，颇得传授。然徐氏位望隆重，何暇留心于少小？详其方意，不甚深细，小有可采，未为至秘。今博撰诸家及自经用有效者，为上下两卷，可披而寻之。凡百居家，皆宜达兹养小之术，则无夭横之祸也。出第五卷中。

小儿初生将护法一十七首

崔氏：疗小儿初生，便以绵裹指，拭口中及舌上青泥恶血，此为之玉衔一作衡。若不急拭，啼声一发，即入腹成百病矣。

又疗儿生,落地不作声方。

取暖水一器灌之,须臾自当啼。

又儿生不作声者,此由难产少气故也。可取儿脐带,向身却捋之,令气入腹,仍呵之至百度,啼声自发。

又方

以葱白徐徐鞭之,即啼。

又方

小儿初生,即当举之。举之迟晚,则令中寒,腹内雷鸣。乃先浴之,然后速断脐,不得以刀子割之,须令人隔单衣物咬断,兼将暖气呵七遍,然后缠结。所留脐带,当令长至儿足跌上,短即中寒,令儿腹中不调,常下痢。若先断脐然后浴者,则脐中水,中水则发腹痛。其脐断讫,连脐带中若有虫,宜急剔拨去之。不尔,当入儿腹成疾矣。

又儿中水及中冷,则令儿腹中绞痛,夭纠啼呼,面青黑,此是中水之过。儿尿清一云粪青者,冷也。与儿脐中水即同方。

当灸粉絮熨之,不时治护。脐至肿者,当脐中随轻重,重者便灸之,乃可至八九十壮;若轻者,脐不大肿,但出汗,时时啼呼者,但捣当归末,和胡粉敷之,仍灸絮日日熨之,至百日乃愈,以啼呼止为候。

又儿初生法:

宜用父故衣裹之,若生女宜以母故衣,勿用新帛。切须依之,令儿长寿。

又一晬之内,儿衣皆须用故绵帛为之善,儿衣绵帛特忌厚热。慎之!慎之!

又儿洗浴断脐讫,裍抱毕,未可与朱蜜,宜与甘草汤。取甘草可中指一节,捶碎,以水二合煮,取一合,以绵缠沾取,与儿吮之,可得一蚬壳入腹止,儿当快吐,吐去心胸中恶汁也。如得吐,余药更不须与。若不得吐,可消息计如饥渴,须臾复与之若前所服。及更与并不得吐者,但稍稍与之,令尽此一合止。得吐去恶汁,令儿心神智慧,无病也。吮一合尽都不吐者,是儿不含恶血耳,勿复与之。乃可与朱蜜,以镇心神安魂魄也。

又小儿初生三日中,须与朱蜜,只不宜多,多则令儿脾胃冷,腹胀,喜阴痫气急,变噤痉而死也。与朱蜜法:

以真经飞炼朱如大豆,以赤蜜一蚬壳和之,以绵缠沾取,与儿吮之,得三沾止,一日令尽此一豆许。可三日与之,则用三豆许也。亦勿过,过此则伤儿。与朱蜜讫,可与牛黄如朱蜜多少也。牛黄益肝胆,除热,定精神,止惊,辟恶气,除小儿百病。三日后应开肠胃,助谷神,可研米作厚饮如乳酪厚薄,以大豆粒多与嚼之,嚼三豆许止,日三与之,满七日乃可与哺也。

又儿生十日,始哺如枣核,二十日倍之,五十日如弹丸,百日如枣。若乳汁少,不得依此法,当用意少少增之。若至二十日而哺者,令儿无病。儿若早哺之及多者,令儿头面身体喜生疮,愈而复发,令儿尫弱难长。乳儿不用太饱,饱则令吐。候儿吐者,乳大饱也。当以空乳乳之,即消。夏不去热乳,令儿呕逆;冬不去寒乳,令儿咳痢。乳母奶儿,当先以手按散其热气,勿令乳汁奔出,以令儿噎。如噎即便夺其乳,令得气息定,复乳之。如是十反、五反,视儿饥饱,以节度之。一日之中,几乳而足,以为常准。又常捉去宿乳也。乳母与儿卧,当以臂与儿枕之,使乳与儿头平,乃可乳之,令儿不噎。母欲睡即夺去其乳,勿令填儿鼻口,乳不知饥饱,忌之。

又儿初生着口噤不开,不收乳方。

赤足蜈蚣半枚,去足,炙令焦,末研之,绢筛,以猪乳二合和之,分三四服与之瘥。

又儿着口噤,体热者方。

暖竹沥二合,分四五服之。

又儿新生慎不可逆灸,灸之忍痛,动其五脉,因喜成痫。是以田舍小儿任其自然,皆无此夭也。

又儿初生有鹅口者,其舌上有白屑如米,剧者鼻外亦有。疗之法:

以发缠筋头,沾井花水撩拭之,三旦如此便去。不者,可煮栗荴汁令浓,以绵缠筋头沾拭之。无栗荴,煮栗木皮,如井花水法。《千金》同。并出第十上卷中。

文仲疗儿生有连舌,舌下有膜如石榴子,中隔连其舌下,渐渐喜令儿声不发不转法。

以爪摘断之,微有血出无害。若血出不止,可烧发作末,以敷之,即止。《千金》同。

又儿初生六七日后,血气收敛成肉,则口舌喉颊里清净也。若喉里舌上有物,如芦箨盛水状者,若悬痈有胀起者,以绵缠长针,留刃处如粟米许大,以刺决之,令气泄,去青黄赤血汁也。一刺之止,消息一日若不消,又刺之,不过三刺自消。或余小小未消,三刺之亦止,自然消也。有着舌下如此者,名重舌;有着颊里及上腭如此者,名重腭;有着齿断上者,名重断,皆刺之去血汁,瘥止。《千金》同。

又疗儿初生出腹,骨肉未敛,肌肉犹是血也,血凝乃坚成肌肉耳。其血阻一作沮败,不成肌肉,则使面目绕鼻口左右悉黄,而啼一作不啼闭目,聚口撮面,口中干燥,四肢不能伸缩者,皆是血脉不敛也,喜不育。如此者,宜与龙胆汤方,在客忤部中十味者是也。《千金》同。

儿初生将息法二首

《千金》:儿初生,不可令衣过厚热,令儿伤皮肤,害血脉,发杂疮而黄。

又小儿始生,肌肤未成,不可暖衣,暖衣则令筋骨缓弱,宜时见风日。若都不见风日,则令肌肤脆软,便易中伤。皆当以故絮衣之,勿用新绵也。天和暖无风之时,令母将于日中嬉戏,数见风日,则血凝气刚,肌肉牢密,堪耐风寒,不致疾病。若常藏于帏帐之中,重衣温暖,譬犹阴地之草木,不见风日,软脆不堪风寒也。出第五卷中。

小儿初受气论一首

崔氏论曰:凡小儿初受气,在娠一月结胚,二月作胎,三月有血脉,四月形体成,五月能动,六月筋骨立,七月毛发生,八月脏腑具,九月谷气入胃,十月百神能备而生矣。生后六十日,目瞳子成,始笑应知人;百五十日百脉生,能反覆;百八十日尻骨成,能独坐;二百一十日掌骨成,能匍匐;三百日髌骨成,能独倚;三百六十日为一期,膝骨成乃能行,此其定法。若有不依期者,必有不平之处。

小儿变蒸方二首

崔氏:小儿生三十二日一变,六十四日再变,兼蒸;九十六日三变,百二十八日四变,又蒸;百六十日五变,百九十二日六变,又蒸;二百二十四日七变,二百五十六日八变,又蒸;二百八十八日九变,三百二十日十变,又蒸,此小变蒸毕也。后六十四日又蒸,蒸后六十四日又一大蒸,蒸后百二十八日又一大蒸,此大小蒸都毕也。凡五百七十六日乃成人。所以变蒸者,皆是荣其血脉,改其五脏,故一变毕,辄觉情态忽有异也。其变蒸之候,令身热,脉乱,汗出,目睛不明,微似欲惊,不乳哺,上唇头小白泡起如珠子,耳冷,尻亦冷,此其诊也。单变小微,兼蒸小剧,先期四五日便发,发后亦四五日歇。凡蒸平者,五日而衰,远至七日、九日而衰。当变蒸之时,慎不可疗及灸刺,但和视之。若良久热不已,可微与紫丸,热歇便止。若于变蒸中加以天行温病,或非变蒸而得天行者,其诊皆相似,唯耳及尻通热,口上无白泡耳,当先服黑散,以发其汗,汗出温粉粉之,热当歇,便就瘥。若犹不都除,乃与紫丸下之,其间节度甚多,恐悠悠不能备行,今略疏其经要者如此。

又黑散方。

麻黄一分,去节　大黄一分　杏仁二分,去皮尖,熬令变色

上三味,先捣麻黄、大黄为散,杏仁别捣如脂,乃细细内散,又捣令调和讫,内密器中。一月儿服如小豆大一枚,以乳汁和服之,抱令得汗,汗出温粉粉之,勿使见风。百日儿服如枣核,以儿大小量之为度。

又紫丸方。

代赭　赤石脂各一两　巴豆三十枚,去心皮,熬　杏仁五十枚,去尖皮,熬

上四味,捣代赭等二味为末,巴豆、杏仁别捣如膏,又内二味,合捣三千杵,自相和。若硬,入少蜜更捣,密器中盛,封之三十日。儿服如麻子一丸,与少乳汁令下喉,食顷后与少乳,勿令多。至日中当小下,热除。若未全除,明旦更与一丸。百日儿服如小豆一丸,以此准量增减也。小儿夏月多热,喜令发疹,二三十日辄一服,甚佳。此丸无所不治。代赭须真者,若不真,以左顾牡蛎代之。忌猪肉、芦笋。并出第十上卷中。

相儿命长短法并论二十九首

《千金翼》:儿生枕骨不成者,能言而死。膝骨不成者,能倨而死。掌骨不成者,能匍匐而死。踵骨不成者,能行而死。髌骨不成者,能立而死。身肉不收者死。鱼口者死。股间无生肉者死。颐下破者死。阴不起者死。囊下白者死,赤者死。

相法甚博,略述十数条而已。

儿初生,阴大而与身色同者,成人。

儿初生,额上有旋毛,早贵,妨父母。

儿初生,叫声连延相属者,寿;声绝而复扬急者,不寿。

儿初生,汗血者,多厄,不寿。

儿初生,目视不正,数动者,大非佳人。

儿初生,自开目者,不成人。

儿初生,通身软弱如无骨者,不成人。

儿初生,发稀少者,不听人。

儿初生,脐小者,不寿。

儿初生，早坐、早行、早语、早齿生、恶性者，非佳人。

儿初生，头四破者，不成人。

儿初生，头毛不周匝者，不成人。啼声散，不成人。啼声深，不成人。汗不流，不成人。小便凝如脂膏，不成人。常摇手足者，不成人。无此状候者，皆成人。

儿初生，脐中无血者好。卵下缝通达黑者寿。鲜白长大者寿。

论曰：儿三岁以上，十岁以下，观其性气高下，即可知其夭寿。儿小时识悟通敏过人者多夭，则项橐、颜回之流是也。小儿骨法成就威仪，回转迟舒，稍费人精神雕琢者寿。其预知人意，回旋敏速者亦夭，则杨修、孔融之徒是也。由此观之，夭寿大略可知也。亦由梅花早发，不睹岁寒；甘菊晚荣，终于年事。是晚成就者，寿之兆也。并出第十一卷中。

小儿藏衣法五首

崔氏凡藏儿衣法：

儿衣先以清水洗之，勿令沙土草污，又以清酒洗之，仍内钱一文在衣中，盛于新瓶内，以青帛裹之，其瓶口上仍密盖头，且置便宜处，待满三日，然后依月吉地，向阳高燥之处，入地三尺埋之，瓶上土厚一尺七寸，惟须牢筑，令儿长寿、有智慧。若藏衣不谨，为猪狗所食者，令儿癫狂；虫蚁食者，令儿病恶疮；犬鸟食之，令儿兵死。近社庙旁者，令儿见鬼；进深水洿池，令儿溺死；近故灶旁，令儿惊惕；近井旁者，令儿病聋盲；弃道路街巷者，令儿绝嗣无子；当门户者，令儿声不出，耳聋；着水流下者，令儿青盲；弃于火里者，令儿生疬疮；着林木头者，令儿自绞死。如此之忌，皆须慎之。

又安产妇及藏衣天德月空法：

正月，天德在丁，月空在丙壬。

二月，天德在坤，月空在甲庚。

三月，天德在壬，月空在丙壬。

四月，天德在辛，月空在甲庚。

五月，天德在乾，月空在丙壬。

六月，天德在甲，月空在甲庚。

七月，天德在癸，月空在丙壬。

八月，天德在艮，月空在甲庚。

九月，天德在丙，月空在丙壬。

十月，天德在乙，月空在甲庚。

十一月，天德在巽，月空在丙壬。

十二月，天德在庚，月空在甲庚。

凡藏儿衣，皆依此法，天德月空处埋之。若有遇反支者，宜以衣内新瓶盛，密封塞口，挂于宅外福德之上、向阳高燥之处，待过月，然后依法埋藏之，大吉。

又法

甲寅旬日，十日不得藏埋儿衣，以瓶盛，密封，安置空处，度十日即藏埋之。

又法

甲辰、乙巳、丙午、丁未、戊申，此五日亦不藏儿衣，还盛瓶中密塞，勿令气通，挂着儿生处，过此五日即埋之，亦不得更过此日。

又法

甲乙日生儿，丙丁日藏衣吉；丙丁日生儿，戊己日藏衣吉；戊己日生儿,庚辛日藏衣吉;庚辛日生儿,壬癸日藏衣吉。并出第十上卷中。

浴儿法一十一首

崔氏初生浴儿良日,此谓初生浴儿,以后重浴亦吉。寅、卯、酉日大吉,壬、午、丁、未、癸、巳日凶。

又浴儿虎头骨汤,主辟除恶气,兼令儿不惊,不患诸疮疥方。

虎头骨五两　苦参四两　白芷三两

上三味,切,以水一斗,煮为汤,内猪胆汁少许,适寒温以浴儿,良。

又疗儿若卒客忤中人,吐下不乳哺,面青黄色,变弦急者,以浴之方。

取钱七十文,以水三斗,煮令有味,适寒温浴儿,良。

又疗儿生三日浴除疮方。

桃根　李根　梅根各八两

上三味,切,以意着水多少,煮令三四沸,以浴儿。

又疗少小卒寒热不佳,不能服药,六物莽草汤浴儿方。

莽草　丹参　蛇床子　桂心各三两　菖蒲半斤　雷丸一斤

上六味,㕮咀,以水三斗,煮三五沸,适寒温浴儿,避日向阴处。

又疗少小身热,一物李叶汤方。

李叶无多少,以水煮,去滓,以浴儿,良。忌准前。

又方

白芷煎汤浴儿,佳。根、苗皆得。

又方

苦参汤,浴儿,良。

又凡寻常浴儿，不缘别疗诸病，只就浴者方。

汤熟添少许清浆水，一捻盐，浴儿。浴讫，以粉摩儿，既不畏风，又引散诸气。

又儿不用数浴，数浴多背冷，令儿发痫，其汤必适寒温得所。

又疗少小壮热，不能服药，宜此十二物寒水石粉散方。

寒水石　芒硝　滑石　石膏　赤石脂　青木香　甘草炙
大黄　黄芩　芎䓖　麻黄去节　牡蛎熬

上药各等分，捣筛，以粉一升和药屑三合，复下筛，以粉粉儿，日三，热退即止。本方有防风，无牡蛎。

又少小盗汗，三物黄连粉方。

黄连　牡蛎熬　贝母

上药各等分，捣筛，以粉粉儿，良。出第十上卷中。

剃儿头法一首

崔氏初剃儿头良日，寅丑日吉，丁未日凶。

哺儿法三首

崔氏初哺儿良日，以平定成日大吉。其哺不得令咸。
又方
寅、丑、辰、巳、酉日良。
又方
男戊、己日不得；女丙、丁日不得。

攘谢法一十二首

崔氏：轩辕者，乾神，天丞相使者。风伯犯之，令儿惊吐。可取梨枝六寸埋生处，大吉。

雷公者，震神，太阴使者。天马犯之，令儿烦闷腹满。解之，以三屠家肉为饼于产处谢之，大吉。

咸池者，坎神，天之雨师使者，犯之令儿啼不止。用羊脯、酒于生处谢之，吉。

丰隆者，艮神，天之东明使者，天仆也。害气犯之，令儿乍寒乍热，大腹。以白鱼二枚于生处谢之。又大豆一升，投井中，亦大吉。

招摇者，坤神，天上使者。犯之令儿惊，空嚼不止。以酒、饼生处谢之，即愈。

天候者，巽神，天一执法使者。犯之令儿腹胀、张眼。以白鱼二枚于生处谢之，吉。

吴时者，离神，天一将军游击使者。犯之令儿惊，腹痛。用马脯五寸于生处谢之，吉。又以白鱼五枚并枣饼埋其生处，吉。

大时者，兑神，小时北斗使者。犯之令儿腹胀下痢。解之，以酒、脯于生处谢之。又以大豆一升投井中，吉。

犯月杀者，小儿惊啼。用丹雄鸡血于生处谢之，吉。

犯白虎者，用稻米一升、鸡子三枚于生处谢之，吉。黍米亦得。

犯大夫者，用羊肝三枚及稻米一升，于生处谢之，吉。又用鸡、羝羊皮、黍米亦得。

犯日游者，令儿口噤色变欲死者，用三屠家肉、麦饭于生处谢之，吉。

拣乳母法一首

崔氏:乳母者,其血气为乳汁也。五情善恶,悉血气所生,其乳儿者,皆须性情和善,形色不恶,相貌稍通者。若求全备不可得也,但取不狐臭、瘿瘘、气嗽、瘑疥、痴癫、白秃、疬疡、沴唇、耳聋、齆鼻、癫痫,无此等疾者,便可饮儿。师见其身上旧灸瘢,即知其先有所疾,切须慎耳。

小儿惊痫啼壮热不吃奶吐不已不小便方五首

刘氏疗小儿眠睡不安,惊啼,不吃奶,虎睛丸方。小儿热甚神效。

犀角十二分,屑　子芩五分　栀子仁　大黄各十分　虎睛一枚,研

上五味,捣筛,蜜和,如梧子大。每服七丸,大小量之。奶母忌热面。小儿热风痫,以乳汁或竹沥研三丸服之,渐增,以瘥为度。小儿百日以下,蓐内壮热,以奶汁研四丸与服,即瘥。

又疗小儿初生,不吃奶方。

以乳两合、葱白一寸,和煎一两沸,去葱,与吃,即能吃乳,立效。以蛤蛴灌之。

又疗小儿吃奶不稳,三日至七日以来,觉壮热颜色赤及鼻孔黄,即恐作撮口;及孩子牙关里有虫似蜗牛,亦似黄头白蚌螺者方。

烧竹取沥半合,和少许牛黄与吃,即瘥。又以猪肉拭口,即引虫出,或自消,便瘥。

又疗小儿初生,吐不止方。

人乳二合　蓬蔂茂少许　盐两粟米大

上三味,煎三两沸,牛黄两米许,研和,与服,即瘥止。

又小儿初生,不小便方。

人乳四合　葱白一寸

上二味相和,煎,分为四服,即小便利,神效。

小儿将息衣裳厚薄致生诸痫及诸疾方并灸法二十八首

《广济》疗小儿惊痫,体羸不堪,疗子母五痫煎方。

钓藤二分　知母　子芩各四分　甘草炙　升麻　沙参各三分　寒水石六分　蚱蝉一枚,去翅,炙　蛴螬三枚,炙

上九味,捣筛,以好蜜和薄沛,着铜钵,于沸汤上调之,搅不停手,如饴糖煎成。稍稍别出少许,一日儿唼之一枚枣核大,日夜五六过服不妨。五六日儿唼之三枚,一百日儿唼四枚,二百日儿至三百日儿唼五枚,三岁儿唼七枚,以意量之。

《小品》云:《玄中记》曰:天下有女鸟,一名姑获,又名钓星鬼也。喜以阴雨夜过飞鸣,徘徊人村里,唤得来也。是鸟纯雌无雄,不产,喜落毛羽于中庭,置入儿衣中,便使儿作痫必死,即化为其儿也。是以小儿生至十岁,衣裳不可露,七八月尤忌之。

《千金》:夫痫病,小儿之恶病也。或有不及救医而致困者,然气发于内,必先有候,常宜审察其精神,而采其候也。手白肉鱼际脉黑者是痫候,鱼际脉赤者热,脉青大者寒,青细者为平也。

又鼻口干燥,大小便不利,是痫候。又眼不明,上视喜阳,是痫候。又耳后完骨上有青络盛,卧不静,是痫候。脉青大,刺之,令血出。又小儿发逆上,啼哭,面暗色不变,是痫候。又鼻口青,时小惊,是痫候。又意气下而妄怒,是痫候。又身热,小便难,是

痫候。又吐痢不止，厥痛时起，是痫候。又身热，目时直视，是痫候。又目闭，青，时小惊，是痫候。又咽乳不利，是痫候。又身热，头常汗出，是痫候。又目瞳子卒大黑于常时，是痫候。又身热吐呢而喘，是痫候。又喜欠，目上视，是痫候。又卧惕惕而惊，手足振摇，是痫候。又身热，目视不精，是痫候。又卧梦笑，手足动摇，是痫候。又弄舌摇头，是痫候。

以上诸候二十条，皆痫之初也。见其候，便当爪其阳脉所应灸，爪之皆重手，令儿骤啼，及足脉绝，亦依方与汤。

又直视瞳子动，腹满转鸣，下血身热，口噤不得乳，反张脊强，汗出发热，为卧不悟，手足瘛疭喜惊，凡八候，痫之剧也。如此非复汤爪所能救，便当时灸之妙。

又小儿惊啼，眠中四肢掣动，变蒸未解，慎不可针灸爪之，动其百脉，仍因惊成痫也。惟阴痫噤痉，可针灸爪之。凡灸痫，当先下儿使虚，乃承虚灸之。未下有实而灸者，气逼前后不通，杀人也。

又痫平旦发者，在足少阳。黄昏发者，在足太阴。日中发者，在足太阳。夜半发者，在足少阴。人定发者，在足阳明。晨朝发者，在足厥阴。

上痫发时节病所在，视其发早晚，灸其所也。

又五脏之痫，六畜之痫，或在四肢，或在腹内。审察其候，随病所在灸之，虽少必瘥，若失其要，则为害也。

肝痫之为病，面青，目反视，手足摇。灸阳明，太阴各三炷。

心痫之为病，面赤，心下有热，短气息微数。灸心下第二肋端宛宛中，此为巨阙也。又灸手心主及少阴各三炷。

脾痫之为病，面黄，腹大，泄痢。灸胃管三壮、侠胃管旁各二壮,足阳明、太阴各二炷。

肺痫之为病,面目白,口沫出。灸肺俞二壮,又灸手阳明、太阴二炷。

肾痫之为病,面黑,目正直视不摇,如尸状。灸心下二寸二分三壮。又灸肘下动脉各二壮。

膈痫之为病,目反,四肢不举。灸风府,又灸顶上、鼻人中、下唇承浆,皆随年壮。

肠痫之为病,不动摇,灸两承山,又灸足心、两手劳宫,又灸两耳后完骨各随年壮,又灸脐中可五十壮。

上五脏痫证候。

又马痫之为病,张口摇头,马鸣,欲反折。灸项风府、脐中三壮。病在腹中,烧马蹄末服。

牛痫之为病,目正直视,腹胀。灸鸠尾上及大椎各三壮。烧牛蹄灰末服。

鸡痫之为病,延颈反折,喜惊自摇。灸足诸阳各三壮。

羊痫之为病,喜扬目,吐舌。灸大椎上三壮。

猪痫之为病,喜吐沫。灸完骨两傍各一寸,七壮。

犬痫之为病,手屈拳挛。灸两手心一壮,灸足太阳各一壮,灸肋户两聊头两穴各一壮,良。

上六畜痫证候。

凡诸反张,大人脊下容侧手、小儿容三指者,不可疗也。又若目反上视,瞳子动,当灸囟中。取之法,横度口尽两吻际,又横度鼻下亦尽两边,折去鼻度半,都合口为度,从额上发际上行度之,灸度头一处,正在囟上未合骨中,随手动者是,此最要处也。次灸当额上入发际二分许,直望鼻为正也;次灸其两边当目瞳子直上,入发际二分许;次灸顶上回毛中;次灸客主人穴,在眉后际动脉是也;次灸两耳门,当耳开口则骨解开动张陷中是也;次灸两耳上,卷耳取之,一法当卷耳上头是也。大人当耳上横三指,小儿各自取其指也;次灸两耳后完骨上青脉,亦可以针刺,令血出。次灸玉枕,项后高骨是也;次灸两风池穴,在项后两辕筋外,发际陷中是也;次灸风府,当项中发际,亦可与风池三处高下相等;次灸头两角,两角当回毛两边起骨是也。

上头部凡二十九处,儿生十日可灸三壮,三十日灸五壮,五十日灸七壮。病重者具灸之,轻者唯灸囟中、风池、玉枕也。艾使熟,炷令平正着肉,火势乃至病所也。艾若生,炷不平正,不着肉,徒灸多炷无益也。

又若腹满,短气,转鸣,灸肺募穴,在两乳上,第二肋间宛宛中,垂绳取之,当瞳子是也;次灸膻中;次灸胸堂;次灸脐中;次灸薜息穴,薜息在两乳下,第一肋间宛宛中是也;次灸巨阙穴,巨阙大人鸠尾下一寸,小儿去脐作六分分之,去心鸠尾下一寸是也,并灸两边;次灸胃管;次灸金门穴,金门在谷道前,囊之后,当中央是也,从阴囊下度至大孔前中分之。

上腹部一十二处,胸堂、巨阙、胃管十日儿三炷,一月以上可五炷。阴下缝三炷,或云随年壮以灸之。

又若脊强反张,灸大椎,并灸诸脏俞及督脊上当中央,从大椎度至穷骨中屈,更从大椎度之,灸度下头是督脊也。

上背部一十二处,十日儿灸三壮,一月以上灸五壮。

又若手足瘈疭惊者,灸尺泽,次灸阳明,次灸少商,次灸劳宫,次灸心主,次灸合谷,次灸三间穴,次灸少阳。

上手部一十六处,其要者阳明、少阳、心主、尺泽、合谷、少商也。壮数如上。

又灸伏兔,次灸三里,次灸腓肠,次灸鹿溪,次灸阳明,次灸少阳,次灸然谷。

上足部一十四处,皆要,可灸如上壮数。手足阳明谓人四指,凡小儿惊痫皆灸之。若风病大动,手足掣疭者,尽灸手足十指端,又灸本节后。

又论曰:若病家始发,便来告师,师可诊候,所解为法,作次序疗之,以其节度首尾取瘥也。病家已经杂疗无次序,不得制病,病则变异其本候,后师便不知其前证虚实,直依其后证作疗,亦不得瘥也。要应精问察之,为前师贯者所配,依取其前踪,续以为疗,乃无逆耳。前师处汤,本应数剂乃瘥,而病家服一两剂求效,便谓不验,已后更问他师。师不寻前人为疗寒温次序,而更为疗,而不依次前师疗则毙也。或前已下之,后须平和疗以接之,而得瘥也;或前人未下之,或不去者,或前疗寒温失度,后人应调理之,是为疗败病,皆须邀射之,然后免耳。不依次第,及不审察,必反重毙也。

又茵芋丸,疗少小有风痫疹,至长不除,或遇天阴节变便发动,食饮坚强亦发,百脉挛缩,行步不正,言语不便者,服之不发方。

茵芋炙 铅丹熬 钓藤炙 杜蘅 防葵 石膏研 秦芃各四分 菖蒲 黄芩各六分 松萝二分 蜣蜋十枚,炙 甘草十四分,炙

上十二味,捣筛,丸如小豆。三岁以下服五丸,三岁以上服七丸,五岁以上服十丸,十岁可至十五丸,大小量之。

又《神农本草经》说:小儿惊痫有一百二十种,其证候微异

于常,便是痫候也。初出胎,血脉不敛,五脏未成,稍将养失宜,即为病也。时不成人,其经变蒸之后有病,余证并宽,唯中风最暴卒也。

又小儿四肢不好,惊掣,气息小异欲作痫。

又凡小儿不能乳哺,当与紫丸下之。小儿始生,生气尚盛,但有微恶,则须下之,必无所损,及其愈病,则致深益。及变蒸日满不解者,并宜龙胆汤也。方在客忤中。若不时下,则成大病,病成则难疗矣。凡下,四味紫丸最善,虽下不损人,足以去疾。若四味紫丸不得下者,以赤丸下之。赤丸不下,当倍之。若已下而有余热不尽,当按方作龙胆汤,稍稍服之,并摩赤膏。风痫亦当下之后,以猪心汤下之,惊痫但按图灸之,及摩膏不可大下也。何者?惊痫心气不定,下之内虚,益令甚耳。惊痫甚者,特为难治。如养小儿,常慎惊,勿令儿闻大声,抱持之间当安徐,勿令怖也。又天雷时便掩塞儿耳,并作余细声以乱之。

凡养小儿,皆微惊以长血脉,但不欲大惊,大惊乃灸惊脉。若五六十日灸者,惊复重甚,生百日后灸惊脉,乃善。

治少小心腹热,除热丹参赤膏方。

丹参　雷丸　芒硝　戎盐　大黄各三两

上五味,切,以苦酒半升,浸四种一宿,以成炼猪脂一斤煎三上三下,去滓,内芒硝,膏成,以摩心下。冬夏可用一方,但丹参、雷丸,亦佳。并出第五卷中。

《千金翼》凡小儿之痫有三种,有风痫,有惊痫,有食痫。然风痫、惊痫,时时有耳。十人之中,未有一二是食痫者。凡是先寒后热发痫者,皆是食痫也。惊痫当按图灸之。风痫当与豚心汤下之。食痫当下乃愈,紫丸佳。凡小儿所以得风者,缘衣暖汗出,风因而入也。风痫者,初得之时,先屈指如数乃发作,此风痫也。惊痫者,起于惊怖,先啼乃发作,此惊痫也。惊痫微者,急疗,勿复惊之,或自止也。其先不哺乳,吐变热后发痫,此食痫也。早治则瘥,四味紫丸逐澼饮最良,去病速而不虚人。赤丸瘥快,病重者当用之。

小儿衣甚寒薄,则腹中乳食不消,其大便皆酢臭,此欲为癖之渐也。便将紫丸以微消之。服法:先从小起,常令大便稀,勿使大下也。稀后便渐减之,屎不酢臭,乃止药。

又凡小儿冬月下无所畏,夏月下难瘥。然有病者不可不下,下后腹中当小胀满,故当节哺乳,将紫丸数日。又乳哺小儿,常令多少有常剂,儿渐大当稍稍增之。若减少者,此腹中已有小不调也,便微服药,停哺,但与乳,甚者十许日,微者五六日止,哺自当如常。若不肯哺而欲乳者,此是癖,为疾重要,当下之,无不瘥者。不下则致寒热,或反吐而发痫,或更致下痢,此皆病重,不早下之所为也,此为难疗。

又凡小儿有热,不欲哺乳,卧不安,又数惊,此痫之初也。服紫丸便愈,不瘥更服之。儿立夏后有病,疗之慎勿妄灸,不欲吐下,但以除热汤浴之,除热散粉之,除热赤膏摩之,又脐中以膏涂之,令儿在凉处,勿禁水浆,常以新水饮之。

又凡小儿屎黄而臭者,此腹中有热,宜微将服龙胆汤。若白而酢者,此寒不消也,当服紫丸。微者,少与药,令内消;甚者,小增,令小下,皆须节乳哺数日,令胃气平和。若不节乳哺,则病易复,复下之则伤其胃气,令腹胀满,再三下之尚可,过此伤矣。并出第十一卷中。

《备急》疗少小百二十种痫病,胸中病,蛇蜕皮汤方。

蛇蜕皮三寸，炙　细辛　甘草炙　钓藤　黄芪各二分　大黄四分　蚱蝉四枚，炙　牛黄五大豆许

上八味，切，以水二升半煮取一升一合。百日儿一服二合，甚良。若穷地无药物，可一二味亦合，不可备用，然大黄一味不得常用，效。

又疗少小二十五痫，大黄汤方。

甘草炙　大黄　甘皮　当归各一两　细辛半两

上五味，捣筛，以指撮，着水一升，煮取二合。一岁儿服一合，日二。

《古今录验》赤汤，疗二十五种痫，吐痢，寒热百病，不乳哺方。

大黄五两　当归　芍药　黄芩　栝楼　甘草炙　桂心　人参　赤石脂　牡蛎熬　紫石英　麻黄去节，各二两

上十二味，捣筛，令调，盛以韦囊。八岁儿以干枣五枚，用水八合煮枣，取五合，两指撮药入汤中，煮取三沸，去滓，与儿服之，取利，微汗自除。十岁用枣十枚，三指撮药，水一升，煮三沸服之。此汤疗小儿百病及痫，神验。

又疗未满月及出月儿壮热发痫，钓藤汤方。

钓藤一分　蚱蝉一枚，去翅　柴胡　升麻　黄芩各二分　蛇蜕皮二寸，炙　甘草炙　大黄各二分　竹沥三合　石膏三分，碎

上十味，切，以水一升，煮取三合半，和竹沥，服一合，得利，见汤色出停后服。至五十六十日儿，一服一合。乳母忌海藻、菘菜等。崔氏云：若连发不醒，加麻黄一分，去节。

又疗百日及过百日儿发痫，连发不醒，及胎中带风，体冷面青，反张，宜服麻黄五痫汤方。

麻黄去节　羌活　干葛　甘草炙　枳实各二分，炙　杏仁二

十枚　升麻　黄芩　大黄各四分　柴胡　芍药各三分　钓藤皮一分　蛇蜕三寸,炙　蚱蝉二枚,炙,去羽　石膏六分,碎

上十五味,切,以水二升,并竹沥五合,煎取六合,每服一合佳。

小儿惊悸方二首

《必效》钓藤汤,疗小儿壮热,时气惊悸,并热疮出方。

钓藤　人参　蚱蝉炙　子芩各一分　蛇蜕皮三寸,炙　龙齿四分　防风　泽泻各二分　石膏一两,碎　竹沥三合

上十味,切,以水二升,并竹沥煎,取七合,细细服之,以瘥为度。

又方

牛黄两大豆许,研　蚱蝉炙,各二分　龙齿　麦门冬去心,各四分　人参三分　钓藤一分　茯神　杏仁十二枚　蛇蜕皮三寸,炙,末入

上九味,切,以水二升煎,取六合,去滓,下牛黄末,分六服,消息服之,令尽瘥。

小儿夜啼方一十首

《小品》疗小儿夜啼,一物前胡丸方。

前胡随多少

上一味,捣筛,蜜丸如大豆。服一丸,日三,加至五六丸,以瘥为度。《千金》同。

又方

以妊娠时,食饮偏有所思者,以哺儿则愈。《千金》同。

《千金》疗小儿夜啼不已,医所不治者方。

取狼粪中骨,烧作灰,水服如黍米粒一枚,即定。

又疗小儿夜啼,至明不安寐,芎䓖散方。

芎䓖　防己　白术各二分

上三味,捣筛,以乳和之,与儿服之,量多少。又以儿母手掩脐中,亦以摩儿头及脊,验。二十日儿未能服散者,以乳汁和之,服如麻子一丸。

又方

交道中土　伏龙肝各一把

上二味,以绢筛,水和少许,服之瘥。

又方

取马骨烧灰,敷乳上,饮儿,啼即止。并出第五卷中。

《备急》或常好啼方。

取犬头下毛,以绛囊盛,系儿两手,立效。

《必效》小儿夜啼方。

以日未出时及日午时仰卧,着于脐上横纹,屏气,以朱书作"血"字,其夜即断声,效。

《古今录验》小儿夜啼如腹痛方。

蟅虫熬令烟尽　芍药炙　芎䓖熬,各等分

上三味,捣末,服如刀圭,日三,以乳服之。

又疗小儿夜啼不止,腹中痛,宜以乳头散方。

黄芪　甘草炙　当归　芍药　附子炮　干姜各等分

上六味,为散,以乳头饮儿,丸可胡豆三丸,大小量之。

小儿惊夜啼方七首

《广济》疗小儿五惊夜啼，龙角丸方。

龙角　黄芩　大黄各二分　牡丹皮一分　蚱蝉一枚，炙　牛黄小豆大五枚

上六味，捣筛，蜜和，丸如麻子。少小以意增减之，甚良。《千金》牡丹作牡蛎。崔氏名五惊丸。

《千金》疗小儿惊啼方。

以鸡屎白熬末，以乳服少许。

又方

以腊月缚猪绳烧灰，服之。

又方

烧猬皮三寸，灰着乳头饮儿。

又方

车辖脂如小豆许，内口中及脐中，瘥。

又小儿因宿乳不消，腹痛惊啼，牛黄丸方。

大附子二枚，炮去皮　牛黄三铢　巴豆去心皮，熬　杏仁去尖皮　真珠各一两，研

上五味，捣附子、真珠，下筛，别捣巴豆、杏仁，令如膏，内附子及牛黄，捣一千二百杵。若干，入少蜜足之。百日儿服如粟米一丸，三岁儿服如麻子一丸，五六岁儿服如胡豆一丸，日二。先乳哺了服之。膈上下悉当微转，药完出者病愈，散出者更服。并出第五卷中。

文仲隐居效方，小儿夜啼不安，此腹痛，故至夜辄剧，状似鬼祸，五味子汤方。

五味子　当归　芍药　白术各四分　甘草炙　桂心各二分

上六味,切,以水一升,煎取五合,分服之,增减量之。

小儿客忤方一十首

《千金》论曰:少小所以有客忤病者,是外人来气息忤之,一名中人为客忤也。虽是家人,或别房异户,或乳母、父母从外还,衣服或经履鬼神粗恶暴气,或牛马之气,皆为忤也。发作喘息,乳气未定者,皆为客忤,其乳母遇醉及房劳后乳儿最剧,能杀儿也。不可不慎。

又论曰:凡中客之为病,皆频吐下青黄白色,水谷解离,腹痛夭纠,面色变易,其候似痫,但眼不上插耳。其脉急数者是也。宜与龙胆汤下之。

又龙胆汤,疗婴儿出腹,血脉盛,实热温壮,四肢惊掣,发热大吐呝者。若已能进哺,中食不消,壮热及变蒸不解,中客人魅气,并诸惊痫,方悉主之。小儿皆服之,小儿龙胆汤第一,此是新出腹婴儿方。若日月长大者,以次依此为例。若必知客忤及有魅气者,可加人参、当归,各如龙胆秤分多少也。一百日儿加半分,二百日儿加一分,一岁儿加半两,余药皆准尔。

龙胆　钩藤皮　柴胡　黄芩　桔梗　芍药　茯神　甘草炙,各一分　蜣螂二分,炙　大黄四分

上十味,切,以水一升,煎取五合,为剂也。服之如后节度。药有虚实,虚药宜足数合水也。儿生一日至七日,分取一合为三服;生八日至十五日,分取一合半为三服;生十六日至二十余日,至四十日者,尽以五合为三服;十岁亦准此。得下即止,勿复服也。

又少小卒客忤,不知人者方。

取新热马屎一枚,绞取汁饮儿,下便愈。亦治中客忤而噎啼,面青腹强者。

又少小见人来卒不佳,腹中作声者,二物烧发散方。

用向来者人头生发十茎,断儿衣带少许,合烧灰,细末,和乳饮儿,即瘥。

又少小中忤人,一物马通浴汤方。

用马通三升,火烧令烟尽,以酒一斗煮三沸,去滓,以浴儿,即瘥。

又凡乘马行还,得汗气臭,又未盥洗易衣装,而便向儿边,令儿中马客忤。儿忽卒见马来,及闻马鸣惊,及马上衣物马气,皆令儿中马汗气及客忤。慎护之。特重一岁儿也。

又凡非常人及诸物从外来,亦惊小儿致病,欲防之法,诸有从外来人及有异物入户,当将儿回避之,勿令见也。若不避者,即烧牛粪,令有烟气,置户前则善。

又方

吞麝香如大豆许,立愈。

又疗少小客忤,二物黄土涂头方。

以灶中黄土熟者、曲蟮粪等分,合捣如鸡子黄大,涂儿头上及五心,良。一方鸡子清和如泥。

又疗小儿犯客忤,发作有时方。

取母月衣,覆儿上,大良。

又疗卒客忤方。

剪取驴前膊胛上旋毛,大如弹丸,以乳汁煎之,令毛消,药成,着乳头饮之,下喉即愈。

又疗小儿卒客忤方。

铜鉴鼻烧令赤,投少许酒中。大儿饮之,小儿不能饮者,含与之,即愈。并出第五卷中。

小儿症瘕癖方六首

《广济》疗少小及大人腹中宿食,积成症瘕,两胁妨满,气息喘急,不能食,面黄,日渐瘦,腹大胀硬,除百病,紫双丸方。

代赭研 丹砂研 大黄各八分 青木香 当归各五分 桂心四分 犀角三分,屑 巴豆六分

上八味,捣筛,蜜和,丸如梧子。大人、小儿量之,十岁儿服大豆二丸,六岁者小豆许二丸,以下临时斟酌,要泻病出为度。久疾日一丸,以溏泄而已,不在猛泻。忌如常法。

又疗小儿疬癖发,腹痛不食,黄瘦,鳖甲丸方。

鳖甲炙 郁李仁各八分 防葵 人参各五分 诃黎勒皮七颗 大黄四分 桑菌三分

上七味,捣筛,蜜丸,大小量之,以酒饮乳服五丸至十丸。

《千金》牛黄鳖甲丸,疗小儿癖实,痛肿,壮热,食不消化,中恶忤气方。

牛黄二分 鳖甲炙 麦曲熬 柴胡 大黄 枳实炙 芎劳各二两 厚朴炙 茯苓 桂心 芍药 干姜各半两

上十二味,捣筛,蜜丸如小豆,日三服,以意量之。

又疗小儿心下生痞,痰澼结聚,腹大胀满,身体壮热,不欲哺乳,芫花丸方。

芫花 黄芩各四分 大黄 雄黄细研,各十铢

上四味,捣筛为末,蜜和,更捣一千杵。三岁儿至一岁以下,

服如粟米一丸。欲服丸，内儿喉中，令母与乳。若长服消病者，当以意消息与服之。与乳哺相避，良。

又疗小儿痰实，结聚宿癖，羸露瘦，不能饮，真珠丸方。

真珠半两，研　麦门冬一两，去心　蕤仁五十枚，一云二百个　巴豆七枚，去心皮，熬，一云四十枚

上四味，捣筛，蜜和丸。期岁儿服二丸小豆大，二百日儿服如麻子二丸，渐增，以知为度。当下病赤黄白黑葵汁，勿绝药，病尽下自止。久服令小儿肥白无病，已试验。并出第五卷中。

刘氏疗小儿冷癖、疟癖气，不下食瘦，时时肋下痛方。

防葵　当归　枳实炙　厚朴炙　楮实　人参　黄芪　茯神　白术　诃黎勒皮各八分　郁李仁去皮　柴胡　大麻仁　芍药　橘皮　防风　紫菀洗去土　薏苡仁各六分　鳖甲炙　三棱根各十二分　桂心七分　仙鼠二枚，如无以粪二合代　大附子二枚，炮　干姜末，二分　甘草炙　干地黄各十分　大黄十分　五味子四分　槟榔四颗　牛膝二分

上三十味，捣筛，蜜丸如梧子。大小增减，以意量之，须饮服之良。

小儿痰结方二首

《千金》疗少小宿食、癖气、痰饮，往来寒热，不欲食，消瘦，芒硝紫丸方。

芒硝四分，熬　大黄四两　半夏二两，洗　代赭一两　甘遂二两，熬　巴豆三百枚，去心皮，熬　杏仁一百二十枚

上七味，捣筛，别治巴豆、杏仁，令如膏，捣数千杵，令相和，如强内少蜜。百日儿服如胡豆十丸，过百日至一岁服二十丸，随

儿大小，以意节度之。当候儿大便中药出为愈，若不出，复与加初。出第五卷中。

《古今录验》疗八岁以上儿热结痰实，不能下食方。

大黄十二分　柴胡九分　黄芩　知母各十二分　升麻十分　枳实炙　杏仁各六分　芍药　栀子各八分　细辛二分半　竹叶切，一升

上十一味，切，以水六升，煮取一升八合，分四服，十岁儿分三服以下，以意消息，多少量之。《千金》有桔梗、黄连，无枳实、杏仁。

小儿因食癖满羸瘦不下食肚胀方四首

《小品》疗四五岁儿因食及在胎中宿热，乳母饮食粗恶、辛苦、乳汁不起儿，哺不为肌肤，心腹癖满，痿黄瘦瘠，四肢痿躄缭戾，服之令充悦方。

芍药十分，炙令黄　黄芪　鳖甲炙　人参各四分　柴胡八分　茯苓六分　甘草炙　干姜各二分，如热以枳实代

上八味，捣筛，蜜和，为丸如大豆。服五丸，日二服。忌如常法。《千金》有大黄，无黄芪，云服一丸，一岁以上乳服三丸，七岁儿服十丸，日二。

《千金》疗少小伤寒，久病不除，瘥复剧，羸瘦骨立，五味子汤方。

五味子十铢　大黄六株　芒硝五分　麦门冬六分，去心　石膏一两　甘草炙　当归　黄芩　黄连　前胡各一分

上十味，切，以水三升煮取一升半，服二合，下痢即止，效。

又疗小儿羸瘦惙惙，常服不妨乳方。

甘草五两，炙

上一味,捣筛,蜜丸如小豆。一岁儿服十丸,日三。尽即更合。并出第五卷中。

刘氏疗小儿肚胀,渐瘦,不食,四肢热不调方。

甘草炙 鳖甲炙 柴胡 茯神 子芩各六分 诃黎勒皮十分 槟榔兼皮三颗,研 芍药 橘皮各三分 生姜 当归各四分 知母五分 大黄八分

上十三味,切,以水一升半,煎取七合,分为数服,得泻病瘥。

小儿食不下及不消不嗜食方四首

《广济》疗小儿心腹满,吃食不下,地黄饮子方。

生地黄汁三合 生姜汁三合 诃黎勒四分,末 白蜜一匙

上四味,相和,调匀,分温服之,微利尤良。

《小品》疗小儿宿食不消,发热,九味当归汤方。

当归 甘草炙 芍药 人参 桂心 黄芩 干姜各一分 大枣五枚 大黄二分

上药切,以水一升半,煎取六合,去滓,分服。

《千金》疗少小五六日不食,气逆,桂心橘皮汤方。

桂心半两 橘皮三两 薤白切,五合 黍米五合 人参半两

上五味,切,以水七升,先煮药,取二升,次下黍米,米熟汤成,稍稍服之。

又疗少小胃气不调,不嗜食,生肌肉地黄丸方。

干地黄 大黄各五分 茯苓三分 当归 柴胡 杏仁各二分

上六味,末之,以蜜丸如麻子大,服五丸,日三服。并出第五卷中。

小儿霍乱方一十二首

《广济》疗小儿霍乱,心腹刺痛,吐痢方。

茯苓　桔梗　人参各六分　白术五分　甘草炙　厚朴各四分,炙

上六味,切,以水二升,煮取六合,去滓。温服之。

又疗小儿霍乱,呕吐不止方。

人参六分　厚朴三分,炙　陈仓米三合

上三味,切,以水三升,煮取七合,去滓,分取之。

《千金》疗小儿吐痢霍乱方。

人参四分　厚朴炙　甘草各二分,炙　白术三分

上四味,切,以水一升二合,煮取五合。六十日儿服一合,百日儿分三服,期岁儿分再服。乳母忌油腻等。

《备急》疗小儿霍乱吐痢方。

人参四分　厚朴炙　甘草各二分,炙　干姜一分　白术三分

上五味,切,以水一升煮取四合,分服之。

又疗孩子霍乱,已用有效方。

人参　芦箨各二分　扁豆藤二两　仓米一撮

上四味,切,以水二升煮取八合,分服。

又方

人参四分　生姜三分　厚朴炙　白术　甘草炙,各二分

上五味,切,以水一升,煮取四合,分服。

又方

人参四分　木瓜一枚　仓米一撮

上三味,切,以水煮,分服,以意量之,立效。

《必效》主小儿霍乱方。

取厕屋户簾烧灰,研,以饮服一钱匕。

又方

诃黎勒一枚

上一味,先煎沸汤,研一半许,与儿服,立止,再服,神妙。

《古今录验》疗小儿霍乱吐痢,人参白术汤方。

人参六分　白术　茯苓各四分　厚朴炙　甘草炙,各三分

上五味,切,以水一升半,煮取六合,分温服,立效。

刘氏疗百日以来及蓐内儿霍乱方。

以人乳半合及生姜汁少许,相和煎服,入口定。

又疗小儿霍乱方。

生姜四分　香薷一两　薄荷一两

上三味,以水煎,分温,儿与母俱服之。甚良。

小儿霍乱杂疗方六首

刘氏疗小儿霍乱,空吐不痢方。

人参六分　生姜四分　厚朴二分,炙　橘皮一分　兔骨一两,炙,碎

上五味,切,以水一升二合煎取四合,服之,即利。下部,又以杏仁、盐少许、皂荚末少许,面和硬溲如枣核大,以绵裹内之,便通。奶母忌热面,大效。

又疗小儿霍乱,空痢不吐方。

乌牛蓛草一团　生姜　人参各三两

上三味,切,以甜不酢浆水一升半煎,取五合,分服之。如孩子渴,取曲蟮粪、烂龙骨一两,以浆水煎,澄清与儿吃,即瘥。

又疗小儿霍乱,不吐不痢,肚胀妨满,上下不通方。

甘草四分,炙　当归二分　石盐三分

上三味,切,以浆水一升半煎取六合,去滓,牛黄、麝香各半钱匕,研,蜜半匙相和,以下灌之,即通。奶母与浆水粥吃,勿吃面、肉等。

又小儿干霍,渴热及壮热,眼色慢,四大困闷方。

以乌豆一升,净干择,生姜一两切,以水三升煎乌豆皮欲烂,即滤取汁二合,和少许蜜吃,即变吐,如人行六七里又与吃。无问大人小儿,并与服之效。

又疗小儿热霍,诸药不瘥方。

以芦叶二大两,糯米三大合,水三升,先煮叶,入米煮取一升,入蜜少许,和服即瘥。不足即取桑叶二升、生姜半两切,以水三升煮取一升,着一匙白米,为饮服。

又疗小儿霍乱,吐痢不止方。

以人乳汁二合,生姜汁粟米许、豆蔻取仁碎似荞麦大二七枚,蘘荷一小把、龙骨六分,以乳煎取一合,着少许牛黄、麝香、兔毛灰等和,分为三服。如渴,以糯米汁着蜜与吃,即瘥。

小儿吐痢方四首

《千金》疗小儿吐痢方。

以乱发灰二分、鹿角一分,作末,以米饮服一刀圭,日三。

又方

以热牛屎汁灌之。

又方

烧特猪屎,水解取汁,少少饮儿。

刘氏疗百日以下蓐内儿吐痢方。

面一钱,炒　乳汁两合　龙骨六分

上三味,煎龙骨,和炒面服之,即瘥。

小儿哕方二首

《备急》疗小儿哕方。

以生姜汁五合　牛乳五合

上二味,合煎,取五合,分二服。

又方

以羊乳一升,煎减半,分五服;无,用牛乳代之。

小儿口噤方四首

《千金》疗小儿口噤方。

以鹿角粉之,大豆末之,等分,和乳,涂乳饮儿。

又方

以驴乳二升、猪乳一升合煎,得一升半,服如杏仁,三四服瘥。

《备急》疗小儿鹅口并噤方。

矾石烧末　朱砂各半分,末

上二味,和研令极细,敷儿舌上,日三。以乱发洗舌上垢,频频令净,即瘥。

《古今录验》疗小儿噤,其病在咽中如麻豆许,令儿沫,不能乳哺方。

取水银如黍米与服,觉病无早晚,水银下咽便愈。以意量之,不过小麻子许与可也。

小儿重舌方并灸法方一十三首

《千金》疗小重舌方。

灸行间,随年壮,穴在足大指歧中是。

又方

取田中蜂房烧灰,酒和,薄喉下愈。

又方

以灶中黄土末,苦酒和,涂舌上。

又方

以赤小豆末,和醋,涂舌上。

又方

取簸箕舌烧灰,敷舌上。

又方

黄柏、竹沥渍,取细细点舌上,良。

又方

儿重舌,舌强不能收唾,烧蛇蜕末,以鸡毛蘸醋展药,掠舌下愈。

《千金翼》疗小儿重舌方。

取三屠家肉,各如指大,以摩舌上,儿立能乳便啼。

又方

以衣鱼烧作灰,以敷舌上。《千金》云衣鱼涂舌上。

又方

儿重舌,舌强不收唾者,鹿角末如小豆许,着舌下,数数与之。

又疗小儿重舌,口中疮,涎出至多方。

以蒲黄敷舌上,不过三度愈。

《古今录验》疗儿重舌欲死方。

灸右足踝三壮,立愈。又灸左右并良。《千金》云灸两足外踝。

又方

取乱发烧灰,末,敷舌上,甚佳。

小儿鹅口燕口方六首

《千金》疗小儿心脏热,口为生疮,重舌鹅口方。

取柘根锉,五升,无根只以弓材佳。

上一味,以水一斗煮取二升,以汁更煎,取五合,细细拭齿,数次良。

又方

口生疮白漫漫,取桑木汁,先以父发拭口,次以桑汁涂之。

又疗小儿鹅口,不能饮乳方。

取白鹅屎汁,沥口中良。

又方

取黍米汁涂之。

又方

取父母乱发净洗,缠桃枝,沾取井华水,东向日,以发拭口中,得口中白乳,以置水中,七过沥洗,三朝作之。

《救急》疗小儿燕口,两吻生疮方。

取发灰,以猪脂和,涂之。《千金》同。

小儿口疮方五首

《小品》疗小儿口烂疮方。

取羊乳,细细沥口中,不过三度瘥。

《千金》疗小儿口疮方。

大青三分　黄连二分

上二味,切,以水三升,煮取一升二合。一服一合,日再夜一。

文仲支太医疗小儿口疮方。

桑木白汁　生地黄汁各一合　赤蜜半合

上三味,和暖,敷儿口中疮,便瘥。

《救急》疗小儿口疮方。

以蛇蜕皮,水渍令湿软,拭口内疮一两遍,即瘥。

刘氏疗小儿口疮方。

黄柏皮一两,切　乌豆一升

上二味,以水二升,煮取两合,去滓,重煎如饧,入少许龙脑香,研和,敷之,甚良。

小儿口中涎出方三首

《千金》疗小儿口涎出方。

以白羊屎内口中,瘥。

又方

以东行牛口中沫,涂儿口中及颐上。

又方

桑白汁涂之,瘥。

小儿舌上疮唇肿方五首

《小品》疗小儿唇肿及口赤生白疮烂方。

清旦研桑木白皮取汁,以涂儿唇口,即瘥。

又小儿舌上疮方。

乌贼鱼骨烧,末,以鸡子黄和,涂之,至喉咽舌下遍敷,即瘥止。

《千金》疗小儿舌疮方。

蜂房烧灰、屋间尘各等分,和,先洗疮,使干,敷之效。

又方

羊蹄骨中生髓和胡粉,敷上,日三,取瘥。

又舌肿强满口方。

满口含糖醋,少时热气通,愈。

小儿咽喉生疮方二首

《千金》疗热病口烂,咽喉生疮,水浆不得入者,膏方。

当归　射干　升麻各一两　　附子半两　　白蜜四合

上五味,切,以猪膏四两先煎之,令成膏,下着地,勿令大热,内诸药,微火煎,令附子色黄药成,去滓,投蜜,更上火一两沸,以器盛之。取杏仁许含之,日四五,咽之无妨,大人、小儿并用妙。

又疗口中疮,咽喉塞不利,口燥,膏方。

猪脂一斤　　黄连一两　　白蜜一升

上三味,合煎,令成膏,去滓,含半枣大,日四五,夜亦含之。

小儿喉痹方四首

《千金》升麻汤,主小儿喉痹痛,若毒气盛便咽塞,并大人咽喉不利方。

生姜　升麻　射干各三两　　橘皮一两

上四味,切,以水六升煎取二升,分温三服。

又疗小儿卒毒肿着喉颈,壮热妨乳方。

升麻　射干　大黄各一两

上三味,切,以水二升半,煮取八合。一岁儿分三服。余滓敷肿处,冷更暖而薄。大儿以意加之。

又方

煮桃皮汁三升服之。又烧荆沥汁服之。

刘氏疗小儿喉痹热塞方。

升麻五两,切　马蔺子一合

上二味,以水一升煎取二合,入少白蜜,与儿服之,甚良。

小儿聤耳方四首

《千金》疗小儿聤耳方。

末石硫黄,以粉耳中,日一夜一,瘥。

又疗少小聤耳方。

桃仁熟末,以豉许裹,塞耳中。

《古今录验》小儿聤耳方。

青羊屎曝干,以绵裹塞中,即瘥。

又小儿聤耳有疮及恶肉,敷耳雄黄散方。

白麻揩取皮一合　花燕脂十颗

上二味,捣筛,细研,敷耳中令满,一两度瘥。方无雄黄,未详其名。

小儿鼻塞方四首

《千金》疗小儿鼻塞不通,浊涕出方。

杏仁二分　椒出汗　附子去皮　细辛各一分

上四味,切,以醋五合渍药一宿,明早以猪脂五合煎,令附子色黄膏成,去滓,待冷,涂絮,导鼻孔中,日再,兼摩顶上。

又疗小儿鼻塞,生息肉方。

通草　细辛各一两

上二味,捣筛,以绵缠如枣核大,药如豆着绵头,着鼻孔中,日二。

《古今录验》疗小儿鼻塞不通,细辛膏方。

细辛　通草各一分　辛夷仁一分半　杏仁二分,去皮

上四味,切,以羊髓三合、猪脂三合,缓火煎之,膏成绞去滓。取一米粒许大,以内鼻孔中,频易瘥。

刘氏疗小儿鼻塞不通,吃乳不得方。

醍醐三合　青木香　零陵香各四分

上三味,切,和前成膏,取少许,以膏和撚为丸,或以膏涂儿头上及塞鼻中,以通佳。

第三十六卷

小儿中风方四首

《千金》疗少小中风，手足拘急，二物石膏汤方。

石膏鸡子大　真珠一两，研

上药，以水二升，煮取五六沸，内真珠，煮取一升，去滓，稍稍分服之。

又疗少小中风，脉浮发热，自汗出，项强鼻鸣，干呕方。

甘草炙　芍药　桂心　生姜各一两　大枣四枚

上五味，切，以水三升煮取一升，去滓，分温三服。忌如常法。此张仲景桂枝汤，但剂分小尔。

又疗少小新生中风，二物驴毛散方。

驴毛鬐头毛一把　生麝香大豆许，二枚

上药，以乳汁和，于铜器中微火上煎，令焦熟出，研末之。小儿不能饮，以乳汁和之，于苇竹筒中盛，泻入咽中，然后饮乳汁，令入腹。

又疗少小新生肌肤幼弱，喜为风邪所中，身体壮热，或中大风，手足惊掣，五物甘草等生摩膏方。

甘草　防风各一两　白术　桔梗各二十铢　雷丸二两半

上药切，以不中水猪脂一斤煎，取成膏，合诸药于微火上煎之，消息视之，凝膏成，去滓。取如弹丸大一枚，炙手以摩儿百过，寒者更热，热者更寒。小儿虽无病，常以少膏摩囟上及手足心,甚辟风寒良。《翼》同。并出第五卷中。

小儿咳嗽方八首

《小品》疗少小咳嗽,腹胀,七物小五味子汤方。

五味子碎　紫菀各一分　黄芩　甘草炙　麻黄去节　生姜　桂心各一分

上药㕮咀,以水一升煮取七合,分五服。忌如常法。

又疗少小咳嗽,昼瘥夜甚,初不得息,不能复啼,四物款冬丸方。

款冬花　紫菀各一两半　伏龙肝一分　桂心二分

上药捣筛,蜜和如泥,取如枣核大,涂乳头,令儿饮之,日三。《千金》同。

又疗少小十日以上至五十日,卒得暴咳,吐乳呕逆,昼夜不得息,四物汤方。

桔梗　紫菀各三分　甘草一分,炙　麦门冬七分,去心

上药切,以水一升煮取六合,去滓,分五服,以瘥为度。《千金》有桂心,无桔梗,以水二升煮取一升,以绵著汤中,捉绵滴儿口中,昼夜四五过,节哺乳。

又疗小儿中冷及伤寒,暴咳嗽,或上气,咽喉鸣气逆者,或恶寒鼻塞,清水出,紫菀汤方。

紫菀　杏仁去皮尖　甘草炙　黄芩　麻黄去节　橘皮　桂心　青木香　当归各一两　大黄三分

上十味,切,以水三升,煮取九合,去滓,一岁以上至五岁儿以意量之,分服。《千金》云:儿六十余日至百日一服二合半,百余日至二百日一服三合,余同。

《千金》疗少小咳嗽，八物生姜煎方。

生姜七两　干姜四两　桂心二两　甘草三两　杏仁一升，去尖皮　款冬花　紫菀各三两　蜜一升

上药末之，以蜜合诸药，微火煎之使如饴铺，量其大小多少，与儿含咽之，百日小儿含如枣核许，日四五，甚良。出第五卷中。

《备急》疗少小咳嗽上气，杏仁汤方。

麻黄八分，去节　杏仁四十枚，去尖

上二味，切，以水一升煮取七合，去滓，分服。百日小儿患热气急不得服，小便赤黄，服之甚良。大人、孩童以意量之。忌如常法。

又疗少小咳嗽方。

紫菀六分　贝母三分　款冬花一分

上三味，捣为散，取豆许，著乳头令儿饮之，日三。奶母忌如常法。

刘氏疗小儿咳嗽，不得卧方。

甘草六分，炙　桔梗四分　桑白皮　贝母　茯苓各三分　大青　吴蓝　五味子　人参各二分

上九味，切，以水二升煮取八合，去滓，量多少大小与服。忌如常法。

小儿咳逆上气方七首

《千金》杏仁丸，主大人小儿咳逆上气方。

杏仁三升

上一味，熟捣如膏，蜜一升分为三分，以一分内杏仁捣令强，更内一分捣之如膏，又内一分捣熟止，先食含之，咽汁，量其多

少,日三,每可半方寸,不得过也。

又射干汤,主小儿咳逆,喘息如水鸡声方。

射干二两　麻黄去节　紫菀　甘草炙　生姜各一两　桂心五寸　半夏五枚,洗　大枣二十枚,去核

上八味,切,以水七升煮取一升半,去滓,内蜜五合,分温服二合。忌饧、羊肉、生葱。

又方

半夏四两,洗　生姜三两　桂心　紫菀　细辛　阿胶各二两甘草二两,炙　款冬花二合　蜜一合

上九味,切,以水一斗,先煮半夏,取六升,去滓,内诸药煮,取二升五合,去滓。两岁儿饮六合,五岁儿饮一升,量大小多少加减之。

又五味汤,主小儿风冷入肺,上气气逆,面青喘迫,昼夜不息,食则吐,不下方。

五味子二分　麻黄去节,一分　当归二分　人参一分　细辛半分　干姜一分　桂心一分　紫菀一分　款冬花半分　甘草炙,一分　大黄六分

上十一味,切,以水二升半煮取九合,去滓。儿六十日至百日服二合半,百日余至二百日一服三合。一方无款冬、大黄,有大枣三枚。出第五卷中。通按:食则吐,乃吐食也。不下,不大便也。故用大黄以下之,气降而吐自止,喘自定。

《千金翼》疗小儿寒热咳逆,膈中有澼,乳吐不欲食方。

干地黄四两　麦门冬半升,去心　五味子五合　大黄　硝石各一两　蜜半升

上六味,切,以水三升煮取一升,去滓,内硝、石蜜,煮令沸。

服二合,日三。胸中当有宿乳一升许出,儿大者服五合。

又疗小儿、大人咳逆短气,胸中吸吸,呵出涕唾,嗽出臭脓方。

烧淡竹沥,煮二十沸,一服一合,日五服,大人服一升,不妨食,息乳哺。并出第十一卷中。

刘氏疗小儿上气急满,坐卧不得方。

鳖甲一两,炙令极熟,捣为末　灯心一握

上二味,以水二升煎取八合,以意量之与服。

小儿伤寒方三首

《千金》论曰:夫小儿未能冒涉霜雪,乃不病伤寒也。大人解脱之久,伤于寒冷,则不论耳。然天行非节之气,其亦得之,有时行疾疫之年,小儿出腹便患斑者也。治其时行节度,故如大人法,但用药分剂少异,药小冷耳。

又疗小儿伤寒方。

生葛汁　淡竹沥各六分

上二味相和,二三岁儿分三服,斟酌服,不宜煮,生服佳。

又疗少小未满百日,伤寒鼻衄,身热呕逆,麦门冬汤方。

麦门冬三分　桂心八铢　寒水石　石膏碎　甘草炙,各二分

上五味,切,以水二升半煮取一升,分服一合,日三。

又疗少小伤寒,芍药四物解肌汤方。

芍药　黄芩　升麻　葛根各二分

上药切,以水二升煮取九合,去滓,分四服,期岁以上分三服。并出第五卷中。

小儿天行方八首

《广济》疗小儿天行,壮热咳嗽,心腹胀妨方。

人参　甘草炙,各一分　生地黄　麦门冬去心　茅根各六分

上五味,切,以水二升煮取七合,去滓,以意量之,分温与服。忌如常法。

又方

麦门冬去心　茅根各六分　甘草炙　人参各二分　紫菀

升麻　贝母　竹沥各二分

上八味,切,以水二升煮取八合,分服。忌如常法。

《千金》疗少小用热不汗,二味通汗散方。

雷丸四两　粉半斤

上药捣筛,以粉儿身,以瘥为度。

又疗小儿生一月至五月,乍寒乍热方。

细锉柳枝,煮取汁,以洗儿,立效。若渴,绞冬瓜汁服之。

又疗小儿寒热,及赤气中人,猪蹄散方。

取猪后脚悬蹄烧灰末,以乳汁饮一撮,立效。并出第五卷中。

刘氏疗小儿天行,头痛壮热方。

青木香六分　白檀香三分

上二味,捣散,以清水和服之,以水调涂顶,头痛立瘥。

又方

吴蓝　大青各十分　甘草炙　生麦门冬去心　生姜各六分

茵陈三分　栀子仁十枚　芦根一握,洗

上八味,切,以水二升,煮取九合,分温服之。忌如常法。

又疗小儿天行五日以后,热不歇方。

枣叶一握　麻黄一两,去节　葱白切,一合　豉一合

上四味,切,以童子小便二升,煎取九合,去滓,分服之。

小儿诸黄方四首

《千金》疗小儿黄方。

捣土瓜根汁,澄清,滴儿鼻中,如大豆许,日服三合。

又方

捣麦青汁服之。

又方

捣韭根汁,以滴儿鼻中少许,即出黄水,瘥。

又疗诸黄方。

小豆二十一枚　瓜蒂十四枚　糯米四十粒

上三味,捣散,吹鼻中,瘥。并出第五卷中。

小儿诸疟方九首

《广济》疗小儿疟方。

取蛇皮烧灰一钱匕,和冷水服之。

又方

取驴轴下垢腻刮取,和面作烧饼与吃,以瘥止。

《删繁》疗小儿疟,或自能饮,或不能饮,母含药与饮之,常山
酒煎方。

常山二两　桂心一两　甘草半两

上三味,切,以酒一升煎取七合,去滓,分服,取吐瘥止。

《千金》常山汤,主小儿温疟方。

常山四分,切　淡竹叶切,一握　小麦三合

上三味,以水一升半煮取五合。一日至七日儿,一合为三服;八日至十五日儿,一合半为三服;十六日至二十日儿,二合为三服;四十日至六十日儿,六合为三服;六十日至百日儿,一服二合半;百日至二百日儿,一服三合;其一岁至七八岁儿,增药水,并以此为率。

又方

灸两乳下一指,各三壮。

又方

烧鸡膍胵黄皮,末,和乳与服,男雄女雌。

又方

生鹿角末,发时与一钱匕服之。

又方

烧鳖甲灰,以酒服一钱匕,至发时服三匕。出第五卷中。

刘氏疗小儿疟方。

黄丹半钱匕,以蜜水和与服。若冷,以酒和与服之良。

小儿眼赤痛方八首

《古今录验》疗小儿眼痛方。

取淡竹沥拭之。

又方

取鲤鱼胆点之。

又方

取车前草汁,和竹沥点之。

又方

以人乳浸黄连点之。

刘氏疗小儿赤眼方。

黄连二分　朴硝一分,令干

上二味,以妇人奶汁浸之,点眼良。

《小品》疗小儿蓐内赤眼方。

生地黄薄切,冷水浸,以贴之妙。

又方

取羊子肝薄切,以井花水浸,以贴之妙。

又方

取黄柏以乳浸,点之。

小儿诸淋方六首

《千金》疗小儿淋方。

车前子一升,水二升,煮取一升,分服之。一方用车前草。

又方

以冬葵子煮汁服之。

又方

取蜂房、乱发烧灰,以水服一钱匕,日再服。

文仲疗小儿淋兼石淋方。

取特牛阴毛烧灰,以浆水服一刀圭,日再服。

又方

榆皮　瞿麦各六分

上二味,切,以水一升煮取半升,去滓,分温服之。

又方

小麦一合　葱白一握

上二味,以水一升煮,去滓,取一半,分服之。

小儿小便不通方五首

《广济》疗小儿热极病,小便赤涩,或不通,尿辄大啼呼,滑石汤方。

滑石十六分　子芩十四分　冬葵子八分　车前草切,一升

上四味,以水二升煮取一升。一岁至四五岁服一合,日再服,甚良。

《小品》疗小儿小便不通,地肤子汤方。

地肤子一分　瞿麦　冬葵子各三分　知母　黄芩　猪苓　海藻　橘皮　升麻　通草各一分半　大黄八分

上十一味,切,以水二升,煮取一升,大小多少量与服。忌如常法。《千金》有枳实,无橘皮。

《千金》疗小儿小便不通方。

车前草一升,切　小麦一升

上二味,以水二升煮取一升二合,去滓,以煮粥服,日三四,量与服。

又方

冬葵子一升

上一味,以水二升煮取一升,入滑石末一分,温分服。

刘氏疗小儿忽不得小便,急闷方。

葱白一握　通草一两　冬葵子一合

上三味,切,以水二升煮取一升,去滓,量服。

小儿遗尿失禁方五首

《千金》疗小儿遗尿方。

瞿麦　龙胆　石韦去毛　桂心　皂荚炙,去皮子,各二分
鸡肠草四分　车前子五分　人参二两

上八味,捣筛,蜜丸如小豆,每服五丸,加至六七丸。

又方

灸脐下一寸半,随年壮。

又方

灸大敦三壮。

又方

小豆叶捣汁,服佳。

又疗失禁,不觉尿出方。

以豆酱和灶突黑如大豆许,内尿孔中,佳。

小儿大便有血方三首

《救急》疗小儿大便讫,血出方。

鳖甲一枚,炙,末五分

上一味,以水和,量多少大小服,日三。忌如常法。《千金》
云:鳖头一枚。

又方

以车钅工一枚,烧令赤,内水中,与服瘥。《千金》同。

又方

烧甑带灰,涂乳上,与饮之瘥。《千金》同。

小儿大便不通方四首

《千金》紫双丸,主小儿身热头痛,食饮不消,腹胀满,或小腹绞痛,大小便不利,或重下数起,小儿无异疾,惟饮食过度,不知自止,哺乳失节,或惊悸寒热,唯此丸治之。不瘥,复可再服。小儿欲下,是其蒸候;哺食减少,气息不快,夜啼不眠,是腹内不调,悉宜用此丸,不用他药。数用神验,千金不传方。

巴豆去心皮,熬　蕤核仁各十八铢,别捣　麦门冬十铢,去心　甘草五铢,炙　甘遂二铢　真珠二铢　牡蛎熬　蜡各八铢

上八味,以汤熟洗巴豆,研,以新布绞去油,别捣甘遂、甘草、牡蛎、麦门冬,细筛毕,捣巴豆、蕤仁令极熟,乃内诸药散,更捣三千杵,如药燥,入少蜜足之。半岁儿可服如荏子一双,一二岁儿服如半麻子作一双,三岁儿服如麻子一枚,作一双,四岁儿服如麻子二丸,五六岁儿服如大麻子二丸,七八岁儿服如小豆二丸,九十岁儿微大于小豆二丸,常以鸡鸣时服,至日出时不下者,饮热粥汁数合,即下。丸皆双出也。下甚者,饮冷粥止之。

《必效》疗小儿大便不通方。

灸口两吻,各一壮。

又方

猪苓一两

上一味,以水少许,煮鸡屎白一钱匕,与服,立瘥。

又主小儿大小便不通妨闷方。

白蜜一合

上一味,煎,为丸,内下部中,即通。小便不通,嚼生葱以绵裹少许,内小便道中,即通。

小儿赤白痢方七首

《广济》疗小儿赤白痢腹痛方。

赤石脂　龙骨　地榆　黄连各四分　厚朴炙　人参各三分
当归　干姜各三分

上八味,捣散,以饮汁服半钱匕,日再服之。蜜丸,以乳汁下
三丸至七丸,亦佳。此方甚妙,以意量之。

又疗小儿客冷,白痢方。

人参六分　厚朴炙　甘草炙,各四分　茯苓　桔梗各五分
榉皮八分,炙

上六味,切,以水三升煮取一升,量其大小可一合为度,以瘥
止。忌如常法。

《救急》疗二百日小儿赤白痢,日夜五十行方。

白术　干姜各四分　茯苓　甘草炙,各四分　附子二分,炮

上五味,切,以水三升,煮取一升,分温服之。

《必效》疗小儿一岁以上,二岁以下,赤白痢久不瘥,鸡子饼方。

鸡子二枚,取白　胡粉两钱　蜡一两

上三味,熬蜡消,下鸡子、胡粉,候成饼,平明空腹与吃,可三
顿,痢止。

刘氏疗小儿赤白痢方。

油麻子一撮许,炒令香

上一味,捣末,以蜜作浆调与服。大人亦疗之。

又疗小儿赤白痢,咽胀不出方。

黄柏半两,炙　当归六分

上二味,切,以水一升煮取六合,分温服之,佳。

又方

莨菪子 羊肉薄切布上

上二味,以绵裹,内下部中,不过再瘥。

小儿蛊毒血痢方九首

《广济》疗小儿热毒,脓血痢方。

羚羊角 地榆 阿胶 赤石脂 黄连 当归各八分 吴蓝
茜根 甘草炙,各六分 黄芩五分

上十味,切,以水六升煮取二升半,量大小服之,甚妙。

又疗小儿热毒血痢方。

犀角十分 地榆六分 蜜三分 地麦草五合

上四味,切,以水三升煮取二升,去滓,量大小服之。

又方

葱白三两 香豉三合 栀子绵裹,七枚 黄连一两

上四味,切,以水二升,煮取九合,去滓,分服。

又疗下鲜血方。

取栀子仁烧灰,末,水和一钱匕服之,量其大小,加减服之。

《小品》疗少小热痢不止,栀子丸方。

栀子仁七枚 黄连五分 黄柏三分,炙 矾石四分,烧 大
枣四枚,炙令黑

上五味,末之,以蜜丸,空腹服小豆许七丸,瘥。如未除,更
服。忌如常法。

《古今录验》疗小儿热痢,子芩汤方。

子芩十二分 知母 女葳各六分 竹叶切,八分 黄柏 甘
草炙,各四分

上六味，切，以水二升煮取一升，分服，甚妙。

又疗小儿痢血，犀角榉皮煎方。

犀角十二分，屑　梁州榉皮二十分，炙，切

上二味，以水三升煮取一升，量大小服之，神良。崔氏同。

又疗小儿蛊毒痢血，蘘荷汤方。

蘘荷根　犀角屑　地榆　桔梗各二分

上四味，切，以水二升煮取九合，去滓，服一合，至再服。

刘氏疗小儿血痢方。

地榆　黄柏　黄连　黄芩各六分　马蔺子二分　茜根一两
生姜三分

上七味，切，以水二升煮取一升，分服，大小量与之，一合至
二合为度。

小儿热渴痢方四首

《小品》疗少小壮热渴痢，八味龙骨散方。

龙骨研　甘草炙　赤石脂　寒水石　大黄　石膏　桂心
栝楼各三分

上药捣散，以水及酒五合，煮散二合，量大小分服之效。

又疗少小夏月药大下后，胃中虚热渴，唯可饮麦门冬汤方。

麦门冬去心　甘草炙，各四分　枳实炙　黄芩　人参各三分
龙骨六分

上六味，切，以水二升，煮取九合，去滓，分温服。

《古今录验》疗小儿渴痢，榉皮饮子方。

梁州榉皮十二分　栝楼　茯苓各八分　人参六分　粟米二合
上五味，切，以水三升煮取一升二合，去滓，分服，量大小与

服之。

刘氏疗小儿痢渴不彻,肚胀,不能食方。

诃黎勒皮六分　桑叶十分,炙,末

上二味,切,以水一升煮取五合,去滓,分服之。亦治大人。

小儿疳痢方七首

《广济》疗老小一切痢,久成疳方。

白龙骨六分　黄连　白石脂　鸡屎白熬　胡粉熬　茯苓

阿胶炙,各四分

上七味,捣筛,蜜丸,以饮汁下五丸,渐加至七丸、十丸,大小增减服之。鸡屎一作鸡屎矾。

又疗小儿疳痢,渴瘦方。

取椿木根干末之　粟米舂粉

上二味,以蜜和作丸,服五丸至七丸、十丸,以瘥为度。崔氏同。

又疗大人、小儿久痢成疳方。

豉三升　葱白一握　桃叶一握　盐二十颗·苦参五寸　青黛一抄

上六味,切,以水三升煮取一升二合,去滓,仰卧灌下部中,极妙。

又疗小儿疳痢,困垂死方。

益母草

上一味,煮食之,取瘥止。崔氏同。

刘氏疗小儿痢,大孔开,并有疮疳,痢经四五月,吹药止痢,疗疳神验方。

黄连二分　麝香少许

上二味,相和,以竹筒吹下部中,三两度瘥止。

又疗小儿疳痢,三岁以上,口里有疮,身壮热,及手足心烦,大便极臭,即是疳痢方。

黄连　黄柏　地榆炙　白头翁　高良姜　酸石榴皮　生姜　当归各二分　白术一分　龙骨四分

上十味,切,以水二升煮取八合,分服,大小量之。其口中疮,以芦荟末、赤地麦捣末,相和涂之。下部,末蚺蛇胆、黄连、麝香捣敷之,兼以竹筒吹少许内下部中,瘥止。亦主小儿疥疮。

《必效》疗小儿久痢,无问冷热疳痢,悉主之方。

枣一枚,去核勿令皮破,内胡粉令满

上于炭火中烧令如炭,于瓷器中研之,以米饮和,分服之。一岁以下分服之,不过三服瘥。王郎中处得之,此方传用甚妙。

小儿无辜疳痢方三首

《备急》疗小儿无辜疳痢方。

龙骨　当归　黄连　人参　墨食子　甘草炙,各一两

上六味,捣散,蜜丸,服三丸,日再,以瘥为度,大小增减量之。

《救急》疗小儿瘦,头干,无辜兼痢方。

马齿苋

上一味,捣绞汁,服三合,以瘥止。

刘氏疗孩子头干,肚中有无辜者,益脑散方。

地榆六分　蜗牛十二分,熬　青黛三合　麝香一分　人粪烧灰　兰香根烧灰　蚺蛇胆各一分　龙脑香两豆许

上八味,捣散,以饮下半钱匕,量大小与服之。忌如常法。

小儿诸杂痢方四首

刘氏疗小儿脓痢,直从春至秋冬以来不瘥者方。

薤白切,一合　生姜　芜荑各一分　子芩　黄柏　阿胶
芍药　厚朴炙　人参各二分　地榆　当归各三分　香豉一合

上十二味,切,以煮银水重滤者一升半,煮取九合,分服,以
瘥为度。秋末、冬末加赤石脂半两、干姜一分、白术二分,大小量
之。忌如常法。

又疗小儿痢后虚,手足心热,痢纵末断,亦可服之方。

橘皮　生姜各三分

上二味,切,以牛乳半升煎,取四合,去滓,分温服之。

又疗小儿水痢不止方。

厚朴炙　黄连各一两

上二味,切,以水一升煎取六合,分服。杂痢此方并治之。

又疗小儿久痢方。

甘草炙　茯苓各六分　人参四分　黄连各四分　厚朴炙
生姜各二分　龙骨八分

上七味,切,以水一升,煎取三合。欲卧,先取盐、面、麝香为
小丸,内下部中,后服此饮,分服,甚妙。忌如常法。

小儿衄血方六首

深师疗少小衄血方。

桂心十分　乱发洗,烧灰　干姜各六铢

上三味,捣筛为散,服方寸匕,日再。

又方

烧桑耳令焦

上一味，捣散，以内于鼻孔中，为丸以内亦得。

《小品》疗少小未满百日，伤寒身热，衄呕逆，五味麦门冬汤方。

麦门冬去心　石膏　寒水石各三分　甘草二分，炙　桂心一分

上药切，以水一升，煮取八合，分服效。

《古今录验》疗小儿鼻衄不止方。

以马屎绵裹，塞鼻孔中。

又方

烧发灰，末，吹鼻孔中，亦佳。

又方

单服白马屎汁三合，甚良。

小儿齿不生方二首

《小品》疗少小齿落不生方。

取牛屎中大豆二七枚，小开豆头小许，以次注齿根，数度即当生。《千金》同。

又方

取雌鼠屎三七枚，以一枚拭齿根处，尽此止，二十一日齿当生。雌鼠屎头尖是也。《千金》同。

小儿头汗及盗汗方三首

《千金》疗少小头汗，二味茯苓粉散方。

茯苓　牡蛎各四两，熬

上药以粉八两合治下筛,有热辄以粉头,汗即自止。

又此由心藏热之所感,宜服犀角饮子方。

犀角三分　茯神四分　麦门冬六分　甘草二分,炙　白术一分

上五味,切,以水九合煎取四合,分再服即定。又加龙齿四分佳。

《延年》疗小儿盗汗方。

麻黄根　雷丸　牡蛎各三两,熬　甘草二两,炙　干姜一两
粱米一升

上六味,捣粉,以粉身,汗即止。

小儿囟开不合方四首

《广济》疗小儿囟开不合方。

防风六分　白及　柏子仁各四分

上三味,捣末,以乳汁和涂囟上,以合为度。《千金》同。

范汪疗少小脑长头大,囟开不合,臂胫小不能胜头,三岁不合,熨药方。

半夏　芎䓖各一升　细辛二两　桂心三尺　乌头十枚

上五味,切,以淳酒四升渍之。晬时,温之,以絮熨儿囟门上,朝暮各二三,二十日自强急。《千金》桂一尺,又有生姜一升。

《千金》疗小儿囟陷方。

灸脐上下各半寸,及鸠尾骨端,又足太阴,各一壮。

又方

取猪牙车骨煎,取髓涂囟上愈。生用亦得。

小儿解颅方二首

《千金》疗小儿解颅方。

蛇蜕皮熬,末

上一味,和猪颊车骨中髓,以涂颅上,日三。

又疗小儿解颅,三味细辛敷药方。

细辛　桂心各一分　干姜三分

上药捣散,以乳汁和,涂于颅上,干复涂,儿面赤即愈。

小儿月蚀耳疮方三首

《集验》疗小儿头疮、月蚀、口边肥疮、蜗疮悉瘥,黄连胡粉膏散方。

黄连二两　胡粉　水银研入,各一两

上三味,捣为散,相和,水银研令相得,以敷疮上,纵黄汁引成疮,亦以粉之,即瘥。一方有白矾一两烧,蛇床子一两末,入用亦甚妙。至耳边到项上并用。

又疗小儿耳疮方。

烧马骨灰粉,敷之。

又方

敷鸡屎白佳。

小儿脐汁出并疮肿方一十一首

《广济》疗小儿脐汁出不止,兼赤肿,白石脂散方。

以白石脂一两研成粉,熬令温,以粉脐疮,甚良。《千金》同。

《备急》疗小儿脐中生疮方。

以桑汁涂乳上，使儿就饮之。《千金》同。

又方

取投羊乳饮儿。《千金》同。

又方

取东壁土末，以敷之，甚良。《千金》云：若汁不止，烧苍耳子敷之。

又方

烧甑带灰和膏敷之。《千金》同。

又儿生百日，脐汁出方。

烧绛灰敷脐中。《千金》同。

又儿脐赤肿方。

杏仁二分　　猪牙车骨中髓

上二味，先研杏仁，入此髓和令调，以涂脐上。《千金》同。

《古今录验》疗小儿风脐汁出，甘草散方。

甘草炙　　蟅虫熬，各三分

上二味，捣散，以安脐中，瘥止，甚妙。

又疗小儿脐中汁不瘥，黄柏黑散方。

黄柏炙，一两　　釜底墨四分

上二味，捣和作散，以粉脐中，即瘥。

又疗小儿脐著湿，暖盐豉熨方。

盐　　豉等分

上二味，捣作饼如钱许，安新瓦上炙令热，用熨脐上，瘥止。亦用黄柏末以粉之妙。

刘氏疗小儿初生至七日者，脐欲落，封药方。

雄鼠屎七颗　　干姜枣许大　　胡粉三分，熬　　麝香少许　　绯绵灰上五味,捣研为粉,看脐欲落不落,即取药以敷之,是以不令风入故也。著干姜恐痛,不著亦得。

小儿痈肿方二首

《千金》漏芦汤,主小儿热毒痈疽,赤白诸丹毒,热疮疖方。

漏芦用叶,一分　升麻一分半　连翘一分　白蔹一分　甘草炙,一分　芒硝一升　枳实炙,一分半　麻黄去节,一分半　黄芩一分半　大黄四分

上十味,以水一升煮取五合。儿生一日以上至七日,取一合,分三服;生八日至十五日,取一合半,分三服;生十六日至二十日,取二合,分三服;生二十余日至三十日,取三合,分三服。

又五香连翘汤,主小儿风热青肿,肿色白,或有恶核瘰疬,附骨痈疽,节解不举,白丹走遍身中,白疹搔不已方。

青木香　薰陆香　沉香　鸡舌香　黄芩　麻黄去节,各一分　连翘　海藻　射干　升麻　枳实炙,各一分　麝香半分,研　大黄八分　竹沥三合

上十四味,切,以水四升煮取二升,内竹沥煮,取一升二合。儿生百余日至二百日,一服三合;生二百日至期岁,一服五合。一方不用麻黄。

小儿丹毒方七首

《广济》疗小儿丹毒方。

青蓝汁五合　竹沥七合

上二味,相和,分为二三服,大小量之,一合至三合。

《千金》疗小儿数十种丹,皆主之,拓汤方。

大黄　甘草炙　当归　芎䓖　白芷　青木香　独活　黄芩

芍药　升麻　沉香　木兰皮各一两　芒硝三两

上十三味,切,以水一斗二升,煮取三升,去滓,内硝,以绵揾汤,以拓之,干则易之,取瘥止。

又疗小儿溺灶丹,初从两胁及脐间起,走入阴头,皆赤方。

以水二升,煮桑根皮取一升,以浴之。

《救急》疗小儿赤丹,一名丹溜方。

取小豆捣末,以鸡子白和涂之,以瘥为度。《千金》亦疗久丹。

《古今录验》疗月内儿发丹方。

升麻　黄芩　犀角　大黄别浸　柴胡各二分　石膏三分

蓝叶切,三合　栀子八分　甘草一分,炙

上九味,切,以水一升二合,煮取八合,下竹沥四合更煎,取一半,去滓,分二服,甚妙。

又疗小儿丹毒方。

取慎火草捣,以封之,瘥止。

又方

捣蓝汁涂之。又蓝淀涂之,妙。

小儿秃疮方七首

《千金》疗小儿头上秃疮方。

取雄鸡屎白,陈酱汁、苦酒和,以洗疮敷之,日一度。

又方

取不中水芜菁叶烧灰,和猪脂,敷之。

《千金翼》疗小儿秃疮,无发苦痒方。

野葛一两　猪脂　羊脂各一合

上三味,合煎令消,待冷以敷之,不过三上。《千金》同。

《备急》疗苦头生疮,白秃不生发,有汁出,或无汁干燥痛方。

煮鸡子七枚,剥去白

上一味,取黄,于铜器中急火熬干,末,以敷之,取瘥为度。

又方

取春秋桃叶心,无问多少,捣汁涂之。《千金》并《翼》治小儿头不生发,取楸叶捣汁,以敷头上瘥。

又方

烧鲫鱼末,以酱汁和涂之。上同。

又方

取腊月猪屎干末,以敷之,瘥为度。

小儿头疮方三首

《千金》疗小儿头疮方。

胡粉一两　黄连二两

上二味,为末,先洗疮去痂,拭干敷之,即愈。更发,如前敷之。

又方

胡粉二两　白松脂三两　水银一两,研　猪脂四两

上四味,合煎,去滓,内胡粉、水银,搅令和调,敷之。大人同。《翼》同。

《救急》疗小儿头疮,经年不瘥,瘥而复发方。

雄黄研　大黄　黄柏　黄芩　姜黄　雌黄研　白芷　当归青木香各四分

上九味,切,咬咀,以苦酒浸一宿,以猪脂一大升煎,候白芷色黄膏成,去滓,入水银一两,以唾于手中研令消,入膏搅相得,

于瓷器中收。每以皂荚汤洗疮干拭，以膏涂之，日夜再换，以瘥为度。

小儿头面疮方七首

《广济》疗小儿头面生热疮方。

黄连　蛇床子　黄柏各八分　胡粉四合

上四味，捣散，以麻油和涂疮，遍敷之佳。

《千金》疗三日小儿头面疮起，身大热方。

升麻　柴胡　石膏各一两　大黄　甘草二两　当归二两

上六味，切，以水三斗煮取一斗，去滓，以浴小儿疮上讫，敷黄连散。

又疗小儿身体头面悉生疮方。

榆白皮干者，多少任用

上一味，捣末，以醋和涂之，绵覆上，虫出立瘥。亦可以猪脂和，涂之。

《千金翼》苦参汤，主少儿头面热疮方。

苦参八两　黄芩二两　大黄　芍药　黄连各二两　蛇床子一升　黄柏五两　芫荽一斤，洗

上八味，切，以水二斗煎取一斗，以洗儿，日三即瘥。《千金》云：治上下遍身生疮。

又方

石南草　大黄　黄芩　黄柏　矾石　泽兰各一两　戎盐二两，真者　蛇床子二合

上八味，切，以水七升煮取三升，以絮内汤中洗拭儿，日三度瘥。

《备急》疗小儿三岁患头上起熛浆如钉,盖一二日及胸背皆生,仍成疮方。

水银　朱砂各半两　石硫黄一两,研　腊月猪脂和研如膏

上四味,煮桑叶汤洗,以敷之,勿令猪犬、妇人、小儿等见之,无效。

《古今录验》疗小儿头疮,面上亦有,日益甚者方。

黄连　赤小豆各等分

上二味,捣末,以腊月猪脂和,涂之,即瘥止。

小儿瘰疬方二首

《千金》连翘丸,主小儿无辜寒热,强健如故,而身体项颈结核瘰疬,及心胁腹背里有坚不痛,名为结风气肿方。

海藻三分,洗　连翘　桑白皮　牡丹　白头翁　防风　黄柏　桂心　香豉　独活　秦艽各四分

上十一味,捣筛,蜜丸如小豆。三岁以饮服五丸至十丸,五岁以上,以意加之。

《必效》疗小儿项上瘰疬方。

以榆白皮烂捣如泥,封之,频易。

小儿侵淫疮方三首

《备急》疗小儿侵淫疮方。

取灶中黄土、乱发灰各三分,研成粉,以猪膏和涂之,瘥。亦治身赤肿起。《千金》同。

又方

烧艾作灰,敷之。《千金》同。

又方

以牛屎烧作灰,敷之。《千金》同。

小儿蠼螋疮方二首

《备急》疗小儿蠼螋疮,绕身匝即死方。

捣蒺藜叶敷之,无叶,子亦可。《千金》同。

又方

取燕窠土研成粉,以猪脂和涂之,干易。《千金》同。

小儿恶疮方五首

文仲疗小儿身中恶疮方。

取笋煮汁,洗之。又烧笋皮作灰,敷之。

《古今录验》疗小儿恶疮方。

取豆豉熬令焦黄,末,以敷疮,瘥止。《千金》同。

又疗小儿恶疮匝身,众药所不能疗之方。

取父根洗取汁,以浴儿,勿使母知,良。

又疗小儿面及身上生疮,如火烧方。

取黄米一升,末,以蜜水和,涂之,瘥为度。

又方

以赤地利捣末,以粉之,佳。

小儿火灼疮方二首

《千金》疗小儿火灼疮者,一身尽有如麻豆,或有脓汁,乍痛乍痒方。

甘草　芍药　白蔹　黄芩　黄连　黄柏　苦参各半两

上七味,捣末,以蜜和,敷之,日二夜一。亦可作汤洗之。

《千金翼》疗小儿火疮方。

煮大豆浓汁,温洗之瘥。亦令无瘢。

小儿风疹瘙痒方五首

《广济》疗小儿风疹,浴汤方。

柳木空中屑二升　蒴藋根切,二升　盐二合　枦木切,一升

上四味,切,以水二斗煮取一斗,入盐,以洗浴,频为之,以瘥止。

又疗小儿壮热隐疹,已服汤丸不消,宜服竹沥汤方。

淡竹沥一升二合　葛根汁,五合　牛黄豆粒大三颗,研

上三味,相和,与儿服。一岁至五六岁,一合至三合、五合,再服,以意增减之。

《千金》疗小儿风瘙隐疹方。

蒴藋切,一升　防风　羊桃　石南　秦椒　升麻　苦参　茵芋　芫花一作芜蔚　蒺藜子　蛇床子　黄矾石烧　枳实各一两

上十三味,切,以酢浆三斗煮取一斗,内矾石,令少沸,以浴之。

又疗小儿风瘙隐疹方。

牛膝末,酒服方寸匕。漏疮多年不瘥,捣末敷之。主骨疽、癫病、瘰病绝妙。

《千金翼》疗隐疹方。

巴豆五十粒,去皮,以水三升煮取一升半,以绵内汤中拭病上,随手灭,神良。

小儿疝气阴癞方八首

《小品》疗少小阴癞,白头翁敷之,神效方。

生白头翁根,不问多少,捣之,随病处以敷之,一宿当作疮,二十日愈。一方三日上除日取之。

《千金》疗小儿狐疝,伤损生癞方。

半夏洗　芍药　茯苓各三分　防风一作防葵　大黄各二分　桂心　椒各一两,汗

上七味,捣散,蜜丸如大豆,以汤饮下一丸至二丸、三丸,日五服,以瘥为度。

又方

桂心三分　地肤子一分　白术五分

上三味,捣,蜜丸如小豆,白酒服七丸,日三服。亦治大人。

《千金翼》疗小儿气癞方。

土瓜根　芍药　当归各一两

上三味,切,以水二升煮取一升,去滓,分服五合,日三。

《备急》疗小儿癞方。

以蜥蜴一枚,烧灰,末,以酒服之。

又方

灸足厥阴大敦,左患灸右,右患灸左,各一壮,即当瘥。《千金》同。

《古今录验》疗小儿阴癞方。

狐阴一具,炙　飞生虫十四枚　桂心　附子炮　干姜　蒺藜　硝石一作滑石　细辛各二分　卷柏　桃仁去尖,各六分

上十味,捣散,蜜丸大豆许。以饮下五丸至七丸,再服,癞止。

刘氏疗小儿疝气,阴囊核肿痛,灸法。

如一岁儿患,向阴下缝子下有穴灸三壮,瘥。五岁以上,即从阴上有穴灸之,即愈。

小儿阴疮及肿方八首

《千金》疗小儿阴疮及肿方。

取狼牙浓煮汁,洗之。

又方

黄连　胡粉等分

上二味,末,和以香脂油,敷之瘥。

《备急》疗小儿阴疮方。

人屎烧作灰,以敷之,即瘥。《千金》同。

又方

猫儿骨烧作灰,敷之,即瘥。《千金》云狗骨灰敷之。

又疗小儿歧股间连阴囊生疮汁出,先痒后痛,十日、五日自瘥,一月、二十日复发,连年不瘥者方。

灸疮,搔去痂,以帛拭令干,以蜜敷,面作烧饼熟,即以饧涂饼上熨之,冷即止,再度瘥。《千金》同。

又治小儿阴肿方。

猪屎五升,水煮沸,布裹安肿上。《千金》同。

又方

灸大敦七壮,瘥。《千金》同。

又方

捣芜菁菜叶根,薄之。

小儿脱肛方六首

《备急》鳖头丸,疗少小积痢久下,下后余脱肛不瘥,腹中冷,肛中疼痛,不得入者方。

死鳖头一枚,炙令焦　小形猬皮一枚,炙焦　磁石四两　桂心三两

上四味,捣筛,蜜丸如大豆。三岁至五岁,服五丸至十丸,日三。儿渐大,以意加之。《千金》同。

又疗小儿脱肛方。

灸顶上旋毛中三壮,即入。

又方

灸尾翠三壮,愈。《千金》同。

又方

灸脐中三壮,愈。《千金》云随年壮。

《古今录验》疗小儿久痢脱肛方。

东壁土五分　鳖头一枚,炙焦　五色龙骨五分　卷柏四分

上四味,捣散,以粉敷之,按内之,即瘥。

又方

取铁精粉敷内之,瘥。

小儿䘌虫食下部方四首

《千金》疗小儿虫食下部方。

胡粉熬　雄黄末,各等分

上二味,以著下部谷道中,即瘥。

又除热结肠丸,断小儿热,下黄赤汁沫及鱼脑杂血,肛中疮

烂生䘌虫方。

黄连　柏皮　苦参　鬼臼　独活　橘皮　芍药　阿胶炙，各二分

上八味，捣筛，以蓝汁及蜜丸如小豆，日服五丸，冬天无蓝汁，可用蓝子一合舂，蜜和丸。凡三岁以下服三丸，三岁以上服五丸，五岁服十丸。

又杏仁汤方。

杏仁五十枚，去皮尖　盐一合

上二味，以苦酒一升煮取一半，量与服之。

又疗小儿下部被虫食，大肠赤疮烂方。

水银一两，以浆水煮之，取少许以唾研，安著竹筒中，吹入下部中，三度瘥。

小儿疳湿疮方六首

《备急》疗小儿疳湿疮方。

以铁上衣少许，内下部中，即瘥。《千金》同。

又方

自大椎数至第十五椎夹骨两傍，灸七壮，不瘥，加七壮。《千金》同。

又方

艾叶一两，水一升煮取四合，分三服，瘥。《千金》云：艾叶切五升，以水一斗，煮取一升半，分三服。

又小儿疳疮方。

胡粉熬八分，猪脂和涂之，瘥为度，油亦得。《千金》同。

又方

嚼栗子,涂之瘘。《千金》云：嚼麻子敷之,日六七度。

又方

羊胆二枚,以酱汁和,灌下部中。猪胆亦得。《千金》同。

小儿蛔虫方七首

《千金》疗小儿蛔虫方。

楝木削上苍皮,以水煮取汁饮之,量大小多少,为此有小毒。

又方

大麻子研,取汁与饮之。

又方

石榴根一把,水五升煮取一升,分二服。

又小儿羸瘦,有蛔虫方。

藿芦二两,以水一升,米二合,煮取米熟,去滓,与服之。

又方

萹蓄三两,水一升煮取四合,分服之。捣汁服亦佳。

又方

东引茱萸根白皮 四两　桃白皮 三两

上二味,切,以酒一升二合渍之一宿,渐与服,取瘥。

又方

芜荑 六分　狼牙 四分　白蔹 二分

上三味,捣末,以苦酒和,量与服之。

小儿蛲虫及寸白方五首

《千金》疗小儿蛲虫方。

取猪膏服,尤妙。

又方

捣生槐实,内下部中,瘥为度。

又主寸白虫方。

东行石榴根一把,水一升煮取三合,分服。

又方

桃叶捣,绞取汁服之。

又小儿虫方。

雷丸　芎䓖各等分

上二味,捣散,服一钱匕,日三。

小儿瘰疬方四首

《千金》疗小儿瘰方。

冢中石灰研,敷之,厚著之良。

又方

烧桑根灰,敷之,并烧乌羊角灰,和敷之。

又疗小儿疽瘰方。

丹砂　大黄各五分　雌黄　雄黄　茼茹各四分　矾石烧
如马齿者佳　莽草各三分　黄连六分

上八味,㕮咀,以猪脂一升三合,微火煎三上三下,膏成去
滓,下诸石药末,搅凝,涂之瘰。

《备急》若患漏疮,头尽开出脓,夜复合者方。

大附子一颗,内鲫鱼腹中,于炭火上烧灰,研,以敷之,更捣蒜以封之,良。

小儿疥疮方六首

范汪疗小儿疥疮,雄黄膏方。

雄黄研　雌黄研,各一两　乌头一枚　松脂　乱发各一鸡子许　猪脂一升半

上六味,和煎之,候发消、乌头色黄黑膏成,去滓,以敷之,熟涂之。

《千金》疗疥方。

以臭苏和胡粉,敷之,瘥为度。

《备急》疗疥方。

烧竹叶灰,以鸡子白和,涂之,以瘥为度。

又方

以乱发灰,以猪膏和,敷之效。

《救急》疗疥疮及小儿身上热疮,并主之方。

黄连　黄柏　赤小豆　臭黄各一两　水银半两,研相和

上五味,为散,以麻油和,先净洗疮,然后涂之,甚佳。

又疗小儿疮疥等,神验方。

黄连　糯米粉各十二分　水银八分,碎　胡粉六分　吴茱萸赤小豆各一两

上六味,捣散,水银手中和唾研如泥,以猪脂并水银成膏。先洗疮干拭令净,以涂药,三两度瘥。忌猪、鸡、鱼肉。

小儿癣疮方六首

《集验》疗小儿癣方。

以蛇床子末,以白膏和,敷之。

《千金》疗小儿湿癣方。

枸杞根捣末,和腊月猪膏,敷之。一云酢和亦佳。

又方

桃青皮捣末,以醋和,敷之,日二。

又方

煎马尿,洗之。

又方

揩破,以牛鼻上津涂之。

又方

狗屎灰和猪脂,以涂之。

小儿误吞物方四首

《小品》疗小儿误吞铁珠子如狸豆大者,经年不以为害,后病瘦瘠,食不生肌肤,时下痢,或寒热,服诸药自疗来,反剧不效。有师诊之云:是吞物不消,作法服众药,所吞物不去,终不瘥。令其家中察之,云:儿近岁常弄十六具铁珠,觉失一颗,虑是吞之,从来积岁,实不以为疑之。师六诊乃信,是故令病矣。为处汤药,所患即瘥,复与将疗,其儿肌肤充悦,而忘说其方,且记之。

又有一家女子六七岁许,患腹痛。其母与摩按之,觉手下有一横物在儿肉里,正平横尔。问儿曰:那得针在肉中,大惊怪。脱衣看之,肉完净,无有刺处,按之儿亦不患针痛,惟觉腹里痛耳。其母即以爪甲重重介之，乃横物折爪下两段，亦不偏痛。迎师诊之，共察若吞针刺物者。其婴儿时，不经鲠碍，惟恐养儿时，母常带针，裸抱横儿体，针入儿肌肤中，儿纵觉痛啼呼，与乳卧息便止，遂成不觉。今因腹痛，摩之知耳。铁得土木湿，皆生屑易朽，针在人肉中经数岁，肉得血气，皆朽也。故介之即折，令患腹痛不安，但疗腹痛，服温中汤，下心腹病瘥。后长大嫁，因产乳，不闻道针处为患，故记之。

《千金》疗小儿吞针方。

取磁石如枣核大吞之，其针立出。

又误吞铁等物方。

艾蒿一把，锉，以水五升煮取一升，顿服之，即下。

《肘后》疗小儿误吞梅李方。

以少许水灌小儿头，承其水与饮之，即出良。

《近效》疗小儿误吞钱在喉中不出方。

取麸炭末，指弹入喉中，其儿当便咯出，妙。

小儿杂疗方六首

刘氏疗小儿上冷下热，上热下冷，难将息方。

犀角末 甘草 生地黄各六分 芍药五分 白术 茯苓 栀子各三分 柴胡 人参 大黄 生姜各四分 黄芩二分 桂心一分

上十三味，切，以水三升煮取一升，分温服之。

又疗小儿身体满气急，卧不得方。

郁李仁一合，捣末，和面溲作饼子，如常法与儿吃，微利即瘥。

又方

郁李仁末六分,以水七合和调,去滓,煮粥与儿吃之。

又疗小儿油丹赤肿方。

栝楼三大两,以酽酢捣药,以敷之佳。

又方

取荞麦面,以酢和,涂之,瘥。

又疗小儿野鸡下部痒闷方。通按:野鸡未详。

枳实二两　鬼箭　青木香　鬼臼各二两

上四味,捣为末,以酽酢和,以青布裹以熨之,有头即破,熨讫,令根拔去之,瘥止。甚佳。

第三十七卷

乳石论序

按古先服饵,贤明继踵,合和调炼,道术存焉。详其羽化太清,则素凭仙骨,若以年留寿域,必资灵助。此盖金丹乳石之用,岂流俗浅近而能知。所患其年代浸深,诀篆微密,世有传习,罕能详正。更加服石之士,精粗不同,虽志贪补养,而法未精妙。遂使言多鄙亵,义益繁芜,每加披览,实长疑惑。既子弟不得亲授,亦家童莫能晓了。存诸左右,殆谓阙如。余宿尚谷神,栖心勿药,岁月云久,经书粗通,知文字之一失,乃性命之深误。是以,会集今古,考量论诀,取断名医,都凡纂要,建题篇目。并五脏合气,经络受病,八风所中,形候论诀,兼诸家会同将息妙术,及乳石丹与杂石压理之法,录定伦次,即以时代为先后,今删略旧论,纂集新要,分成上下二卷。可谓价重千金,比肩万古,垂之于后学,豁若冰消者乎。

薛侍郎服乳石体性论一首

中书侍郎薛曜论曰:夫金石之性,坚刚而急烈,又性清净而恶滓秽。凡服乳石讫,即须以意消息,寻检旧法,不可无备忌也。但人性或冷或热,或宽或急,皆须量性将卫,不可轻有犯触。凡乳石一服之后,常在肠胃,若人气力衰,石气强,即发动;若人气力盛,石气安,即强健。谨按古法,皆令五十以上始服乳石,殊谓不然。今验所见，年少服者得力速，兼无病患。何以言者？年少筋力满盛，饮食饱饫，弥益精明壮健，终无发理。年岁迟暮，气候衰竭，食饮失宜，此石气胜人，无不发动。历观得失，莫过于此。夫人年少纵不吃饮食，血气自强，年老力微，纵肉精细，犹不可健。以此言之，足明古法疏矣。凡人身血脉，经行不绝，如血脉微有滞处，便于其处发疮，或发热，神气昏闷，必欲防之。每朝及暮，温一两盏清酒，或可以生姜刮碎，和少茱萸饮之，令遍体热薰薰。又作热羹粥歠之，使肠胃通利，即石气流行。其初服石一二百日，尤宜作此将息。是古法服石不取夏月，只取冬月。所以然者，石有发动，与服时皆背，此又殊乖通论。今验服石，饮食失时，劳役过度，立即发动，岂待背时？今历见将卫得宜，并不发动。复见名医平章服石之人，常作热将息，傥发调适乃易耳。脱若石气发动，暂须宜泄，服少冷药，便得转泻。若得通畅，热气并除。若常作冷将息，脱若石气发动，用冷药无由得转。此一曲之说，今古存之，但欲广闻见尔。其将息皆须自量本性冷热为候，务取安稳，不可拘执古论，舍己从人。庶通幽君子以此为意也。按本草石钟乳味甘温无毒，主咳逆上气，明目益精，安五脏，通百节，利九窍，下乳汁，益气补虚损，疗脚弱疼冷，下焦伤竭，强阴，久服延年益寿，好颜色，不老，令人有子。不炼食之，令人淋。一名公乳，一名芦石，一名夏石。生少室山谷及太山。采无时。蛇床子为之使，恶牡丹、玄石、牡蒙，畏紫石、蘘草。少室犹连嵩山也。今第一出始兴，而江陵及东境名山石洞，亦皆有之。唯通中轻薄如鹅翎管，碎之如爪甲，中无雁齿，光明者为善。长挺乃有一二尺者，黄色，以苦酒洗刷则白，仙经用之少，俗法所重，亦甚贵之。谨按：钟乳，第一始兴，其次广、连、澧、朗、柳等州者，虽厚而光润可爱,饵之并佳。今硖州、清溪、房州三涧出者,恶本草作亚于始兴,自余非其土地,不可轻服,多发淋渴,只可捣筛,白练裹之,合诸草药,酒浸服之耳。陶云钟乳一二尺者,谬说之。

李补阙研炼钟乳法一首

研炼钟乳法。

取韶州钟乳,无问厚薄,但令颜色明净光泽者,即堪入炼,唯黄、赤两色不任用。欲炼亦不限多少,置钟乳于金银器中,即以大铛中著水,沉金银器于铛中,用火煎之,常令如鱼眼沸,水减即添。若薄乳三日三夜即得,若粗肥厚管者,即七日七夜,候乳色变黄白即熟。如疑生,更煎满十日最佳。煮讫,出金银碗,其铛内煮乳黄浊水弃之,勿令人服,服必损人咽喉,伤人肝肺,令人头痛,兼复下痢不止。其有犯者,食猪肉即愈。弃此黄水讫,更著清水,准前更煮,经半日许即出之。其水色清不变即止,乳无毒矣。即于瓷盆钵中,用玉锤著水研之。其钵及锤,须夹白练袋,笼口稍长作之,使锤得转,兼通上下,每日著水搅令调匀,勿使著锤钵,即封系练袋,自作字记,勿使人开。一即免纤尘入中,二免研人窃吃。研觉干涩,即是水尽,即更添水,常令如稀泔状。乳细者皆浮在上,粗者沉在下,复绕锤钵四边研之。不及者即粗细不匀,为此每日须一开或二开,搅刮令匀,勿使著锤,即得匀熟,免有粗细。研至四五日,状若乳汁,研揩视之,状如书中白鱼腻即成。自然光白,便以水洗之,不随水落者即熟,若得水而落者即未成,更须研之,以不落为限。熟讫,澄取曝干,任将和药及和酒,空腹服佳。《千金翼》同。

曹公草钟乳丸法二首

主五劳七伤,肺损气急,疗丈夫衰老,阳气绝,手足冷,心中少气,髓虚腰疼,脚痹体烦,口干不能食。服之安五脏,补肠胃,能息万病,下气消食,长肌和中方。唐尚书用之。

钟乳二两,别研十日　吴茱萸二分　石斛　菟丝子各一两,酒浸,别捣

上四味,捣筛,蜜丸如梧子。空腹服七丸,日再。服讫,行数百步,温酒三合饮之,复行二三百步。口胸内热,热如定,即食干饭豆酱,过一日,食如常。须暖将息,不用闻见尸秽等气,亦不用食粗臭陈恶食。初服七日内勿为事,过七日后任性,然亦不宜伤多。服过半剂觉有效,即相续服三剂,终身更无所患。欲多阳事者,加雄蛾三十枚;若失精,加苁蓉花三两佳。《千金翼》同。

又钟乳丸法。

成炼钟乳二十四分　石斛　蛇床子各五分　人参　桂心各四分　干姜三分　椒三分,汗,去目并合口者

上七味,总四十八分,计一十二两,以炼白蜜和之,捣三千杵药成,丸如梧子。空腹,温无灰清酒下二十五丸,日再服。如性饮,宜加饮少许,仍行三数百步,即乳气溜下,任食。若能节量甚佳。古法云:令食干饭,得丸力速。如觉热冲上,进一两口饭,行步消息良久,任食。若能节食甚佳。古法云:令食干饭豆酱,不得过多,不可依古法,终是节食,忌行阳事最要。能依此法将慎,补益之功不可具述,终妙也。

崔尚书乳煎钟乳饵法二首

疗风虚劳损，腰脚弱，补益充悦，强气力法。

钟乳三两，研如面，以夹绵练袋盛，稍宽容，急系头。内牛乳一大升中，煎之，三分减一分，即好。去袋，空饮乳汁，不能顿服，为再服亦得。若再服，即待晚间食消时服之。如能顿服，即平朝尽服之。不吐不利。若稍虚冷人，即微下少溏利，亦无所苦。明朝又以一大升牛乳，准前煎之，依法服饵。其练袋每煎讫，即以少许冷水濯，不然，气不通泄。如此三十度以上，四十度以下，即力尽。其袋中滓，和面饲母鸡，取其生子食亦好。不然，用浸药酒亦得。若有欲服白石英，并依此法。若患冷人，即用酒煎；患热人，即用水煎。若用水及酒，例须减半乃好。若用牛乳三分减一分。补益虚损，无以加之，永不发动。《千金翼》同。忌在别卷中。

服乳粉法。

乳小秤一两，分为两服，朝服夜尽，无问多少，一准此法，一两为度。凡服乳，皆须温清酒服之，常令酒气不绝为佳。不得使醉吐，惟须少食，日食一升许饭。得满三日不出，即乳不随食下化为度。三日外，任意作美食将息。其乳多少，任人贫富服之。师云：服一斤，百病自除；二斤，流及三世；三斤，临死之时，颜色不变，在土下满五百年后，乃成强壮人。通按：三日不出，谓三日不大便，使乳气不下泄也。

杂饵钟乳丸散补益法二首

《千金》炼钟乳散，疗虚赢不足，六十以上人瘦弱不能食，息百病法，能多得常服益佳。

钟乳一斤，取白净光明色好者，即任用之，非此者不堪用。一味，先泥一铁铛，受四五斗者为灶，贮水令满，去口二寸，内乳著金、银、瓷器中，任有者用之，使得沉之于铛中，令水没器，留一寸余即得，常令如此，勿使出水也。微火煮之，日夜不绝，水欲竭即添成暖水，每日一周时，辄易水洗铛，并淘乳。七日七夜出之，净淘讫，内瓷钵中，玉锤缚格，著水研之一日一夜，多著水，搅令大浊，泻取别澄为粉，其乳粗者，自然沉底，可研之，凡三日三夜皆细。逐水作粉毕，澄取曝干，更于银钵中研之一日，候入水洗不落为佳。可分秤入散药服之，取炼成乳粉三两。

人参　石斛　干姜各三分

上三味，捣筛，与乳令相得，均分作九贴。早朝空腹，温酒服一贴，黄昏后服一贴，三日内准此服之，日三后还须准旧服如前。尽此一斤乳讫，其气力当自知耳，不能具述也。《新撰英乳论》同。

《延年秘录》钟乳散，主补虚劳，益气力，消食法。

防风　人参各一分　钟乳二分，研　细辛半分　桂心二铢
干姜一铢

上六味，为散，分作三贴，每晨温酒服一贴，食时服一贴，食时进不用过饱，亦不得过饥，常令饮酒，使体中薰蘸有酒气。若热烦，以冷水洗手面，不用热食，亦不得冷。忌法如常。

杂饵钟乳酒法二首

《纂灵记》钟乳酒，主风虚气上，安五脏，通百节，利九窍，益精明目，补下焦伤竭，脚弱疼，久服延年益寿，肥健，好颜色，不老法。

钟乳三两细研，两重绵练袋盛，内六升清酒中，用白瓷器盛，

密封,安汤中煎,令三分可减二分,即出汤,还添酒满元数,封头七日,取饮,一服三合。忌如药法。

又和酒服饵钟乳法。

成炼钟乳三两,以无灰新熟清酒一斗,于不津器中相和,密封闭,冬七日,夏二日。空腹,温服三合,日再服,渐加,以知为度,十五日令尽。亦有用此三两和酒服,三日令尽。并令节食,忌阳事,杂慎如药法。《千金翼》同。

东陵处士炼乳丸饵补乳法二首

钟乳无问州土,但白薄光润者即堪。以疏布袋盛,悬于釜中,勿令著底,炭火煮之,日三度易水,出釜水净洗讫,内釜中发火如前,候水色不变为度。将乳袋出于新汲清水中,洗去乳袋上浮沫,更以牛乳五升,缓火煮之一日。欲服乳,先饮此牛乳,任和酒饮之。其袋中乳倾出于盘中,以水净洗,入钵即研,研满七日七夜,常添水,令如牛乳状,勿令干燥,使粗细不匀,候白光可爱,水不落为度。余法如前,不能重述服法。

成炼乳粉 桂心 蜀天雄各一两,炮 人参 干地黄 远志皮 葳蕤各二两

上七味,捣筛六味讫,即内乳粉入钵更研,候相和讫,温白蜜去沫,和为丸如桐子,酒下二十丸,渐加至三十,日再服。比用殊妙,忌如药法。

补乳法。

凡三日服乳,三日补之,十日服乳,十日补之,以此为度。补乳法,欲得饱食,服乳法欲少食。补乳,以牛羊獐鹿等骨并煎取汁,任意作羹啖之,不得食仓米、臭肉等物及阳事。待经一月以

后,稍觉精气满盛,百脉流通,身体觉热,绕脐肉起,此为得力之状尔。然可稍近阳事,舒泻亦不得频数,令药气顿竭弥更害人,戒之!慎之!其乳所以名之为乳者,以其状人乳也。宜与神丹作地,与一切凡石迥殊,故乳称石精石滓。先师云:上士服石,服其精;下士服石,服其滓。滓之与精力远矣。

周处温授段侍郎炼白石英粉丸饵法并论
紫石白石英体性及酒法五首

《本草经》:白石英,味甘辛,微温,无毒。主消渴,阴痿不足,咳逆,胸膈间久寒,益气,除风湿痹,疗肺痿下气,利小便,补五脏,通日月光明。久服轻身长年,耐寒热。生华阴山谷及太山。大如指,长二三寸,六面如削,白澈有光。其黄端白棱名黄石英;赤端名赤石英;青端名青石英;黑端名黑石英。二月采,亦无时。恶马目毒公。今医家用新安所出,极细长白澈者;寿阳八公山多大者,不正用之。《仙经》大小并有用,惟须精白无瑕杂者。如此说,则大者为佳。其四色英今不复用。谨按:白石英所在皆有,今泽州、虢州、洛州山中俱出。虢州者,乃大径三寸,长五六寸者。今通以泽州所出为胜。采之妙。

又经云:紫石英味甘辛温,无毒,主心腹咳逆邪气,补不足,女子风寒在子宫绝孕,十年无子。疗上气心腹痛,寒热邪气结气,补心气不足,定惊悸,安魂魄,填下焦,止消渴,除胃中久寒,散痈肿,令人悦泽。久服温中,轻身延年。生太山山谷,采无时。长石为之使。得茯苓、人参、芍药,共疗心中结气;得天雄、菖蒲,共疗霍乱。畏扁青、附子,不欲鮀甲、黄连、麦句姜。今第一用太山石,色重澈,下有根;次出宦零山亦好。又有南城石,无根;又有青绵石,色亦重黑不明澈;又有林邑石,腹里心有一物如眼;吴兴石,四面才有紫色,无光泽;会稽诸暨石,形色如石榴子。先时并杂用,今散家采择唯太山最,余处可作丸酒耳,仙经不正用,而为俗法所重也。采时依此。

又炼服石英法。周司户处温传授,云于段侍郎处得,甚妙。

白石英五大两,微捣碎,以酽酢五大升,于不津瓷器中,盖头,埋屋北阴处,经七十日出。泻除酢,捣碎,研以水飞如出粉法,澄清泻之,更研飞之,可经二七日,以酽酢三小升,还置不津瓷器中,盖头,又埋,可经二十日出。以水洗去酢味尽,研之极细,即以好驴乳三大升,安不津器中,重汤煮,令乳竭止,依方用和后丸。

又丸法。

生干地黄 茯苓华州者 人参潞州者 蜀天门冬去心 枸杞白皮,取时月州土者,各三两

上五味,捣筛为散,入前石粉,令相得匀调,炼蜜和,丸如梧子,初服十丸,加至二十丸,日一服,以后地黄酒服之。

又酒法。

生地黄切,五小升 乌豆二小升

上二味,以无灰清酒渍经五宿,取服。

杂煮石英和金银草药饵及银罐煮水饮法三首

《千金翼》煮石英服饵法。

石英五大两,泽州光净无点翳者。取石英打碎如小豆、荞麦

许大,去细末,更于水中涛洗令净,重练袋盛之,以绳子系头,取五大升清水,于不滓铁铛中煮之。煮时,石袋不用著铛底,恐沙石煎坏,先以一杖横铛口,挂石袋著杖上,去底三二分许,煮取一升汁,置碗中经宿,澄取清,平朝空腹顿服。若以此汁煮稀粥服之亦佳。每服后,可行五百步,并饮三两盏清酒。又更依前法煮石二十度者,石即无力,以布裹埋南墙下深三尺,满百日又堪用服之,然终不如新者。

又石英和金、银、人参煮服饵法。

金十大两　银四大两　白石英五大两　人参二大两

上四味,取一铁釜净洗,即下前件药于釜中,先下水三大升,立一杖入釜中,令至底,水所浸著处即刻记之,更下水二大斗七升,通前总三大斗煎之,如鱼眼沸,渐减至杖所刻处,即停火。急取湿土置釜底,取其汁贮以不津器中,其金银石等漉出收取,其人参随药汁细细吃,却其汁每朝空腹服三大合,夜间又服二大合,欲作食饵亦任。每服之后,随性多少酒,使行药气。忌如常法。

《纂灵记》银罐煮白石英服水法。

白石英五大两,上上者　通按:罐底多开小孔,四旁亦然。欲令火气逼入罐内,而石又不焦损也。

上以银罐盛石,受可一小升,罐底开小孔子令遍,侧畔近下又两行开孔绕遍,于铁铛中著水五大升,则内银罐水中,炭火上煎,取二小升。去罐澄清,分再服。服讫,饮少酒脯,行一二百步许。其石三遍煎,一回打碎一片作两片,乃至麻米大,即休弃之,不堪服也。无所戒忌。

同州孟使君饵石法一首

服石法。

粗白石英一大斤，敲碎，颗粒如酸枣核大，不用全取白石颗，先砂盘中和粗磊磊砂，使壮儿仍少著水，和挼二三千下讫，即净洗取石，又于砂盘中和砂，更挼一二千下，依前净洗，即安柳簸箕中，蒿叶兼少许水熟挼讫，以水净淘，出晒令干，又以手细细挼之，令浮碎总尽。熟挼使光滑，即盛于夹帛练袋中，若出将行，若于家内，安当门床上，每日平明未梳裹前，取七颗含于口中，以酒或水下之一颗，一回咽，七回吞，直令到小腹下，以两匙饭压著，即依大家食，一无所忌。死牛秽恶，白酒牛肉，但是石家所忌，皆总不忌。所以辛苦料理使光滑者，恐有浮碎薄人肠胃。作小疮子，亦无他疑，即每日亦起梳裹前，依前服之，值冷热都总无忌。比至日午左侧，即便转出为新石，推陈石下。下讫，还依大家食时即餐饭。若自知病羸，至夜食前又服七颗，依前法吞。一夜令在小腹下，温齐脚，明日平明先便转陈石，总与石下讫。又朝法夜法服之。此石常在小腹内，仍附仓门，但小腹温热，于四肢膀胱头目髓脑肤体之内，元无石气，欲发从何而作？丈夫妇人多有积冷，若下热必须上冷，若上下俱冷，胃口不下食，便成消渴致死。若上下俱热，头面生疮，唇干眼赤，手脚枯槁，皮毛浮起，不久成骨蒸。凡人必须上下焦冷热气息调和，筋脉通达。若上热下冷，必有痼积。服石之后，即下热自然上冷，骨气坚实，腰肾强健，万病自除。若不得力，十斤亦须常吃。若得力讫，一斤即止也。

羊肉中蒸石英及石汁焦猪肉兼作姜豉服饵法三首

羊肉中蒸石英服饵法。

精羊肉一斤　白石英三两

上二味，先取肉擘作两段，钻作孔，内石著肉中，还相合，即用荷叶裹。又将蜡纸裹，又将布裹，于一石米饭中蒸之，候饭熟即出。却石后，取肉细切，和葱椒姜等绝小作馄饨子，熟煮，每旦空腹，冷浆水中吞一百子。吞讫，将冷饭压之。百无所忌。宜春夏服大验。其石永不发，勿令馄饨破碎。其石三两回用之，乃换之。

又石汁中焦猪肉饵法。

白石英一大两

上一味，绢袋盛，以水三斗，煎取四大升，去石。以猪肉一斤细切，椒、葱、盐、豉一如食法煮之，任意服。隔十日一度，打碎煮之。一无所忌，甚妙。

又石英汁作姜豉服饵法。

白石英二大两　肥猪肉三斤　通按：中破者，打作两块也。

上二味，以水八升煮石英，取五升，量煮猪肉得烂熟为度。取猪肉汁下葱豉，切肉作姜豉食之，一剂可六七日吃令尽。二两石英三度煮之，第一度全用，第二度中破，第三度捣碎煮之。每煮皆用白练袋盛之。其石经三度煮，即须换新者。二月以前，八月以后，皆可作饵也。《千金翼》同。

猪肚中煮石英及饲牛取乳兼石英和磁石浸酒服饵法三首

《千金翼》猪肚煮石法。年四十以下服二大两,年四十、五十乃至六十以上,加二两,常用。四月以后服之者,缘石性重,服经两月以后,石力若发,即接秋气,石力下入其脏,腰肾得力,终无发理。

白石英二大两,末,以生绢袋重盛缝却口　人参末　生地黄切生姜细切,各二大两　葱七茎细切　豉一抄　椒四十九颗,去目合口者　羊肉半斤,细切　猪肚一具,净料理如食法　新粳米一合,和前件药并石英袋内著猪肚中,急缚口,勿使少泄气及水入

上十味,以水二斗煮至八升即停,出药肚著盘上使冷,然后破之,如热破,恐汁流出,先出石袋讫,取煮肚汁将作羹服之。每年三度服,每服石英依旧,余药换之,分数一依初法,每服隔一两日。不得食木耳、竹笋。

又石英饲牸牛,取乳服饵法。

白石英三大斤,取好者,以上亦得

上一味,捣筛,细研三两日,研了,取一牸牛十岁以上养犊者,唯瘦甚佳。每日秤一大两石末,和锉豆与服,经七日,即得取乳。每朝空腹热服一升,余者作粥吃,任意食之,百无所忌。以五月上旬起服大好,如急要亦不待时节,终无发也。牛粪粪地,随意种菜,供服乳人吃之。

又石英和磁石浸酒饵法。

白石英五大两,泽州上好者　磁石五两,去毛石引针,多者十两亦得,二物各捣令碎,各用两重帛练袋盛之

上二味,以好酒一斗,置不津器中,悬药浸,经五六日以后,

每日饮三两盏,常令体中微有酒气。欲加牛膝、丹参、杜仲、生地黄、吴茱萸、黄芪等药者,各自量冷热及所患,并随所有者加之,仍随所加有忌者禁之,余百无所忌。一年以后,须发变黑,腰疼耳聋悉瘥。其酒三五日以后,即渐添一二升,常令瓶满。所加草药疑力尽者,任换之。经三四个月,疑石力稍微,即更出捣碎,还以袋盛,经半年以后弃之,准前更合。

服石后有不可食者有通食而无益人者有益人利石者药菜等一十条

不可食者油脂,其性滑肠而令人不能食,纵吃,勿煎炙也。

又芜荑,能生疮发石气。

又荠苨,云发石,亦云损石。

又芥子及芥菜,皆能发药、发热。

又蔓青菜,发气损石。

又葵菜,滑而且拥,亦不可食。凡不可食者,勿食为佳。

若欲食者,皆须报炼,杂以葱椒。然可通食者苏,其物润腹而能行石气。

又冬瓜、龙葵,此二物甚压石,亦多食。

又蔓青,作黄韭和肉作羹,始可少食,亦须椒葱杂之。

又葵,不可空吃,腹胃燥涩,可取三五叶入肉,时食一顿也。

张文仲论服石法要当违人常性五乖
七急八不可兼备不虞药并论二十三条

五乖:

重衣更寒一乖。凡人寒,衣即暖,服石人宜薄衣,若重衣更寒。经云:热极生寒,故云一乖。

饥则生臭二乖。平人饮食不消,作生食气。服石人忍饥失食,即有生食气,与常人不同,故云二乖。

极即自劳三乖。平人有所疲极,即须消息恬养。服石人久坐久卧疲极,惟须自劳适散石气,即得畅,故云三乖。

温则泄痢四乖。平人因冷乃痢,得暖便愈。服石人温则泄,冷即瘥,故云四乖。

饮食欲寒五乖。平人食温暖则五内调和,服石人食饮欲寒乃得安稳,故云五乖。《千金翼》名六反,云肿疮水洗六反也,余同。此但有五条,名五乖。

七急:

当洗勿失时一急。若觉身体暖疼,关节强直,翕翕发热,愦愦心闷,即须洗浴。若初寒,先用冷水,后用生熟汤;若初热,先用暖水,后用冷水。浴讫,可以二三升冷水淋头,故云一急。

当食勿饥二急。须食即食,不得忍饥,故云二急。

酒必淳清令温三急。无问冬夏,常须饮,多少任性,热饮尤佳,故云三急。

衣温便脱四急。

食必极冷五急。

卧必榻薄六急。

食不厌多七急。

八不可：

冬寒欲火，一不可。

饮食欲热，二不可。

当疹自疑，三不可。凡服石，常须消息节度，觉小不安，将息须依法，不得自生狐疑。

畏避风湿，四不可。若觉头风热闷，愦愦心烦，则宜当枕头以水洗手面即好，不比寻常，风湿依此尤佳。

极不欲行，五不可。若久坐久卧有所疲极，必须行役自劳。

饮食畏多，六不可。

居贪厚席，七不可。

所欲从意，八不可。不用从意，所达石性将息节度为妙。

凡药石发，宜浴，浴便得解。浴讫不瘥者，乃可余疗。若浴不瘥，即得依后服葱白麻黄等汤。诸随身备急药目新附。

紫雪　金石凌未详何也　甘草　葳蕤　黄芩　大黄　狗白粪　芒硝　朴硝二加　芦根　麦门冬　香豉　石膏　犀角　胡豆　露蜂房　白鸭通　大麦奴

以上诸药，皆乳石所要，仲嗣今与名医择之，常用随身备急。

寒食诸法，服之须明节度。明节度则愈疾，失节度则生疾。愚者不可强，强必失身。智者详而服之，审而理之，晓然若秋月而入碧潭，豁然若春韶而泮冰，积实谓美矣。凡将理解折法，具在中卷，参而行之。

乳石阴阳体性并草药触动形候等论并法一十七首

《延年秘录》论曰:乳者,阳中之阴;石者,阴中之阳。乳石从来阴阳精体,处至阴之里,有正阳伏其中;正阳之中,复在至阴之里。故阳生十一月甲子后服乳,阴生五月甲子后服石。阴阳发明,互相为用而服之,皆理于内不泄于外也。夫人肤虚,皆带风气,处人全躯,常经含象,理之有法,则祸害不生。乖于时候,则危瘵立至。窃览古法,皆云四月服石,此谓浮学,不晓由来,按闻承开服石,金曰四月虽开而未平,六月谓得气之节,他皆仿此。常以不全实其腑,不全虚其脏,即入风之道无所滞焉。或有药触成疴,饮食发疹,今并伦次,详而行之。通按:虽开而未五字疑有阙。

旧论曰:神农、桐君深达药性,所以相反畏恶备于本草。但深师祖学道洪,道洪所传,何所依据云?

钟乳动术,令人头痛目疼;术动钟乳,即胸塞气短;海蛤动乳,即目疼气短。虽患不同,其疗一矣。如与上患相应,速服葱白豉汤,其五石大散,自后人发动将疗,亦非古法。乃云钟乳与术更互相动,本草既无成文,但学者穿凿,今但依头疼目痛,胸塞气短证候,速服葱白豉汤方。《千金》云钟乳又对栝楼。

葱白切,一斤,去青　香豉三升,绵裹　吴茱萸二升　甘草三两,炙,切

上四味,以水一斗半,先煮葱白,澄清取八升,内药煮取三升,分三服讫。令人按摩摇动,口中嚼物,然后仰卧,覆以暖衣,汗出,去衣服汤,热歇,即便冷涛饭酱脯等物,任意食之。《千金》用葱半斤,豉二升,甘草、人参各三两,无吴茱萸。

若服此不解,复服甘草汤方。

甘草三两,炙　桂心二两　豉二升　葱白半斤

上四味,合服如上法,若服此已解,肺家犹有客热余气,复服桂心汤方。

桂心　麦门冬去心,各三两　人参　甘草各二两,炙　葱白半两　豉二升

上六味,合服如前法。出《千金》。

防风、细辛动硫黄,令人烦热,脚疼腰痛,或嗔忿无常,或下痢不禁。防风、细辛能动硫黄,而硫黄不能动彼,才觉发,便服杜仲汤方。

杜仲三两　枳实炙　甘草炙　栀子仁十四枚　李核仁去皮,各二两　豉二升

上六味,合服如上法。若不解,复服大麦奴汤方。

大麦奴四两　甘草炙　人参　芒硝　桂心各二两　麦门冬去心,半斤

上六味,合服如上法。若服此已解,脾肾犹有余热气或冷,复服人参汤方。

人参　干姜　甘草炙　当归各一两　附子一枚,炮

上五味,合服如上法。出《千金》。

附子、白石英两更相触,若白石英先发,令人烦热,腹胀。若附子先发,令人呕逆不食,或口噤不开,或言语难,手足酸疼。初觉宜服生麦门冬汤方。

生麦门冬四两,去心　甘草二两,炙　麻黄二两,去节　豉二升

上四味,切,先以水一斗煮麻黄,掠去沫讫,内诸药煮,取三升,分三服。服讫,若按摩,卧覆取汗,候药气散,温饭酱菜脯等任食。若热未退,更服大黄汤方。

大黄三两,别渍　甘草二两,炙　栀子二十九枚,擘　豉二升

上四味,切,以水九升煮甘草、栀子,取二升半,然后下大黄煎三四沸,去滓,分三服,得下便止,不下当尽服。一法若烦热,加细辛一两。若热势未除,视瞻高而患渴,复服栝楼汤方。

生栝楼　大麦奴各四两　甘草二两,炙　葱白半斤　豉二升

上五味,合服如上法,稍稍一两合服之,隐约得一升许,便可食少糜。动热若已解,胃中有余热,复服芒硝汤方。

芒硝　桂心各二两　通草　甘草炙,各三两　白术一两　大枣二十枚,擘　李核仁二十二个,去皮

上七味,合服如上法。若腹胀,去芒硝加人参二两。出《千金》。

人参动紫石英,令人心急而痛,或惊悸不得卧,或恍惚忘误,失性发狂,或惽惽欲眠,或愦愦喜嗔,或瘥或剧,乍寒乍热,或耳聋目暗。又防风虽不动紫石,而紫石犹动防风,为药中亦有人参,缘防风动人参,转相发动,令人心痛,烦热,头项强,才觉发,宜服麻黄汤方。《千金》服后人参汤。

麻黄一两,去节　人参一两　甘草二两,炙　葱白切,一升　豉一升　大麦奴一把

上六味,切,以酒五升,汤三升,煮取三升,分三服良。

又解服人参汤法。

人参三两　细辛一两,炙　白术二两　桂心二两　豉三升

上五味,以水一斗煮取三升,去滓,分三服。若瞋盛,加大黄、黄芩、栀子各三两。出《千金》,有甘草二两。

若忘误狂发犹未除,服麦门冬汤方。在后礜石发下。

若心有余热气,更服人参汤方。

人参 防风 甘草炙,各三两 桂心二两 生姜切 白术各两

上六味,合服如上法。出《千金》。

桔梗动赤石脂,令人心痛寒噤,手脚逆冷,心中烦闷。赤石脂动桔梗,令人头痛目赤,身体壮热。始觉发,宜温清酒饮之,随能,解须酒势行则解,亦可服大麦䴵方。

大麦熬令汗出,燥止,勿令大焦,舂去皮,细捣筛,以冷水和服之,入蜜亦佳。《千金翼》云:炒去皮,蒸令熟,曝干香,捣筛。

礜石无所偏对,发则令人心急口噤,骨节疼强,或节节生疮,将食太过,发则多壮热,以冷水洗浴,然后用生熟汤五六石灌之,食少暖食,饮少热酒,行步自劳,即服麦门冬汤方。

麦门冬半斤,去心 豉二升 葱白半斤,切

上三味,以水七升,煮取三升,分三服。覆暖衣,汗出即瘥。一法加甘草三两,人参一两半。《千金》又有桂心二两。云:始觉发,即服葱白豉汤,用葱白半斤,豉二升,甘草二两炙,三味以水六升煮取二升半,分三服。若散发,身体卒生疮,即服麦门冬汤。

铨择薛侍郎等服石后将息补饵法一十五条

薛侍郎曰:服石之后,一二百日内,须吃精细饮食羹粥酒等,使血脉通利。羹法。

取獐、鹿、兔、雉、鹅、鸭肉等,以水净洗,切如指大,于铛中炒令欲熟,即多下葱白,少下椒盐,熬令香,即下少水煮,次下粳米糁,次下豉清酱汁,调咸酸适口,每欲食,先须歠十数口羹汁,令胃口开通,皮肤津润,然后进诸食,纵啖炙肉亦无所虑。作此将养,食多且健,纵啖餺饦,亦须多啜臛汁。

又若觉体气沉滞,石势不行,慎勿吃面。若觉虚惙,任饵薯

蓣馎饦方。

取大薯蓣刮去皮，薄切，日曝干，承润按作粉，不粉者更曝，依前按粉讫，下筛，以暖汤及盐如面细切作馎饦肉，造臛如前羹法，用浇馎饦，任食。此肉补益，强筋骨，止渴。

又若觉渴及热盛，慎勿食炙肉，羊、獐尤恶，自外肉性平冷者通食，仍勿热进，恐成消渴。

又若欲知体实而壅者，先看脚拇指甲，肉满及肉色赤是实也。实即畏热，发当须服药微泻。

又若觉四肢筋强，背脊重，或头痛如刺，眼睛欲脱者，宜以香汤浴，须虚静大屋内适寒温，先以汤淋大椎及囟上三五十碗，然后乃浴，勿令见风。浴讫，覆被安卧，拟取汗，仍须吃葱根葛豉粥法。

葱根三大，握　干葛六两，切　豉三合　葱白一大握，擘　生姜少许，切　椒十五颗

上六味，先以水五大升煮葱根，减半，去滓，下葛及豉煮，取二大升，去滓，细研少米作稀粥，并著葱白等煮熟，承热啜服之。讫，依前覆被，取汗讫，令妇人以粉遍身揩摩，使孔合半日许，始可出外，其病立瘥。如不损，可重为之。

又若觉大热者，可服紫雪，或金石凌，或绛雪，或白雪等，但温半大升水，取次研一大两香汤，浴后顿服之，候一两行利，热乃退矣。凡此救急，紫雪为上，如不得通泄，宜服黄芩饮子法。

黄芩二大两　栀子仁二七枚　干葛二大两　芒硝半大两

上四味，切，以水三大升，煮取软一大升，绞去滓，下芒硝调之，分温两服，快利即瘥止。

又若发热，但依法次第将息，及服药后得微汗微利为佳，不

要多利,利多即反损石势,又加虚人。

又若觉体气惛惛,不痛不痒,小便赤涩,即捣茅根汁服之。

又若口干,即捣蔗汁服之。其甘蔗能利大小肠,如先利,即勿吃甘蔗,在下卷口干法中。

又若少觉不下食,服生姜汁酒等法。

生姜汁一合　白蜜一匙　清酒倍生姜汁

上三味,相和,温顿服之,半日乃效,甚佳。

又若觉食不下兼呕,宜服麦门冬饮子法。

麦门冬一大两,去心　甜竹叶一大握　生姜半大两,切　小麦四合,淘去土秕

上四味,以水三升煮取一升半,分温两服。

又若不下食,体弱乏气力,即宜食鲜鲫鲙法。

取鲜鲫鱼剥去鳞,破去肠血,勿洗之,但用新布一二尺净拭,令血脉断,名曰上鲙,余依常鲙法,美作蒜韭,仍食瓜姜等酱,尤益人下食,亦疗气痢赤痢。

又若发疮及肿,有根无根,但服五香连翘等汤及丸,其法在此卷末痈疽法中。

忌食猪肉、蒜、生菜等,唯宜食兔肉,仍须熟吃,甚佳。

又若肿有根,坚如铁石,带紫赤色者,服汤后,仍以小小艾炷当肿上灸之,日一两炷为佳。养如常法。

又若触秽必不善,四体懔懔,饮食无味,亦可含香丸。如不瘳,服一盏五香汤,取微利一行佳。则不烦沐浴也。

饮酒发热诸候将息补饵论并法一十条

《古今录验》论曰:饮酒则石势敷行经络,气力强溢,肾气坚王,即顿为阳事。阳事过多便肾虚,肾虚则上热,热盛则心下满,口干燥,饮随呕吐,胃腑不和,宜服葛根饮,安谷神,除热呕止渴也。且石酒相得,递相为用。若石势不行,则须少饮,如石气调歇,不复须饮。

又若热盛充满经络,心腹少胀,欲心下痞痞不消,或时聚如坚,随复消者,宜服秦艽汤,得利便瘥。秦艽汤法。

秦艽三两,细切,以牛乳一大升,煮取一小升,去滓,顿服之,得利即瘥。若老弱可量气力进之。其饮食宜清冷,不得浊热,浊热则使石势壅塞不行,喜呕吐,病坚结也。亦能发黄,或小便赤,心坚痛者,亦宜服秦艽汤,得溏泄瘥。热气散后,黄色纵彻皮肤,是瘥候勿怪。热散后,慄慄寒颤,若困颤,黄复出外者,是谓余热欲散也。勿厚覆,但使肌肤中少寒颤即止。

又若热解,寒不解者,可饮三合热酒使解。

又若寒解后,头重耳鸣,满眼漠漠,心下痛者,可饮二合许清酒便瘥,寒温宜依此法。

又若心下结硬,腹胀,大小便不利者,急服前胡大黄汤下之。法在下卷小便淋法中。

又若欲狂癖失常者,与白薇汤下之,法在下卷痰澼干呕法中。

又若酒热歇,石热亦不复行,心下热结已消,黄纵未歇,亦无所苦,但冷饮食,勿进辛辣菜及热补食。若不欲进清冷者,可和暖饵,勿令大热。

又若饮热歇后,石势虚损,饮食入口,自觉诸脉中痞痞如冷水入者,是酒石俱退,经络空虚故也。宜积日调冷食,兼依服进猪蹄羹,通养诸脉,自瘥止。

又若头眩,耳闻空中有人语,心怯恐惧,兼忧悸不安,四肢如痹,或起眠即辄惊,如被虎狼所逐,威势所摄者方。

服淡竹沥一二升,乃至三升,瘥止。亦可进白薇汤下之,消息稍与令饮粥。常令有食力,时进鸡心酸枣汤,常令对偶安慰之,以美言相悦,慎不可以恶事惊之。

又鸡心酸枣汤,疗饮后阳多,肾虚发热,积日不食,胃中虚热,饮食不已,气入百脉,心脏虚盛,令人失常法。出《古今录验》。

鸡心十枚　酸枣半升　人参一两　茯神　芍药各二两　白薇　枳实炙　知母　甘草炙　栝楼各二两　生地黄八两

上十一味,切,以水一斗煮药半熟,内心煮,取三升,冷分三服。

饵寒食五石诸杂石等解散论并法四十九条

《小品》论曰:凡服五石散及钟乳诸石丹药等,既瘥节度,触动多端,发状虽殊,将摄相似。比来人遇其证,专执而疗之,或取定古法,则与本性有违,或取决庸医,则昧于时候,皆为自忤。遂推石过,深省其理,未曰合宜。每寻古医,互相晦见,直言沐浴,实未探微,寒温适情,盖须自度,随时之义,易所通焉。故陶正白云:昔有人服寒食散,简古法以冷水淋身满二百罐,登时彊毙。又有取汗,乃于狭室中四角安火,须臾则殒。据兹将息,岂不由人,追之昔事,守株何甚! 今列篇章,幸择长而录用耳。寒食药得节度者,一月辄解,或二十日解,堪温不堪寒,即已解之候也。其节度者,或头痛欲裂,为服药食温作癖,宜急下之。

又若手脚卒患顽癣者,为犯热经久故也。急与冷水洗,饮热清酒,进冷食即止。一法饮冷清酒亦止。

又若体上生疮,结气肿痛不得动者,为自劳太过也。宜服香豉饮法。

香豉三升　葱白一虎口

上二味,以水三升煮三沸,服之。不止,乃至三四剂自止。

又若腰痛欲折,两目欲脱者,为热上肝膈,腰肾冷极故也。宜服黄连饮法。腰痛欲折,两目欲脱,《千金翼》作二条。

黄连　甘草炙,各一两　葳蕤二两

上三味,切,以水三升煮取一升,去滓,内朴硝一两,顿服,得微利止。

又若眩冒欲倒者,为衣厚犯热故也。宜冷水淋头并洗之,须臾即愈。《千金翼》云宜洗头。

又若脚疼欲折者,为久坐温处故也。宜常须单床行役,并以冷水洗浴,即止。

又若腹胀欲裂者,为久坐下热,衣温失食故也。宜数冷食、冷洗,当风取冷,须臾即瘥。

又心痛如刺者,为应食不食,应洗不洗,寒热相击,气结不通,填于心中故也。宜数饮热酒,任性多少,酒气行,经络通达,淋以冷水,又冷淹手巾搭著苦处,温复易之,须臾解也。解后仍速与冷食,食多益善。于诸痛之中,心痛最急,宜速救之。法在下卷心痛法中。

又若发急,遍身热如汤火,或气结不识人,时倒,口噤不开,不自觉知者,救之要,以热饮随其性。酒之,卒不得下者,当打去齿灌之,咽中塞盛,酒入必还出,但灌勿止,半日许,以酒下气彻乃苏。酒卒不下者,难可救矣。

又若下痢如寒中者,为行止食饮犯热所致,宜速脱衣,冷食、冷饮、冷水洗,即瘥。

又若百节酸疼者,为卧处太厚,又盖覆被衣,温不脱故也。但单床薄被单衣,或以冷水洗,勿著新衣,著故垢衣,虽冬寒常须散发受风,仍以冷石熨其衣,勿系带。若犯此酸闷者,急入冷水浴,勿忍病而畏冷,兼食冷饭。

又若兢颤恶寒,或发热如温疟者,为失食忍肌,失洗不行,又食臭秽故也。宜急饱冷食,冷水洗数行,即愈。

又若恶食臭如死物气者,为食温作癖故也。宜急以三黄汤下之,若不下,终不瘥。法在下卷解压法中。

又若咽中痛,鼻中塞,清涕出者,为衣温近火故也。但速脱衣,取冷当风,以冷石熨咽鼻,当自瘥。不假洗也。

又若胸胁满,气上呕逆者,为饥而不食,药气上冲故也。速与冷水洗,食冷饭止。

又若食便吐出,不得安住者,由癖故也。宜急以甘草饮下之,不下当危人命尔。甘草饮法。

甘草二两,炙　大黄三两,别渍　黄芩二两

上三味,切,以水三升煮三两沸,去滓,分服,以利为度。

又若大便难,腹中坚如盘蛇者,为犯温积久,腹中有干粪不去故也。宜销酥蜜膏服一二升,津润腹内即下。若不可,服大黄、朴硝等下之。

又若患淋者,为久坐温处,或乘鞍马,坐处大热,热入膀胱故也。但冷食、冷水洗、冷石熨腹,不过一日即瘥止。《千金翼》云:若不止,可下之,不下杀人。

又若寒慄头掉，不自支持者，为食少，药气溢于肌肤，五脏失守，百脉摇动，与正气相竞故也。宜强饮热酒，以和其脉，强食冷食以定其脏，强行以调其关节，强洗以宣其拥滞，即瘥。

又若小便稠数者，为热食及啖诸热饼肉之属故也。宜冷水洗腹，兼服栀子汤法。

栀子仁二两　甘草炙　芒硝汤成下　黄芩各二两

上四味，切，以水五升煮取二升，分温二服，取利即瘥。

又若失气不可禁止者，为犯温不时洗故也。但冷水洗之，即瘥。

又若遗粪不自觉者，为热气入胃，大肠不禁故也。当冷洗，即瘥。

又若目痛如刺者，为热气冲肝上眼故也。但数冷食，清朝温小便洗之，不过三日即瘥止。

又若耳鸣如风声，又有汁出者，为自劳过度，阳事不节，气上耳故也。宜数饮食补之，节禁阳事即瘥。

又若口中伤烂，舌强而燥，不得食味者，为食少，谷气不足，药气积在胃管故也。宜急作豉汤服之，豉汤法。

香豉二升　葳蕤　甘草炙，各二两　麦门冬去心　小蘗各三两

上五味，切，以水六升煮取二升，分温三服，能顿服益佳。再合为度。

又若关节强直，不可屈伸，为久停息，不自劳泄，药气不散，渐侵筋血故也。出力使温，冷洗即瘥止。

又若得伤寒温疟者，为犯热故也，宜以常疗药救之无咎，但勿服热药耳。其伤寒疟药等皆除热破癖，不与寒食相妨，故通服也。凡服寒食，虽已热解而更病者，要先以寒食救之，终不中冷，

其法在下卷解压法中。

又若饮酒不解，食不得下，乍寒乍热，不洗便热，洗之复寒，甚者数十日，轻者数日，昼夜不得寝寐，愁悲恚怒，自惊跳悸，恍惚忘误者，为犯温积久，寝处失节，食热作癖，内热与药并行，寒热交争，虽以法救之，终不可解也。昔皇甫氏曾饵此散，每发即欲自刑，尊亲制之，乃免斯祸，强令饮食，其热渐除。纵家有寒热药，发急皆忘，虽素聪明，发皆顽冥，告令难喻，为兹毙者，不可胜数。遂简家兄士元救急之法，合三黄汤服之，大下便瘥止，而录之，法在下卷解压法中。

又若脱衣便寒，著衣便热，为脱著之间失适故也。小寒自可著，小温便可脱，即止。洗之则爽然瘥，慎勿忍之，使病成也。《小品》云：洗则了然瘥矣。应洗勿忍之，忍则病成也。

又若齿龂肿，唇烂，牙齿摇痛，颊车噤，为坐犯热故也。宜时救之，可当风张口，使冷气入咽，漱寒水即瘥。

又若脉洪实，或断绝不足似死脉，或细数弦驶，其所犯非一，此脉无医不识也。热多则弦驶，有癖则洪实，急痛则断绝。凡寒食药热，率常如此，自无所苦，非死。唯勤节度为妙。

又若大便稠数，为坐久失节度，将死之候也。如此难疗矣。可与前大黄黄芩栀子芒硝汤下之，傥十有一生耳。可为必死之疗，不可不利致死，令人恨也。

又若人已困而脉不绝，为药气盛行于百脉，人之真气已尽，药气尚自行，故不绝，非生气也。死后体凶温如生人肌，腹中雷鸣，颜色不变，一两宿乃作死人也。

又若周体患肿，不能回转者，为久坐不行，又不饮酒，药气滞在皮肤之内，血脉不通故也。宜饮酒，冷水洗，自劳即瘥。若不能行者,遣人扶持强行,使肢节调畅乃止。亦不得令过度,使反发热。或反热者,还当洗之。

又若食患冷不可下者,为久冷食,口中不知味故也。当作白酒糜多著苏,热食一两顿。若小闷者,还令冷饮食,即瘥止。

又若下部臭烂者,为坐荐席厚热故也。当坐冷水中,即瘥。

又若夜眠不得睡者,为食少热在内故也。服栀子汤方。

栀子仁十四枚　大黄三两　黄芩二两

上三味,切,以水五升煮取三升,去滓,分三服,微利。又当数进餐食,自得眠睡。

又若呕逆,咽喉中伤,清血出者,为卧温及食热故也。但饮冷水,冷石熨咽喉即瘥。

又若药发,辄安卧不与人语者,为热盛食少,失其性故也。但与热酒、冷洗、冷食,自劳便瘥。《千金翼》云:药发辄尸卧不识人,由热气盛食少不充,邪忤正性故也。

又若四肢面目浮肿者,为饮食温久,不自劳力,药与正气相隔故也。但饮热酒,冷食,自劳,洗浴即瘥。《千金翼》云:药气与正气相并。

又若鼻中有气如孵鸡子臭者,为著衣温故也。或阴囊臭烂,为坐热故也。入冷水中,即瘥。宜脱衣洗浴,即自瘥。

又若卒目暗无所见者,为饮食居处太温故也。但脱衣冷洗,冷食,须臾瘥止。

又若身肉痛,痛无常处,如游风者,为犯热所作,非风冷也。宜冷洗,以冷石熨之,自瘥。

又若服药心闷乱者,为服温药与疾争力故也。法当大吐,如或不吐,病当至死;若吐不绝,可食冷食饮自然瘥也。若绝不识人,口复不开者,亦当斸齿,以热酒灌之。入咽吐出者,更与之,但得酒气下通,不半日即便苏矣。

又若嗜寐不觉者,为久坐热闷故也。宜冷洗、冷食即瘥。

又若肌肤坚如石,不可屈伸,为热食温卧作癖,五脏隔闭,血脉不通故也。急服前三黄汤下之,食冷食,饮热酒,自劳,即瘥。

又若臂脚偏急痛苦者,为久坐卧,温热不自移转,气入肺脾胃故也。宜勤以二布巾淹冷水搭之,觉温则易,如此不过三日即瘥。《千金翼》云:热入腹附骨故也。

又若患腹背热,如子、如杯、如盘许大者,以冷石随处熨之。

又若脚指间生疮者,为履袜大温故也。当以脚践冷地,以冷水洗足瘥。

又若口热痛烦闷者方。

生鸡子五枚

上一味,顿服之,即便愈。

痈疽发背证候等论并法五十四首

夫二仪含象,三才贯形,五体以类于五行,六腑乃同于六吕。人之肉也,则脾之所主;人之皮肤,则肺之所管。肤肉受病,皆繇滋味而与衣服。衣服厚暖则表之呼寒,滋味失度则腑脏皆热。腑脏既拥,则血脉不流。血脉不流,则毒气偏注,凑于俞穴。俞穴之所,阴阳会津,承虚伏守,必煮其血,血败即溃肉,肉腐而成脓。实则为痈,浮则为肿也。若兼肾肝虚热,遂成疽成疬矣。且疽则附骨,疬则著筋。凡曰痈疽,脉皆有状,有浮有滑,有数有涩,有弱有沉。浮为阳虚,滑为阳实,数为阳燥,涩为阴寒,弱为阴虚,沉为阴坚,三阳三阴之脉也。若三部之中,脉有一阴一阳复结为失常经者,痈疽之候也。且脉法,心洪肺浮,肝弦肾沉。若肺肝心俱至,即发痈疽。何以言之?为一阴一阳,水火竞焉。旧论寒热客于经络,血涩不通,其理乖也。论热尽发于内而形于外,未有外热能入于内而成其肿,皆繇表虚客寒所抟,故衣厚暖呼其寒,是其义也。凡痈发生,皆繇自召。一呼吸失度,二喜怒不调,三饮食愆时,四阴阳乖候。犯此四者,则六脏不和,荣卫不利。荣者血也,卫者气也。血伤寒则涩,气伤热则益。气则为火,血则为水,水火相抟,遂形痈疽。故加虚则气撮心惙,四肢颤掉,若有失而悸,此为脓不出尽之候,久即成漏,纵瘥终发,宜服排脓补养药,即无咎也。痈疽之名,大体相似,发有深浅,疗有虚盈,然摄之于药物,殊途而同归也。

凡人强壮之年,少阳气省,皮肤疏薄,滋味惬情,肠胃壅塞,因壅发热,即受其寒。寒气总至,受有深浅,随处为证。浅即内阳尚壮,中即少虚,深即虚竭。病在阳即易去,在阴即难除。其有决生死之神功,辨形色之宗旨,明刘涓之术篆尔。

凡痈疽脓出后,不可疗者有五。一眼白睛青黑而小,二咽药而呕,三伤痛渴甚,四膊项中不仁,五音嘶、色夺,此为极也。

又凡食诸生果,皆召其疴。《养生法》云:勿食不成核之果,勿食和污粒之食,皆为疮痈,略为纲举,以晓将来耳。

《千金》论曰:凡发背,皆繇服五石寒食更生散所致,亦有单服钟乳而发者。又有生平不服石而自发背者,此是上代有服之者。其候率多于背两胛间起,初如粟米大,或痛或痒,仍作赤色。人皆初不以为事,日渐长大,不过十日遂至不救。及其临困时,疮方圆径三四寸,高一寸,兼有数十孔,以手按之,诸孔之中,脓皆反出,寻即失音不言。所以养生者,小觉背上痛痒有异,即取净土水和作泥,捻作饼子,径一寸,厚二分,贴著疮上,以粗艾大作炷灸之,一炷一易饼子。肿若粟米大时,可灸七饼即瘥。若如榆荚大,灸七七炷即瘥。若至钱许大,日夜灸不住乃瘥。并服五香连翘汤,及铁浆诸药攻之,乃愈。

又五香连翘汤方。

青木香　沉香　独活　连翘　升麻各二两　麝香半两　薰陆香攻头痛,不著亦得　射干二两,一法一两　大黄三两,别渍　淡竹沥二升　鸡舌香各二两　桑寄生二两　通草二两

上十三味,切,以水九升煮药,待水减半后内竹沥更煮,取二升,分温三服,甚佳。《千金》本方有丁香,无鸡舌香。

又五香丸,疗心腹鼓胀、冷泻、鬼气疰忤方。亦名沉香丸。

沉水香　青术　丁香　朱砂别研,各一两　麝香别研　犀角锉取屑　薰陆香　栀子仁　连翘　石膏别研,各二两　芒硝熬　蜀升麻　大青　干蓝　栝楼　干葛　茵陈　黄芩　肉桂　芎䓖　茯苓各三两　巴豆三两,去心皮,熬令变色,别研如脂　大黄二两

上二十三味,捣筛,蜜和,更捣一千杵,封以油、蜡纸无在。有患时温热、疰病、鬼疟病、心腹鼓胀、疸黄垂欲死者,可服四五丸。丸如梧子大,或至六七丸,但取三两行快利为度,利止即瘥。

又疗发背、肠痈、乳痈,一切毒肿,服之脓化为水,神验方。

犀角屑,十二分　大黄五分　蜀升麻　栀子仁　黄芩　防风　蜀当归　甘草炙　干蓝　人参　黄连　黄芪各四两　巴豆二十颗,去心皮,熬,别捣

上十三味,捣筛,蜜和为丸。初服十丸,取快利三两行。如不快利,更服三两丸,以快利为度。若利多,以冷酢饭止之。已后服每减丸,常取溏利,肿消乃止。一方有蓼实。

又疗一切肿,初觉痛不可忍,神效方。

取面溲如十指许粗,绕肿令匝,满中布生椒,又以一片面可椒上盖之,当中以艾炷如酸枣大灸之,盖面欲焦,即换著新面,痛停止。

又疗风毒及一切肿涂散方,天后赐会稽王岑,十六遂于岭南见郭讷驸马,患肿发背,会稽与芦黄门等亲与药,须臾平复。岑侯因得此法。

大黄五两　白蔹三大两　寒水石　紫葛　青术香各一大两

硝石　黄芩各二大两　大青三两　苦参一两

上九味,捣散,和牛乳涂故布上,拓肿上,随著即消,干复易之。若肿在骨节,即拓近骨节好肉处,移取肿拓即消。

又方,汝阴灵明府说传云甚验。

水银二斤

上一味,以纸分为两裹,密系头,更以帛重裹,勿令走失,递互将拓上,觉温即易,不过十数度,热毒尽歇,即消矣。神效。

又发背神验方。

狗白粪半两

上一味,觉欲作肿者,以暖水一升绞取汁,分再服。以滓敷上,每日再为之,瘥止。

又方

凡肿起于背胛中,头白如黍粟,四相连肿赤黑,令人闷乱者,名发背也。宜禁阳事、酒、蒜、面。若不灸疗,即入内杀人,可当疮灸七八百壮。有人不识,多作杂肿疗,皆乃死。

又方

取三年酢滓微火煎,和牛脂封上,日一易之。

又方

取乱发灰,酒服一方寸匕。亦治瘰疽。

又方

狗牙灰,酢和,封之瘥。

又方

饮铁浆三升,下利即瘥。

又方

猪、羊脂封之。亦疗乳痈妙。

又方

鹿角灰,酢和,涂之佳。

又疗石气在皮肤肿热,膏方。

生麦门冬去心　葳蕤　鼠李皮　石膏碎　凝水石　沙参各
一两　青葙子　露蜂房各一分　竹沥一大合　杏仁油二大合
牛酥五大两　生地黄汁三合

上十二味,切,内酥油沥中,微火上煎,令鱼眼沸,一炊久膏
成,觉有热处即摩之,瘥止。

又疗发背及痈疽溃漏,并未溃肿毒方。

栝楼　榆皮　胡燕窠　鼠坌土　女人潮信帛水洗取汁

上五味,等分,潮信汁和如泥涂肿上,干即易之。溃者四面
封,亦觉即封之,三五日瘥。

又排脓内塞散,主大疮热已退,脓血不止,疮中肉虚疼痛方。

防风　茯苓　白芷　桔梗　远志去心　甘草炙　人参　芎
劳　当归　黄芪各一两　附子二枚,炮　桂心二分　厚朴炙,二
两　赤小豆五合,熬

上十四味,捣散,酒服一方寸匕,日三服,夜一服。

又排脓止痛,利小便散方。

瞿麦二两　芍药三两　赤小豆微熬　桂心　芎䓖　麦门冬去心　白蔹各二分　黄芪　当归各二两

上九味,捣筛。先食,温酒服一方寸匕,日三。

又疗痈肿,令自溃长肉,薏苡仁散方。

薏苡仁　桂心　白蔹　当归　肉苁蓉　干姜各二两

上六味,捣筛为散。先食,温酒服一方寸匕,日三夜再之。

又疗诸虚不足,发背,及痈疽瘥后经年复发背,由太风聚结,毒气在内闭塞,得夏月出攻背,不治积聚作脓血,或为内漏,内塞排脓散方。

山茱萸　五味子　茯苓　干姜各六分　当归　石韦去毛芎䓖各四分　附子二分,炮　肉苁蓉　巴戟天去心　远志去心麦门冬去心　干地黄各八分　菟丝子酒渍　地麦各三分,取洗者石斛　人参　甘草炙　芍药　桂心各五分

上二十味,捣散,服一方寸匕,日三夜一,稍加至二匕,长服终身不发痈疽。

又疗痈疽发背,妇人发乳,诸疮已溃、未溃者便消,不消者速溃疾愈,内补散方。

木占斯　败酱　细辛　干姜　厚朴炙　桔梗　甘草炙,各一两　人参六分,一法二两　栝楼子六分　防风六分

上十味,捣筛为散。酒服方寸匕,日三夜二,间食长服去败酱。

又疗痈疽发背,猪蹄汤方。

猪蹄一具　黄芪　黄连　芍药　黄芩各二两　蔷薇根　狼牙各八两,切

上七味,切,以水三斗,煮猪蹄令熟,澄取三升,渍诸药煮,取

一升洗疮，一食顷著帛试干，著生肌膏，日二，生痂止。疮痛者，加当归、甘草各二两。

又蚀恶肉散方。

马齿矾石烧研　蔄茹　麝香研　丹砂研　雄黄研　雌黄研　白矾各三分，烧汁，尽研　硫黄三分，研

上八味，细作散敷之，先蚀恶肉令尽，即封生肌膏。

又痈疽，蚀恶肉膏方。

大黄　附子去皮　莽草　芎䓖　雄黄研　雌黄研　真珠研，各一两　白蔹　矾石烧研　黄芩　蔄茹各二两

上十一味，先以猪膏一升半煎六种草，去滓，内蔄茹、矾石末绞之，涂疮中，恶肉尽即止。

又散方。

蔄茹漆头者　矾石烧，研　雄黄研　硫黄研，各二分

上四味，为散，内疮孔中，恶肉尽止，勿使过好肉也。

又疗痈疽发十指，或起膀胱及发背，去恶肉方。

猪蹄一具，治如食法　当归　大黄　芎䓖　芍药　黄芩　独活　莽草各一两

上八味，以水三斗煮猪蹄，取八升汁，内药煮，取四升，去滓，洗疮两食顷，拭令燥以后，麝香膏封之。

又麝香膏，主诸恶疮及痈疽发背，去恶肉方。

麝香　矾石烧　雄黄　真珠各一两，研作末

上四味，以猪脂搅令如泥涂，恶肉尽即止，更敷生肌膏。

又生肌膏，主痈疽发背已溃方。

甘草　当归　白芷　椒去目　干地黄　细辛　续断各三两，一法无续断　乌喙六枚，去皮　肉苁蓉三两　薤白二十茎

蛇衔一两

上十一味,切,以好酢半升和,渍一宿,取猪膏三斤微火煎之,令鱼眼沸,三上三下,候白芷黄膏成,用涂之佳。

又疗胸背游肿痛,黄芪汤方。

黄芪　人参　麦门冬去心　石膏碎　芎䓖　当归各二两
生地黄八两　甘草炙　芍药各三两　生姜五两,切　大枣三十枚,擘　半夏四两,洗去滑　竹叶一握

上十三味,切,以水一斗煮竹叶,取九升,去滓,内药煮,取三升,分四服,日三夜一。

又疗服石之人患疮肿等,单服牛蒡方。

每吞三撮。

又方

每食讫,含生干地黄丸如胡桃大,除热补益也。

又疗年四十以上,强壮常热,发痈无定处,大小便不通,大黄汤方。

大黄　黄芩各三两　升麻二两　栀子五枚　芒硝一两,汤成下

上五味,切,以水五升煮取二升四合,去滓,下芒硝,搅令调,分三服,得利为度,不过三剂即瘥。

又疗散发生疮肿赤焮方。

取赤石臼一片,烧令赤,置酢中,捣作末敷之,如燥更易,以瘥为度。又取粪中蛴螬虫,捣如泥涂肿上,不过三度即合口,甚妙。

又主腹内痈方。

大黄四两　牡丹三两　芥子半升　硝石三合　桃仁五十枚,去尖皮,碎切

上五味,切,以水六升煮取一升五合,分再服,脓即下,无脓者下血。

又若大热背肿,身多生疮,下诸石方。

露蜂房六两　木绯帛一尺　乱发二两　升麻三两

上四味,先用绯帛裹蜂房等,以麻缠使遍,于炭火上烧令烟尽,及热捣碎作黑灰,筛之取末,候热时,空腹酒和服一方寸匕,日再。服此药五六日,即常以小便及大便下青黄赤汁,及黑物极滑而腥臭者,此石下候,三五度下即休,若多恐令瘦损。若不大急困,但煮五加木汁服,亦疗疔肿。

又疗背上初欲作肿方。

大黄　升麻　甘草炙　黄芩各三两　栀子仁百枚

上五味,切,以水九升煮取二升半,分服,快利便止,不下便进。

又凡发背为痈疽,肿已溃未溃方。

香豉三升

上一味,少著水和,熟捣如强泥,作饼子厚三分,依肿大小贴之,以艾布其上,灸其豉饼使温温热而已,勿令破肉也。若热痛,急易之,或一日二日灸之。若先有疮孔,勿令豉饼盖却,但四面著灸,孔中汁出,即瘥止。

又疗恶毒肿著阴卵,或偏著一边,疼急挛痛,牵入小肠,痛不可忍,一宿杀人方。

茴香草

上一味,捣取汁,饮一升,日三四服。又取滓敷肿。此外国神法,从元嘉末来用之,神效起死人。

又生鱼薄,主乳痈方。

生鲤鱼长七寸　大黄　莽草　灶中黄土各六两

上四味,别捣鱼如膏,三味下筛,更捣令调,以生地黄汁和,敷肿上,日五六,夜二三,即愈。

又疗动散背肿已自利,虚热不除,宜服竹叶黄芪汤方。出《古今录验》。

竹叶切,三升　黄芪四两　小麦一升　芍药三两　甘草二两,炙　石膏二两,研　人参三两　升麻一两　茯苓二两,一法七分　桂心六分,一法二分　当归三两　干枣十四枚　五味子三两　生姜三两　干地黄一两　麦门冬三两,去心　知母一两

上十七味,切,以水一斗二升,煮竹叶、小麦,取九升,去滓,内药煮,取三升,温分四服。

又商陆贴诸肿方。

商陆二两　黄芩　黄连　白芷　白蔹　大黄　莽草各二两　白及二两

上八味,捣筛,消胶汁和如泥,涂纸贴肿,干即易之。

又有患痈破下脓讫,著兑药塞疮孔,乃疮痛,烦闷困极,有人为去兑药,以楸叶十重,以布帛裹,缓急得所,日再三易之,痛闷即止。此法大良无比,胜于众法。贴此主痈疽溃后及冻疮有刺不出,甚良。冬无楸叶,当早收之,临时以盐汤沃令润用之,亦佳。薄削楸白皮用之亦得。

又栀子汤,主表里俱热,三焦壅实,身体生疮,或发痈疖,大小便不利方。

芒硝汤成下　甘草炙,各二两　黄芩　知母各三两　大黄四两,别渍　栀子仁七枚

上六味,切,以水五升,煮四味减半,下大黄煮,取一升八合,

去滓,内芒硝,分三服。

又疗痈疽发背及小瘰疬,李根散方。

李根切,一升 甘草炙 桔梗 黄芩各二两 葛根 当归各三两 桂心 芍药各四两 芎䓖六分 通草 白蔹 厚朴炙 附子炮,各一两 栝楼子一升 半夏一升,洗

上十五味,捣筛为散,酒服一方寸匕,日三。疮大困者,夜再。有人发背,骨出十余节,服此即瘥。

又主痈疮发背方。

蜀椒汗 黄芩 人参各二两 干姜 附子炮 白蔹 防风 桂心 甘草炙,各一两 芎䓖二两 赤小豆一合半

上十一味,为散,酒服一方寸匕,日三夜再服之。

又内补散,疗痈疽发背已溃未溃,排脓生肉方。

当归 人参各二两 桂心 芎䓖 厚朴炙 防风 白芷 桔梗 甘草炙,各一两

上九味,为散,以酒服一寸匕,日三夜再。疮未合,服勿停。

又瞿麦散,主诸痈未溃,疮中疼痛,脓血不绝法。

瞿麦 白芷 黄芪 当归 细辛 芍药 芎䓖 薏苡仁 赤小豆末,各一两

上九味,先以清酒一升渍小豆,出铜器中熬之,干复渍,渍复熬,五遍止。然后捣诸药下筛,酒服一方寸匕,日三夜二。服三五日后,痛者痒,肌肉生。一法以春酒渍小豆。多痛倍瞿麦,痛未开倍白芷,多脓倍黄芪、薏苡仁、芍药,甚妙。

又黄芪散,生痈疽撮脓方。

黄芪五分,多脓倍 赤小豆一分,热口干倍 芎䓖二分,肉不生倍 芍药三分,痛不止倍 白蔹三分 栝楼三分,小便多倍之

上六味,捣散,酒服方寸匕,日三服之。一方有甘草三分。

又疗发背及痈肿热焮,已熟者即脓出,未熟者自然消除,神验方。

牛蒡根嫩者,洗去土,勿令见风,细切一大升

上一味,以水三大升,煮令烂,绞去滓,更盛于瓷器中,重汤煎之,使如稀糊,以涂烂帛贴肿上,热则易之,验。

第三十八卷

乳石发动热气上冲诸形候解压方五十二首

论曰：夫乳石之性，缓而且速，能悍风寒、逐暑湿、导经脉、行饮食之气。在阴即补其不足，在阳即能发其炎。阴盛阳虚，则二仪亢位，所以炎上。腑之受邪，则表热气隔，至阴之伏也。脉形阳浮而数，阴伏而沉，理之于经，自然通泰。若灸之于孙络，即血脉遄流，或全抑之，则乖于石性，理而兼助，则表里周荣。若遇小发，可自劳力按摩，不可即治。热不已者，别法随事择用解散方。

疗寒热胸中塞，面肿，手足烦疼，是钟乳发，宜服生麦门冬汤方。

生麦门冬四两，去心　豉三升，绵裹　葱白切，半斤

上三味，以水八升，煮取三升，分服。体气热是客热，当自渐加衣物，虽似恶，加之后必佳。忌如常法。此方甚良。《千金》同。

又压丹石发方。天台山国清师所传用。

杏仁一百枚，去皮尖

上一味，以水一升，于盘中研之，绞取汁令尽，以白面二升，用杏仁汁溲作馎饦，还以杏仁汁煮，务令极熟。其病者，量性多少啖之，令尽讫，又取美酒数升煮十余沸，候热讫，病者量性多少饮之，徐令尽。盖覆安卧，初觉心闷，顷间四体轻虚。一服三年不发，大效。

又疗乳石发方。

甘草炙　麻黄去节,各一两

上二味,切,以水三升煮取半升,和清酒半升。其患者先须火边炙,热彻欲汗,承热服令尽,盖衣卧,须臾大汗即瘥。《千金翼》同。

又若因食仓米、臭肉动乳方。

必须葱豉汤细细服之,五六度即瘥。《千金翼》同。

又食饮损者方。

于葱豉汤中加当归一两,煎之,去滓,分服,即瘥。若未可,即服芦根汤。《千金》同。

又若已服安和药,仍不退者,此小触动,服葱豉等汤不解者,可服芦根汤解压之方。

芦根　地榆　五加根各一两

上三味,切,以水三升煮取一升,服之即解。《千金翼》同。

又若得时气,冷热不调,动乳者,皆是寒热所致。其状似疟,久久不疗,损人性命,纵服汤药,必终难瘥。宜作生熟汤浴之方。

以大器盛汤,若大热投少冷水,即于汤中坐勿动,须臾百节开,寒热之气皆从毛孔中出,变作流汗。若心中热闷者,还服少许热汤即定。久乃出汤,出衣被覆盖睡,豁然平复。如患太重者,不过三两度即瘥。《千金翼》同。

又解一切石发方。僧珍法。

胡豆半升

上一味,捣研之,以水八合,绞取汁饮之,即瘥。虚弱人半升,中平以意量之。

又大黄丸方。

大黄五两,捣末　大麻子五两,熬勿令焦,待冷,于籔箕中以手

授去皮,取仁研如膏

上二味,合治令匀,以蜜和,丸如梧子大,以汤饮下十丸至二十丸,以宣利为度。此方甚妙。通阳壅秘,服之尤良。忌如常法。

华陀荠苨汤,疗石毒卒发者,慄慄如寒,或欲食,或不欲食。若服紫石英发毒者,亦热闷愦愦喜卧,起止无气力,或寒,皆是腑脏气不和所生,疗之方。

荠苨四两　甘草　蓝子各一两　茯苓　黄芩各二两　蔓荆子一升　人参一两　芍药二两

上八味,切,以水一斗煮蔓荆子,取八升,去滓,内余药煎,取三升,去滓,分三服,日三。若虚弱倍人参;若气上加茯苓、荠苨一两,甚良。《千金翼》云:若体寒者,倍人参,减黄芩。若气上,倍茯苓,加荠苨一两。

应杨州所得吴故单葱白汤药,疗沉体中数年或更发,宜服之方。

葱白一斤,切

上一味,以水五升,煮取二升半,去滓,服尽,未定,更作服之,至三剂即瘥止。

又疗乳石发,樊尚书传,萧亮常服良验。余因热重盛,切虑不安,遍于李虔祐率更吴升咨议处求解法,亦称此味奇绝方。

甘草二两,炙　生犀角一两半,屑　葳蕤三两

上三味,切,以水四升煮取一升半,分服,甚效。

又方

乌豆二升

上一味,以水九升煮取五升,去滓,以铜钵重汤煮,取一升。每服一匙,尽即瘥。未定,更作佳。

又若盛热发方。

取无灰酒煮三五沸,承稍热服之。以布手巾两个,浸水以拓热处,取瘥为妙,更互用之。

又疗诸乳石发动,口干,寒热,似鬼神为病方。

麦门冬八分,去心　五加皮　犀角屑　黄芩各四分　葳蕤四两　栀子四分　升麻四两　大黄五分　芍药四分　大青　甘草炙,各三分　苦参六分

上十二味,捣筛,蜜丸。食后,以蜜水服十四丸,渐加至二十丸,日再,以意加减。《千金翼》同。

又疗诸石发热困苦方。

猪脂五合,成炼者　芒硝四分　葱白五合,切　豉心三合

上四味,以水三升煮葱豉,取一升二合,去滓,下猪脂、芒硝,分三服,未瘥再服。《千金翼》同。

又疗石发,热盛充实,四体烦满,脉急数,大小便赤涩,升麻汤方。

升麻　黄柏　黄连　甘草炙,各三两　黄芩四两　芍药六两　白鸭通五两　淡竹叶切,一升　栀子十四枚　豉一升　大黄三两

上十一味,切,以水二斗煮竹叶、鸭通,取一斗一升,去滓澄清,取一斗,内诸药,煮取四升,去滓,分三服。若上气者,加杏仁五合,满加石膏二两。《千金》同。

又常防备热发法方。

麦门冬三两,去心　甘草一两　人参二两

上三味,捣筛,蜜和,丸如弹丸,一日服三丸,甚良。《千金翼》同。

又三黄汤,折石热,通气,泄肠胃,解肌方。

大黄三两,别渍　黄芩二两　栀子一七枚　甘草二两,炙
豉一升　麻黄一两,去节

上六味,切,以水九升煮麻黄,去上沫,下诸药煎,取三升半,
下大黄三五沸,去滓,分服。得利以瘥止。《千金翼》同。

又方

黄芩二两　豉五合,绵裹　葱白五合　栀子二七枚

上四味,切,以水四升,煮取一升八合,去滓,分服。三剂瘥
止。《千金翼》同。

又疗石发,身热如火烧,黄芩汤方。靳邵法。

黄芩三两　枳实二两,炙　厚朴炙　栝楼　芍药各一两　栀
子仁十四枚　甘草炙,两

上七味,切,以水七升煮取三升,去滓,分三服。忌如常法。
《千金翼》同。

又疗热气结滞,经年数数发方。

胡荽半斤,五月五日采,阴干,如此物可先收贮备之

上一味,以水七升煮取一升半,去滓,分服。未瘥,更作服。
春夏取叶,秋冬取根茎用。

又疗膈上热方。

柴胡　黄芩　甘草炙　茯苓　麦门冬去心　枳实炙　生地
黄各三两　竹叶切,一升

上八味,切,以水一斗煮取三升,去滓,分服。

又方

取河中石,不限多少,烧令赤,投小便一大升,候冷,顿服之良。

又方

取寒水石,长含,以瘥为度。

又方

取黄连水渍,服一升,最良。

又疗心下烦热闷,内热不安,冷石汤方。

冷石半两,细研之

上一味,以水搅如白饮,顿服。不瘥更作。

又去石毒,麻黄汤方。

麻黄二两,去节　甘草二两,炙　豉一升,绵裹

上三味,切,以水五升煮取一升,去滓,分温再服之。

又猪膏汤,解大散方。

猪膏二两,烊之　豉一升

上二味,以水三升煮豉,取汁一升,内猪膏,服七合,日三。
服石人饮食宜清冷,不宜热,热即气拥痝石,惟酒一种须热也。
《千金翼》同。

又疗乳石发,如寒热状似疟方。

前胡半斤　黄芩　甘草炙　生姜　知母各三两　牡蛎熬
石膏各六两　大枣二十枚,擘

上八味,切,以水一斗煮取四升,去滓,分为四服,取瘥为度。
此方甚良。

又疗胸背头中游热,补虚方。

黄芪　芍药各三两　甘草炙　桂心各一两　茯苓　人参
石膏　生干地黄　生姜　麻黄去节　麦门冬去心,各二两　大枣
三十枚,擘　竹叶切,一升

上十三味,切,以水一斗二升煮竹叶,取一斗,去滓,下诸药
煎,取三升,去滓,分服之。一方无茯苓,有大黄。

又疗石发,诸药疗不瘥方。

以硝石含之,效。

又方

若热盛,可向冷地卧,腰下以厚物荐之,腰以上令薄,使受稍似凉即起,不得过度。

又三黄丸,疗虚热气壅不通方。

黄连　黄芩各三两　大黄二两

上三味,捣筛,蜜丸。以汤饮下十五丸至二十丸,如梧子,以利即瘥。

又疗精神如失,气攻上,骨热方。

柴胡　升麻　黄芩　泽泻各三两　淡竹叶切,一升　生地黄切,二升　干蓝　芒硝各二两

上八味,切,以水八升煮取三升,去滓,下芒硝,分服,取利止。忌如常法。

又疗石热将行,体微筋酋,即此方从叔汾州刺史河东公口授此法,余久服石,每服此饮,颇甚为效方。

茱萸　葳蕤各一两　豉心一升　葱白一握

上四味,切,以水四升煮,取减半,分服。

又疗服诸药石后,或热不禁,多向冷地卧,又不得食诸热面、酒等方。

五加根皮二两

上一味,切,以水四升煮取二升半,候石发之时便服,未定更作服。

又疗诸石盛热不除,心腹满,小便赤,大便不利,吐逆,气冲胸,口焦干,目赤重热,三黄汤方。

黄连　芒硝各二两　甘草炙　大黄一两　黄芩三两

上五味,切,以水五升煮取二升半,去滓,下芒硝,分服,以利为度。甚良妙。

又疗天行丹石发动,上下拥隔不通,头痛,口苦不能食,立效方。醴泉杜主簿传。

青木香　紫葛　紫参　玄参　丹参　苦参　人参　石膏　代赭　细辛　桂心　独活　苁蓉　干姜　齐盐　吴蓝各一分　巴豆二分,去皮心,熬

上十七味,捣筛,蜜和,丸如梧子。有患服三丸,强者服五丸,余即量与之,以饮下,得快利三两行即瘥。忌如常法。

又疗石发,内有虚热,胸中痞满,外风湿不解,肌肉拘急方。

香豉一升　栀子十四枚　葱白一握　黄芩二两

上四味,切,以水七升,煮豉五六沸,去豉内药煮,取三升,分三服之。不止,更为之。《千金翼》同。

又疗热肿初起,始欲作痈,便宜服升麻汤方。

升麻　大黄　黄芩　芍药　枳实各二两　甘草炙　当归各一两

上七味,切,以水八升煮取三升,分三服,肿即消散。如热加黄芩三两。《千金翼》同。

又淡竹叶汤方。

淡竹叶切,一升　茯苓　白术　甘草炙　枳实炙　栀子　人参各一两　大黄二两　黄芩三两

上九味,切,以水七升煮取三升,分服,以瘥止。

又疗服散不得力,食不下,饮酒解散辄呕吐,七味三黄汤方。

豉五合,绵裹　栀子十四枚　枳实八分,炙　甘草炙　前胡　大黄各一两　芒硝二两

上药切，以水七升，煮取三升，分服。

又增损竹叶汤，解散下气方。

黄连　麦门冬去心　竹叶切　人参各二两　枳实炙　栀子各一两　甘草炙　茯苓各二两

上八味，切，以水八升煮取三升，分服之，瘥止。

又疗心忪热烦闷，如火气上方。

石膏八两　茯神　葳蕤　黄芩各四两　橘皮　五味子　干蓝　麻黄去节　甘草炙　犀角屑各二两　杏仁去皮尖　栀子各三两

上十二味，切，以水八升煮取三升，分服之，瘥止。

又疗虚劳，下焦虚热，骨节烦疼，肌肉急，内痞，小便不利，大便数而少，吸吸口燥，少气，折石热方。

大麻仁五合，研　豉二升

上二味，以水四升合煮，取一升五合，分三服，三剂即止。《千金翼》同。

又疗内热结不除，或更服散，或以饮酒、冷食、澡洗犹不解，或腹胀头痛，眼眶疼，或先有癖实不消，或连饮不食，或时作心痛，服此汤皆愈方。

甘草炙　黄芩　大黄各二两

上三味，切，以水五升煮取二升，分三服。《千金翼》同。

又散热，白鸭通汤方。

白鸭通五升，以沸汤二斗半淋之，澄清取一斗　麻黄四两，去节　豉二升　冷石一两　栀子仁二十一枚　甘草炙，五两　石膏三两，碎

上七味，切，以鸭通汁煮，取六升，去滓，内豉煮三沸，每服五

合。若觉冷,小便利阔。其间若热犹盛,小便赤促,服之不限五合。宜小小劳,渐渐进食,不可令食少,但勿顿多耳。《千金》同。

又下气除热,前胡汤方。

前胡　黄芩　甘草炙　茯苓各二两　栀子仁　枳实炙　大黄各一两　杏仁六十枚,去尖皮　生姜三两,切

上九味,切,以水九升煮取二升半,分服。

又麻黄汤,下气解肌折热方。

麻黄四两　黄芩　甘草炙　石膏各三两,碎　升麻二两　栀子仁一两

上六味,切,以水一斗煮取三升半,分三服之。

又疗服升麻汤,内解外不解者,宜此麻黄汤方。

麻黄去节　升麻　大黄　黄芩　石膏各三两,碎　甘草一两,炙　栀子仁三合

上七味,切,以水九升煮取三升,分服之,瘥止。

又疗腹中无妨,直患虚汗方。

泽泻　知母　石膏各二两,碎　当归　甘草炙　人参　桂心　黄芩　茯苓各三两　麦门冬三两,去心　竹叶切,三升

上十一味,切,以水一斗二升煮竹叶,取一斗,去滓,下诸药煮,取四升,分服瘥。忌如常法。

石发热嗽冲头面兼口干方六首

论曰:五脏之尊,心虽为王,而肺最居其上也。肺为华盖,覆其四脏,合天之德,通达风气。而肺母火也,性惯受温而恶寒。心火更炎,上蒸其肺,肺金被火伤,则叶萎倚著于肝,肺发痒即嗽。或因石增热,心肝虚弱,不能传阳至下焦,遂被正阳俱跻,变

成嗽矣。或为发背,或作痈头也。夫言恶寒则何以知也? 肺主皮毛,皮毛遇寒即慄而粟起,其肺嗽亦萎倚著肝而成病,亦由木能扣金兴鸣也。凡如此,先食养肺,抑心肝虚热,和其肾即愈矣。

疗石发,热冲头面,兼口干嗽方。

生麦门冬去心　葳蕤　石膏各三两,碎　生地黄汁七合　葱白一握和须　干葛四两　豉心三合

上七味,切,以水七升煮取三升,分三服。总如常法。

又疗热嗽方。

取生豉渍汁温之,才免冷食,服讫即卧,勿令入腰中故也。以意消息之。

又天门冬煎,主定肺气,去风热,明目,止嗽喘粗血腥,乳石发冷而补之方。通按:天冬性冷而能补,病虚热者宜服。

天门冬汁一升　生地黄汁二升　生姜汁二合　杏仁五合,去皮尖,研如膏　白蜜八合　牛酥五合　款冬花　升麻　百部根　紫菀　麻黄去节,各二两　甘草四两,炙

上十二味,切,以水八升煮麻黄,去沫,下诸药煎,取二升,去滓澄滤,铜器中微火煎去半,下天门冬等汁,次第下之,炼成煎,取一匙含咽之,日三五度取瘥。忌如常法。

又疗上气肺热,呼嗽沸唾方。

麦门冬十分,去心　杏仁三十枚,去皮尖,研　贝母　生姜各六分,切　石膏八分,碎　黄芩五分　甘草炙　五味子　白术各四分　淡竹叶切,一握　白蜜一匙

上十一味,切,以水四升煮取一升二合,去滓,内蜜,分服。若须利,入芒硝。

又疗肺胀气急,呀嗽喘粗,眠卧不得,极重恐气即绝,紫菀

汤方。

紫菀六分　甘草炙　茯苓各八分　槟榔七枚,碎　葶苈子三分,熬,末之

上五味,切,以水六升煮取二升,去滓,分再服。

又宜服丸,主上气呀嗽不得卧,卧即气绝方。

芸薹子　葶苈熬,各十二分　马兜铃十颗　紫菀　人参　杏仁去皮尖　皂荚去皮子,炙　白前　甘草炙,各六分　汉防己八分

上十味,捣筛,蜜和,丸如桐子大,服十丸至二十丸,增减量之。

石发兼虚热痰澼干呕方五首

论曰:凡人有五脏,合则脾胃为水谷之府,且国府足谷,则足食足兵也。人胃足食,则荣卫不厥。若人能食,则能悦也。阴阳和平,有何患乎? 若服食之人,皆增于热,失时不食,则胃口干焦。胃口干焦,则土不足。或因饮酒水而食少,变为痰结,酒水流下,迎令上升,下焦无阳,即阳虚也。中府无谷,上焦渐炎,致阳呕哕。经曰:阳数即呕吐。又曰:呕哕发下焦之间,此之义也。可以破痰结,通水谷,填胃腑,则无咎也。夫通填之义,不可虚其虚,实其实。岐伯曰:泻虚补实,神去其室。他脏皆仿此。

疗因饥空腹饮酒饮水,食少痰结,心头干呕方。

枳实三两,炙　栀子仁一两　香豉半升　大黄二两,别浸

上四味,切,以水六升煮取二升,分再服。忌如常法。

又疗结热澼,心下肿,胸中痞塞,呕逆不止,雁肪汤方。

雁肪一具　甘草炙　当归　桂心　芍药　人参　石膏各二两,碎　桃仁三十枚,去皮尖　大枣二十枚,擘　大黄二两

上十味,切,以水一斗二升煮雁肪,取汁一斗煮诸药,取五

升,去滓,分服。无雁肪以雁肉,无雁以鸭代之,鸡亦得。

又疗呕不止,不下食方。

薤白一握 橘皮一两 豉半升 麦门冬二两,去心 粟米一合

上五味,切,以水三升煮取一升,去滓,细细服之,瘥止。

又疗热发,胸中痰醋,干呕烦热方。

半夏洗 白薇各一两 干姜一两 甘草半两,炙

上四味,切,以苦酒五升煮取三升,分服。夫苦酒能令石朽烂,故用之。

又疗数振动,烦闷呕逆,人参汤方。

人参 甘草炙 栝楼 麦门冬去心,各二两 黄芩 芦根各一两

上六味,切,以水四升煮取二升,分四服,瘥止。

石发吐血衄血方七首

论曰:五脏所藏,心藏血也。血之伤盛,则心脱力,制固无守,自然流溢,为阳气伤故也。或有衄血者,加以肺风热之谓也。若益之于服石,则客热复盛,荣卫增劳,旋周无度,则投虚而出。出而多则伤荣气,色夺而黄,久不疗则气撮撮伤损。先须破污血,留好血,调经络,平腑脏,则愈也。

疗石发热盛吐血方。

生地黄五两,捣碎 小蓟根切,一升 黄芩二两 豉一升
栀子仁三七枚

上五味,切,以水五升煮取二升,分温服之。

又衄血方。

生地黄汁 小蓟汁

上二味，随多少，以点鼻中，兼服之良。

又疗心腑中热甚，鼻中衄血不止方。

胡粉熬　光墨末　釜下墨末　干姜　发灰　伏龙肝末，等分

上六种，但得一物，以两棋子许，以竹筒吹令入两鼻孔中，即止。

又方

橘皮　苍耳茎叶　翘遥茎叶　生地黄　鸡苏苗

上五种，但得一味，捣绞汁，服五六合即止。如未定，即更服之。

又疗头痛壮热，鼻衄血，心上硬，遍身疼痛，四肢烦闷，两膊举不得方。

小蓟四两　青竹茹　生麦门冬去心，碎　鸡苏各三两　生姜二两，切　生地黄汁半斤

上六味，切，以水九升煮取三升，去滓，分服之，以止为度。忌如常法。

又疗卒吐血一二升，口鼻俱出至一二斗者方。

生地黄汁　小蓟汁　生麦门冬汁　伏龙肝十匙

上地黄等三味汁相和，每服五合，煮伏龙肝末一匙许，和搅服之，以止为度。忌如常法。

又疗心闷吐血方。

生麦门冬八分，去心　生地黄二十四分，碎　甘草四分，炙　荠苨　干姜各六分　茅根十分　香豉五合，以绵裹

上七味，切，以水五升煮取二升，去滓，分服之。忌如常法。

石发热烦及渴方一十六首

论曰：凡人阳处其表，阴处其里，则非纯阴在其下，复非纯阳在其上，皆须阴阳通平。阴阳通平，则五气不乏。五气不乏，则人无病。只如服石之人，多为阴虚而服，摄之过温，则经脉凑溢，或遭阳时，亦发其证也。正阳本自浮升，石力更藏阳气，客主两阳，并蒸肺肝，故患渴也。或脏实腑虚，而生发背亦渴，不独两阳为祸也。且肺是庚辛，庚辛畏火，即告其子。其子肾，肾为壬癸，虽子投而性恶寒，阳虽得水暂寒，而水潜流于下，客水正水足为滂沱，渴乃未除，更增肾冷。凡遇此候，皆先泄沟渎，致阴气于肾，微理其石气，孰无不痊乎？

疗解散失度，饮食冷热不消，虚胀，吐清水而渴闷欲死方。

人参　栝楼　枳实炙　甘草炙　白术各一两　大枣二十枚，擘

上六味，切，以水六升煮取二升半，分温二服，瘥止。

又疗发痈，虚热大渴方。

生地黄八两　竹叶切，三升　小麦二升　黄芪　黄芩　通草　前胡各三两　栝楼四两　芍药　升麻　甘草炙　大黄别渍　知母　茯苓各二两　人参　当归各一两

上十六味，切，以水二斗煮竹叶、小麦，取一斗，去滓，内余药煮，取四升，去滓，分服之。小便利，除通草；大热者，去人参、当归。忌如常法。

又疗客虚，热冲上焦胸中，口干燥，头面热赤，并渴方。

生葛汁　生地黄　生麦门冬汁　白蜜各一升　枣膏八合　生姜汁二合

上六味，和煎之，内蜜候如稀饧，食后渐渐含之，其功甚妙。

又疗消渴,止小便方。

黄连一斤,金色者　麦门冬八两,去心　生地黄汁　羊乳　栝楼汁各三两

上五味,捣上二味为末,以汁相和药末,众手一时丸如梧子。食后,以饮服二十丸。忌如常法。

又疗热渴,竹叶汤方。

淡竹叶切,五升　茯苓　石膏各三两,碎　小麦三升　栝楼二两

上五味,切,以水二斗煮竹叶,取八升,下诸药煮,取四升,去滓,分温服。忌如常法。

又疗发痈盛,患渴口干,排脓止渴方。

黄芪　栀子仁　栝楼　生干地黄　升麻各二两　麦门冬去心　芍药各二两　黄芩一两半

上八味,切,以水一斗煮取三升,服之,瘥止。忌如常法。

又疗消渴方。

取螺二升

上一味,以一石江水浸养之,倾澄取汁饮之,经日放却,更取新者渍之,准前服。

又方

竹根浓煮汁,饮之。

又方

煮青粱米汁,饮之。

又方

捣冬瓜汁,饮之。

又方

冬麻子二升

上一味,捣,以水煮三四沸,饮之。

又方

以水浸鸡子,取清生服,甚良。

又方

黄柏一斤

上一味,切,以水一斗煮汁,饮之。

又方

桃仁五升,去尖,熬　研白米三升

上二味,以水一斛煮取三升,渴即饮之,良。

又方

石膏碎　枳实炙　茯苓各三两

上三味,切,以水九升煮取四升,分服之。

又方

茯苓半斤　泽泻四两　白术　干姜　桂心各三两　小麦三升　甘草二两,炙

上七味,切,以水一斗煮小麦,取八升,入药煎,取五升,分服之。

石发热风头痛心烦寒热方三首

论曰:五行五脏,皆互相生。肝虽处中,而为脏首,位在甲乙,怀养怀仁,故应春而王也。为心之母,余脏循而次生焉。心为王,主身神毅而无纤不察。四脏为四鄙,四鄙有忧,王必怀忧;四脏和平,则王有悦。悦则荣卫不错,忧则经络患生。心不受

邪,所病者为忧乐能致也。肺为风府,施于太穹,为呼吸之门,气息之道也。诸脏紊乱,气息皆形,谁能出不繇户耳?若热风盛,心忧即头痛,若过忧即心烦,热盛必寒,寒盛必热,倚伏之道,足可明焉。皆繇风狂邪热之谓也。但平风热,抑狂邪,荣卫自然通泰也。

疗热如火烧,头痛,心烦闷,乍寒乍热,胸中热,呕逆方。

升麻　前胡　甘草炙　黄连各二两　黄芩　生地黄各三两
枳实炙　栀子仁　栝楼各一两　豉五合,绵裹

上十味,切,以水八升煮取三升,分服。忌如常法。

又疗食讫,心烦闷眩,心下胸中不安方。

茵陈四两　大黄二两　栀子仁二十枚

上三味,切,以水五升煮取二升,分服,取瘥。

又疗头痛欲裂方。

取当归二两,清酒一升,煮取六合,饮至再服。

石发口疮连胸面及身上心痛方一十四首

论曰:夫人痒者为虚,痛者为实。在表为虚,在里为实。心肺虚热冲胸,口干,干久乃成疮,生脓则痒矣。自然虚极,非是实也。脏者藏也,为不能含藏阳气,使阳气妄出,发则日虚。若独肝家有风,即木气抟心故痛,亦非真心痛。苦真心痛,只得半日而死,为心不受邪故也。

疗乳石热发,头痛心痛,胸胁胀满,寒热,手足逆冷,或口生疮烂,或干呕恶闻食气,气欲绝,久虚者方。

前胡　芍药　黄芩　大黄　甘草炙,各二两　大枣二十枚,擘
上六味,切,以水八升煮取三升,分服。若坚实,加茯苓二

两;若胸满塞,加枳实一两炙;若吐逆,加干姜二两;若口燥,加麦门冬二两。增减以意量之。忌如常法。

又疗食失度,口中发疮,漱之汤方。

黄芩三两　升麻　甘草炙,各二两　石膏五两,碎

上四味,切,以水五升煮取三升,去滓,冷含漱口,吐却,日十数过,瘥止。

又疗口疮方。

子蘗四两　龙胆三两　黄连二两　升麻一两

上四味,切,以水四升煮取二升,别取子蘗冷水浸,投汤中令相得,绞取汁,稍稍含之,取瘥。忌如常法。

又若热发腹内,胸中悉有疮方。

升麻二两　乌梅十枚　黄芩　黄连　栝楼　甘草炙,各一两

上六味,切,以水五升煮取半,去滓,含之,咽亦不妨。

又疗体赤热烦闷,口中疮烂,表里如烧,痛不能食方。

黄芩三两　栀子仁二十一枚　香豉二升　大黄二两

上四味,切,以水四升煮取一升半,去滓,分服。

又涂飞雪汤方。

麻黄四两,去节　石膏二两,碎　黄芩三两　芒硝四两

上四味,切,以水八升煮取四升,去滓,内生鸡子白二枚及芒硝,搅令匀,以拭疮上,取疮瘥即止。

又疗热不散,体生细疮,并热不止方。

黄连　芒硝各五两

上二味,切,以水六升煮取三升,去滓,内硝,以拭疮上,取瘥为限。

又疗紫石发动,恶寒壮热,口舌干焦方。

乌豆二两

上一味，以水四升煮，令稀稠得所如饧，去豆，下蜜二合，更一两沸，以匙抄细细含之。如腹中鸣转欲利即停，得利即瘥。忌热食、陈臭物。《千金翼》治发背痈疽。

又疗石气发热，身体微肿，面生疮方。

升麻　葳蕤各六分　黄芩　紫雪各八分，汤成下　甘草炙犀角各四分　栀子十四枚

上七味，切，以水五升煮取二升，内雪，分服之。以飞雪汤涂之，即瘥。《千金翼》同。

又疗体卒热生疮，麦门冬汤方。

麦门冬五两，去心　豉二升　桂心　人参各二两　甘草三两，炙　葱白一斤

上六味，切，以水一斗，取三升，去滓，分服之。忌如常法。

又疗表里俱热，身体生疮，或发痈疖，大小便不利方。

芒硝汤成下　黄芩　知母　甘草各二两　栀子仁二七枚大黄四两

上六味，切，以水五升煮取二升，下芒硝，分服。忌如常法。

又疗两鼻生疮，热痒，内亦热，兼头痛方。

麦门冬去心　知母　泽泻　甘草炙，各二两　粳米五合　竹叶切，一升　小麦二升

上七味，切，以水一斗半煮竹叶、小麦，取九升，去之，内诸药煮，取四升，去滓，分服，日三夜一。忌如常法。

又疗生疮，热气奔胸方。

豉一升　葱白切　栀子仁各十四枚

上三味，以水二升煮取九合，去滓，分服之。忌如常法。

又疗石热发,烦热满胀及体生疮,兼气力弱方。

黄芩　芒硝　麦门冬各二两　　大黄三两　　栀子十四枚　　甘草一两,炙

上六味,切,以水六升,煮取二升,分再服之。

石发腹胀痞满兼心痛诸形证方七首

论曰:服石之人,发状非一。或发于外阳,则头角皮肤作病,痈肿头痛是也。或发于内阴,则反冷脏虚,口疮吐血是也。凡气内温五脏,外荣经络,石性清净,不喜烦秽。目所睹,鼻所闻,皆欲馨香,不愿郁腐,因成种种之病也。或食陈臭生酸之物,贮于胃腑,胃腑不受,推诸脏,诸藏不受,即肝膈痞满,或为胪胀而坚积,便发心痛,亦非心自然而痛,为秽触神气也。觉此候者,可速涤肠胃,无令留壅,不然即成痰澼,其心转痛,岂能不勉哉!

靳邵疗寒过度成痰澼水气,心痛,百节俱肿者,大黄丸方。

大黄　　葶苈子熬　　豉各一两　　杏仁去尖皮,熬　　巴豆各三十颗,去皮心,熬

上五味,大黄捣筛末,四味别捣如膏,入少蜜和,更捣一千杵。以饮下一丸如麻子,稍强至二丸、三丸,以意量之。忌如常法。

又疗赤石脂发,心痛,饮热酒不解方。

葱白半斤,切　　豉二升,绵裹

上二味,以水六升,煮取二升半,分服之良。

又疗大热,心腹满胀方。

石膏半升,碎　　黄芩　　麻黄　　芍药各二两　　大青　　续断各三两

上六味,切,以水八升煮取四升,去滓,分服之。

又疗心腹痛不解,若通身颤寒者,荣卫不通,人参汤方。

麻黄三两,去节　人参　枳实炙　黄芩　甘草炙　茯苓各一两

上六味,切,以水五升煮二升,分服之。

又疗散发,心痛腹胀,兼冷热相抟,甘草汤方。

甘草炙　枳实炙　白术　栀子各二两　桔梗三两

上五味,切,以水六升,煮取二升,分再服之。忌如常法。

又疗腹胀头痛,眼眶疼,先有癖实不消,或饮酒下食内热,或时时心急痛方。

甘草炙　黄芩　大黄别渍　麦门冬去心　芒硝各二两　栀子三十枚

上六味,切,以水七升煮取三升,分服之。忌如常法。

又疗石发动,上气,热实不除,心腹满,小便赤,大便不利,痞逆冲胸,口干燥,目赤痛方。

大黄一两,别渍　黄芩三两　黄连　甘草炙　芒硝　麦门冬去心,各二两

上六味,切,以水五升,煮取二升,入大黄更煎三五沸,去滓,分再服之。

石发热目赤方一十首

论曰:凡人五脏尽有风,而发有高下,动有深浅,则肾风发脚气,肝风目泪而暗,肺风鼻鼽嚏而嗽,脾风肉缓而重,心风恍惚而忘。若加于热,亦随脏观候。即肝风胁满而怒,喜静,加之热,即目漠漠而暗,若石气兼之,则赤而益痛;或生胬肉及肿而烂速,可随轻重泻之,不然丧明矣。经曰:肝王则目赤。若兼石,则冬慎勿食热,热既不散,遂成伏气,遇春必发,预宜法防之,即非石药

之过,岂不惜哉!黄帝曰:形受味,精受气,皆为饮食寒温呼吸之召也。诸脏仿此。

疗眼久赤痛方。

干枣相接长一尺,切 黄连相接长一尺,擘

上二味,以水一升煎三合,绵裹,夜卧点眼眦中,以瘥为度。忌如常法。

又泻肝汤,不服石人亦主之方。

大黄 黄连 石膏各二两,碎 甘草炙 黄芩 细辛 生姜 半夏洗,各一两 栀子十四枚,擘

上九味,切,以水八升煮取三升,分温服。忌如常法。

又疗眼赤,闭目不开,烦闷热,胸中澹澹,泻肝汤方。

前胡 大青 秦皮 干姜 子芩 细辛各三两 决明子三枚 栀子仁二两 石膏八两,碎 淡竹叶 车前叶各切一升

上十一味,切,以水一斗煮取三升,去滓,分服。或加朴硝三两,得利即瘥。忌如常法。

又疗眼肿痛不开方。

精猪肉薄切,以贴眼上,热即易之。一方用子肝,又以井花水浸,更再用之,取瘥。

又疗久风目赤,兼胎赤方。

光明盐六分 杏仁油五合,又云半鸡子

上二味,以净铜锣一尺面者一枚,内盐油,即取青柳枝如箸大者一握,急束截令头齐,用研之三日,候如稠墨,即先剜地作一小坑,置瓦于底,又取热艾一鹅子许,于瓦上烧火,即安前药锣覆坑上,令烟熏之,勿令火灭,候火尽,可收置于铜合子,或坩合子中,每夜用点目眦间,便卧,频点之取瘥。通按:前目病胎赤用此方。

又主眼生赤脉,息肉碜痛不开者方。

大枣七枚,取肉　黄连二两,碎,绵裹　淡竹叶切,五合

上三味,以水二升煮竹叶,取一升,澄清,取八合,内枣肉、黄连煎,取三合,去滓,以点眼眦中,瘥止。

又疗目痒赤方。

黄连半两,碎　丁香二七枚,碎　黄柏皮半两,切　青钱七文　蕤仁三七枚,碎

上五味,以水二升煮取一升,去滓,以绵缠杖子头点之妙。

扁鹊疗令人目明,发不落方。

取十月上巳日槐子,去上皮,不限多少,于瓶中封口三七日,初服一枚,再服至二枚,十日十枚,还从一起,甚验。

又疗发热,心腹胀满,小便赤,大便难,逆冲胸中,口燥,目赤痛方。

黄芩　大黄各二两　栀子一两　豉三合

上四味,切,以水三升煮取一升二合,去滓,分服。

又疗目翳方。

干蓝二分　雄黄二分,研

上二味,相和,以少许点上三五度,即便瘥。

石发痰结大小腹留壅老小虚羸方六首

论曰:夫老小尪羸,为和气不足,寒气独积于地,炎气独散于天,天地不交,故体成否。体成否则肌肉不润,腠理不通,胸膈气急,肠胃招满,为阴气冲阳,阳不接也。或膀胱坚积,支足沉疴,为阳气不能下营,阴气独盛也。致大肠留拥,汤药不下,或水谷不消,更加短气,若不利关格,寔不得其死也。

疗羸劣老弱,体性少热,因服石散而寒气盛,药伏胸膈,冷热不调,烦闷短气欲死者,药即不行,又不能大便,作害于人,急宜吐之方。

甘草四两,生用

上一味,切,以水五升煮取折半,去滓,令顿服之,当大吐,药亦与病俱去,便愈矣。夫散家患心腹痛,服诸药不瘥者,服此甘草汤,诸膈即通,大便亦利。甚验。

又疗甚虚弱,去热益气力方。

竹叶切,一升　大枣二十枚,擘　黄芪四两　芍药三两　甘草炙　人参　干地黄　升麻　生姜各二两　桂心　黄芩　茯苓各一两

上十二味,切,以水一斗五升煮竹叶,取一斗,去竹叶,入诸药煎,取三升,分温服之。忌如常法。

又疗散发后,虚热羸乏,或脚疼腰痛,本是虚劳人并挟风,宜肾沥汤方。

羊肾一具,去脂膜,切　五味子三两　当归　甘草炙　芎劳　远志去心　芍药　麦门冬去心　茯苓各一两　干地黄　生姜各四两,切　黄芩　桂心各一两　大枣二十枚,擘

上十四味,切,以水一斗煮肾,取八升,内诸药煎,取三升半,去滓,分服。忌如常法。

又疗性热虚羸,补益方。

生地黄二石,细切,蒸之极熟

上一味,以好酒一升洒之,曝干捣,众并手丸之。每食前含一丸,如胡桃大,咽令尽,日三五度,甚妙。

又疗人身体黄瘦不能食,及服药腰背拘急痛,眠卧陷床,沉

重不能起行,宜秋夏中服之方。

半夏洗　茵陈各四两　生姜　茯苓各三两　黄芩　土瓜根

栀子各二两　大黄一两,别渍

上八味,切,以水八升煮取三升,去滓,分温服。

耆婆汤,疗人风劳虚损,补髓,令人健方。

麻油一升　牛酥一斤　葱白一握　胡麻仁一升,研　豉二

升,以水二升渍一宿,取汁　蜜一升　上酒二升

上七味,先于锅中入油煎令沸,著葱白令色黄,下酥、蜜、豉

汁、麻仁,沸下酒,成煎收不津器中盛之。日服一匙两匙,或和酒

服亦妙。冷即加生姜一斤取汁,干姜末亦可用之。

石发大小便涩不通兼小便淋方一十六首

论曰:夫言大小便涩者,皆繇大肠虚,受邪气所致也。且腑

有高下,而肺腑系在天上,中接土腑,名之大肠,为传导之腑也。

有风气热结,即大便干涩而不通顺,或发痈肿,口鼻干燥。或肾

腑有虚,则心肺俱热,使小便赤而涩也。或肾气虚热,膀胱不足,

加之以渴饮,即小便淋涩,皆繇脏虚不能主其腑也。且形能受

味,气能致精,气散则精虚,味益则体实。体实之人,筋骨有余,

因劳精气,精气既衰,即招其病,故石气流入膀胱,作其淋疾,则

非正石气而行。此肺遭热盛,传之于肾,肾为精竭,纯阴自孤,石

气惧阴不入,便投其膀胱,膀胱受邪,遂成淋也。淋状合涩,数赤

热而痛。何以知之?涩至,故知肺传于子也;数至,为子被母逼,

水急奔下也;热赤至,为心与石气相传也;痛至,为本脏自虚,客

气冲击也。所以服石药者,藉其少滋味而助精气,即神门之固,

病邪不能入也。何以知因石虚竭?虚竭之人,其阴好怒,而交接

难毕,其病名强中;或不交接,其精自流也;或为消利,为作消渴,皆由少服诸石,用之伤劳也。夫遇兹候等,可救其病,失时不疗,便至夭枉。不可全服补虚之药,恐变诸疹。常以不虚不实于大肠,不寒不燥于腠理,能调神气,有何患乎?

疗小便淋涩,少腹痛方。

大黄　芍药　茯苓各一两　麻仁四两,研

上四味,切,以水五升煮取二升,去滓,分服之良。

又方

桑螵蛸二十枚,熬　黄芩一两

上二味,切,以水一升煮取四合,顿服之。

又疗热淋涩痛方。

车前草　葵根各切一升　通草三两　芒硝八分

上四味,切,以水五升煮取二升,去滓,入芒硝,分服之。

又疗血淋不绝方。

鸡苏　竹叶各一握　葵子末　石膏各八分,碎　蜀椒末,四分

上五味,切,以水二升煮取九合后,下葵末服之。

又疗初患淋方。

滑石五两　通草二两　石韦拭去毛　瞿麦各三两　芒硝二两,汤热下　冬葵子二升

上六味,切,以水九升煮取三升,分服之。忌诸热物。

又疗淋积年,医不能愈,或十日、五日一度发即可,时或频发不定方。

冬葵子　滑石各八分　茯苓　芍药　子芩　蒲黄　芒硝各六分　石韦去毛　瞿麦各五分　陈橘皮四分

上十味,捣散,空腹煮后饮子,和服一方寸匕,加至二匕,以

小便通利为度。忌如常法。

下散饮子方。

桑白皮六分　白茅根十分　通草八分　甘草四分,炙　滑石十分

上五味,捣散,煎汤,服前散。

又卒患淋方。

取舡底青苔如鸡子大,以水一升煮,服之。

又主热淋方。

白茅根四斤,切

上一味,以水一斗半煮取五升,适寒温饮之,瘥止。

又石淋,状如碎沙石下者方。

车前子二斤,以绢囊盛

上一味,以水八升煮取三升,经宿空腹服之,即石下。

又疗烦热,身体微肿,不能食饮,小便不利方。

茯苓三两　甘草炙　栝楼根　人参　黄芩　桂心　白术各一两　枳实二两,炙

上八味,切,以水六升,煮取三升,去滓,每服三合尽即瘥。甚妙。

又疗气上不得食,呕逆,大小便涩,气满烦闷,折热下气方。

前胡　黄芩各三两　栀子　大黄各一两　甘草炙　茯苓　生姜各二两　杏仁四十枚,去尖皮,碎

上八味,切,以水八升煮取三升,分服之。忌如常法。

又疗热,小便数少如淋,葵子汤方。

冬葵子一升

上一味,以水三升煮取一升半,分服之。忌如常法。

又若大小便塞不通，或淋沥尿血，阴中疼痛，此是热气所致。先以冷物熨之小腹，又以热物熨，更互冷热。若小便数，亦是取冷所致，即暖将息也。

疗发热，体气昏昏，不痛不痒，小便赤涩方。

生茅根五大斤，净洗择，捣绞取汁，服之瘥。

又若发热口干，小便涩方。

取甘蔗去皮，尽足吃之，咽汁。若口痛，捣取汁服之。

又方

取葴蕤五两，煮汁，饮之瘥。

石发后变霍乱及转筋方一十六首

论曰：服石之人，体常多热，热即引饮，饥复加餐，水谷既伤，胃府失度，土既衰损，木必来乘，故曰肝入胃即泄，或单下而不吐，是肝乘之盛也。木既克土，克过必宣，二气俱虚，而肝必怒，阳气既乏，则发转筋变吐，加肾肝之病也。宜速止之，仍温足而兼复调以五味，其病必痊矣。

疗石发霍乱，绞痛不可忍方。

茱萸一升

上一味，以酒三升，煮取一升，强服之，得下瘥。

又疗霍乱，吐多者必转筋，不渴即脐上筑者，肾气虚，先疗其筑，理中汤方。

人参　桂心　甘草炙，各三两　干姜二两

上四味，切，以水八升煮取三升，分服。又加白术三两。

又疗霍乱转筋入腹方。

取鸡屎白干者一方寸匕，以水和，顿服之。

又疗转筋入腹痛方。

灸脚心下当拇指上七壮。

又方

灸足大拇指下约中一壮。

又干呕方。

灸手腕后中指两筋间，左右各七壮，名间使。

又若吐止而下痢不止方。

灸脐下一跌约上二七壮。

又呕不息者方。

薤白一握

上一味，切，以水一升煮取六合，顿服之。

又吐痢不止，转筋入腹欲死方。

生姜三两，切

上一味，以酒一升半煮三沸，顿服之良。

又方

藿香一把

上一味，以水四升煮取一升，服之瘥。艾亦佳。

又疗转筋，不吐不下，气息急方。

木瓜一枚

上一味，切，以水二升，煮取一升，服之瘥。

又方

高良姜五两，捶碎

上一味，以酒二升煮取一升服。亦主腹痛。

又方

桑叶切，二升

上一味,以水三升煮取一升三合,去滓服之。

又疗腹满痛不可忍方。

取盐一合熬,以水二升煮取一升,顿服,即得吐止。若吐痢止,心中烦闷及渴不止,取竹沥一升,分服即止。不止,心中复似冷,取茱萸一两,于铛中炒,捣末,以水二升煮取一升,著少盐,澄清服之,取瘥。

又疗霍乱,吐痢不止方。

粟米任多少,研

上一味,以水搅如乳,服之即瘥。

又疗脚转筋方。

灸两大拇指爪甲后连肉处当中央三壮。

石发后变下痢及诸杂痢方一十二首

论曰:凡石性刚烈,气多炎上,理之伤温,即火转为炽,内煎脾肺。脾肺苦热,遂成其渴。饮水过量,即溲肠胃,胃得水则吐,肠得火即金寒。脏虽寒,火炎不灭,水渐流下,而为行潦遂变拥。肠胃虚冷,水谷不消,在阳益气不餐,在阴肠鸣而泄,久将不瘥,有成痢者。经言:呕哕发下焦之间,其斯之谓软。疗下痢干呕,服香豉,多服之佳。如不损更发,宜服此方。

香豉二升　干姜三两　甘草二两,炙　葱白切,一升

上四味,切,以水五升煮取二升,去滓,温分服之,甚良。

又方

干姜五两

上一味,切,以水二升煮取一升,去滓,顿服之。

又疗白赤痢兼热闷方。

栀子仁十四枚　薤白一握,切

上二味,以水三升煮取一升二合,去滓,分服之良。

又疗白痢方。

黄连一两,碎,绵裹　白蜜一合

上二味,以童子小便二升渍一宿,煮取一升,去滓,入蜜,分服之。

又方

黄连一两,碎　薤白切,一升　乌梅一握

上三味,以水二升煮取一升,分温服之。

又疗解散已经快利,热尚不退,兼痢不断,黄连汤方。

黄连一两,碎　白粱米二合

上二味,以水五升煮取二升,分服之。

又疗痈肿热盛,取冷过多,寒中下痢,食完出方。

甘草炙　干姜　附子炮,各六两　蜀椒二百三十枚,汗

上四味,切,以水六升煮取三升,分服之。忌如常法。

又疗天行,兼有客热,下血痢,止血,破棺起死,黄连汤方。

黄连四两　黄柏三两　栀子仁十五颗　阿胶一两,炙　干姜　枳实炙　芍药各二两

上七味,切,以水六升,煮取三升,分服之。忌如常法。

又疗解散除热止痢,黄连汤方。

甘草炙　升麻各一两　黄连三两　豉五合　栀子仁十四枚

上五味,切,以水三升煮取一升,分温服之。

又解散因痢,宜服甘草汤方。

甘草炙　人参　黄连各一两　栀子仁二十一枚

上四味,切,以水五升煮取二升,分服之。

又疗热毒赤白痢方。

羊肝去膜,切,以水洗二十遍血尽,以粟米饭拌作面饼

上一味,以水煮熟,漉著浆水中淘之,干漉,以美蒜韭候极饥食之,不过三两顿即瘥。

又疗水谷痢方。

取鲫鱼无问多少,治如食法,以新布干拭,断血脉,切作鲙,以蒜韭食之取足,候至夜,要以白粥量事吃之,即得瘥。忌如常法。

石发两脚卒冷两胁腋卒热并口噤方三首

论曰:经言脉有阴跷阳跷,有阴抟阳抟,此在三阴位也。脉足太阴,脾脉也。脾为中州,含藏阳气,压水脉者矣。若人之和平,则脾能行阳气,暖其三阴,三阴暖则足能舒适。若脾虚不能含藏,则地气渐泄,阳上腾则三阴坚塞,足便冷也。或有踵缓急不仁者,则加之以肾肝之气不足,使少阴、厥阴之阙也。所以足无载运之功,而不能跷捷其力,是阴抟其阳,此由脏虚所生。阳气伤狂,而阴不能独理,有因发热口噤,及腋下热不可近者,即三阳伤盛之所致也。况服石增热,餐钳失度,在阴为疹,可外温其足,内置阳气于三阴则愈也。在阳为疹,可微冷于外,又以寒药散其内热,其疴岂能逃乎?

疗两脚卒冷方。

以酢浆温置盆中,以浸脚,即瘥。

又疗口噤,气上欲绝方。

蔓荆子二升　茯苓三两　蓼蓝子　人参　荠苨　甘草炙
黄芩　白术各一两

上八味,切,以水二斗煮蔓荆子,取八升,去滓,内余药煮,分服。若口噤,以物㪍之,即瘥。

又疗两腋热不得相近方。

滑石一斤　寒水石三斤　芒硝一斤

上三味,捣散,取绢一尺,分作袋盛散药,结口,更互于腋下夹之勿住,取凉冷止。

石发若热解折下石方四首

论曰:五形之人,其性各别。则土形之人,骨耸气清;水形之人,体薄气长;木形之人,筋骨粗,声圆而长;火形之人,性急,气尖而散。其有固疾者,则先服草药,病愈后始服石,必速应也。凡土、火二形人,性躁气高,而肥盛多火气,若更服石,益之于炎,物盛必衰,自焚之名也。若觉祸发,速宜下之,只如同疾之人服石者,病气久强,石热尚薄,不能破其病,但增其热,亦能损人。若热不济者,亦可速下。自余形人服之者,如有发动,但以石投之,自然而瘥。不可见小热即求大冷,为山九仞,终亏一篑。医者,意也。详而行之。臣亿等按:论中五形少金,别无本校,今阙。

蜂房饮,解石余方。

露蜂房三两,炙

上一味,以水三升,煮取一升,去滓,顿服。不定,三五日更服。如热闷,服后方。《千金翼》疗石发热困苦,宜下石方。露蜂房一升,切,以水二升煮取一升,一服五六合,日三服。石从小便下,如细沙尽停,无所忌。

又下石方。

葛根　紫草各八两　犀牛角十二两,屑　露蜂房十两,炙

芒硝　大黄各二两　荠苨　人参各七两　玄参　甘草炙　银屑
细研,各四两　猪脂十二两,腊月者

上十二味,以无灰酒渍经十日,其猪脂用酒一升,煎取脂三两,取银屑和研,内药中。每日空腹,服之一匙。前合药未得本法,元本如此,可求别定本,细而勘之。《千金翼》方中更有升麻、葳蕤各七两,黄芩八两,栀子十四枚,计十六味,以无灰酒八升,渍经十日,猪脂用酒一升,煎炼取三两,与银屑和研,内药中,每日空腹服之,量力多少。忌热面、炙肉、海藻、蒜等。

又疗散发不可堪忍,欲下之方。

肥猪肉五斤　葱白　薤白各半斤

上三味,并捣研,合器中蒸之令熟,早朝啖之,尽为度。

又疗虽服乳石等,而常患冷,此由不先服泻汤而服石等,以其病药各在一处,丹石不行则病,所以依旧患冷,宜依此法泻之,冷自瘥,石势行方。

人参　茯苓　干地黄　当归　桔梗　甘草炙　芍药各二两
大黄四两

上八味,切,以水三升,煮取一升二合,去滓,分服之。

服石后将息饮食所宜法二首

论曰:服石所宜饮食时,宜以自调护,随所取适。若一一依方慎之,则动成滞碍,能依此法,庶得通济方。

取少脂猪肉,一月二服。百沸馎饦,任性无妨。新熟白酒,少饮亦好。及白羊头、蹄并猪肉作姜豉,任作食之,压石。肥肉、梨、柿等甚佳。

凡欲吃热羊肉馎饦,宜先食三五匙冷饭后吃之,即不畏热。

吃讫,乃速以饭压之,行步适散,乃可不虑致损。生菜亦然,芸薹、胡荽等亦不宜多食。服石人有性好面嗜酢不能禁慎者,宜食淡糠酢,百沸紫馎饦及水漠饼,即不虑热。冷韭羹亦大补,时时宜食之。诸饮食品类既多,不可一一,但言不得服所不宜者。服石人亦不宜多饮酒,饮酒多则失食味,失食味则不多食,不多食则令人虚热,虚热则令石数发,恶寒寡沉,又损石力,为酒能压石故也。多饮则损石势,亦令人风虚脚弱,此缘饮酒致之耳。若能饮食者,大佳甚妙。其方药如上。服石特忌热面、陈臭、哀孝、哭泣、忧恚、大酢、牛蒜、韭、芥、酱、鸡犬肉、老牛肉、鲍鱼肉鲊、衡热忍饥、冷酒、有灰酒、荞麦、小豆、胡麻、馎饦、枸杞羹、仓米、臭鱼脯,勿承饥虚热沐浴。夏月不宜吃猪肉、冷水,恐致滑痢不止,伤冷饮食不消,或成霍乱,特宜消息慎之。

紫馎饦并食饮将慎法三首

《千金》紫馎饦方。

乌豆任多少,煮取浓汁

上一味,以和面,稍盐和之,依常法作馎饦,以此豆汁中熟煮,可三二十沸,溢添冷乌豆汁,以猪羊肉为臛亦精好,或以山芋粉尤妙。

又宜食面饼方。

取面溲,如家常作饼法,细切如小豆许,以面于簸箕中拌令圆,煮之令极熟,承热任以诸肉作臛食之,大凉补腰脚。又夏月冒热远行,早食晚失饥,石气发动,作大麦饼,将行在路食之,亦压得石气。

凡患疮肿,无问大小,或如黍米,即须加意专精疗之。或以冷水淋,或盐汤洗,以指擒破,即以指甲细细掐旁边,亦以药涂之,或以苍耳汤浸洗之,或以冷石熨之,即瘥。夫服石将慎至难,若不能将息,特宜勿服。非但服之若瘦热,更增他疾,性行躁暴,唯多忽恚,饮食日减,形体日消,妻子不能供承,卑下何其能济,此皆由将慎失度致使然也。人之无检,慎勿轻服,至于背坼脑裂,药物无及也。妇人则发乳体肿,帷箔不修,特宜审慎,自量其力,将息尤佳。

服石后防慎贮备杂药等一首

凡服石人当宜收贮药等。

人参、朴硝、苦竹沥、大黄、栀子、大麦面、好豉、茅苣、黄连、升麻、石膏、荆沥、葛根并粉、猪膏、酥、蜜、紫苏子、白鸭屎、粳米、前胡、冬葵子、生姜、冬瓜、大豆、车前、地榆、五加皮、大小麦奴、天门冬、葱白、葳蕤、麦门冬、生地黄、芦根、红雪、紫雪、黄芩、露蜂房。

第三十九卷

《明堂》序

夫《明堂》者,黄帝之正经,圣人之遗教,所注孔穴,靡不指的。又皇甫士安,晋朝高秀,洞明医术,撰次《甲乙》,并取三部为定。如此则《明堂》《甲乙》,是医人之秘宝,后之学者,宜遵用之,不可苟从异说,致乖正理。又手足十二经,亦皆有俞。手足者,阴阳之交会,血气之流通,外劳肢节,内连脏腑,是以原《明堂》之经,非自古之神解,孰能与于此哉? 故立经以言疾之所縁,图形以表孔穴之名处。比来有经而无图,则不能明脉俞之会合;有图而无经,则不能论百疾之要也。縁是观之,书之与图不可无也。又人形不同,长短异状,图象参差,差之毫厘,则孔穴乖处,不可不详也。今依准《甲乙》正经,人长七尺五寸之身,《千金方》云七尺六寸四分。今半之以为图,人长三尺七寸五分。《千金方》云三尺八寸二分。其孔穴相去亦半之,五分为寸。其尺用古尺。其十二经脉,皆以五色作之。奇经八脉,并以绿色标记。诸家并以三人为图,今因十二经而画图,人十二身也。经脉阴阳,各随其类,故汤药攻其内,以灸攻其外,则病无所逃,知火艾之功,过半于汤药矣。其针法古来以为深奥,今人卒不可解。经云:针能杀生人,不能起死人。若欲录之,恐伤性命,今并不录《针经》,唯取灸法。其穴墨点者,禁之不宜灸;朱点者,灸病为良。其注于《明堂图》,人并可览之。《黄帝素问》摘孔穴,原经脉,穷万病之所始。《九卷》《甲乙》及《千金方》、甄权、杨操等诸家灸法,虽未能远穷其理,且列流注及傍通,终疾病之状尔。

论邪入皮毛经络风冷热灸法

《素问》岐伯曰:夫邪之客于形,必先入于皮毛,留而不去,入于孙络,又留而不去,入于经脉,内连五脏,散于肠胃,阴阳俱感,五脏乃伤,此邪之从皮毛而入于五脏之次也。如此则疗其经。今邪客于皮毛,入于孙络,留而不去,闭塞不通,不得入于经,溢于大络,而生奇病焉。出第二卷中。

夫五脏六腑精灵之气,顺脉而出,附经而入,终而复始,如环无端。若越其数者,则伤脉而损经,变为异病也。

岐伯曰:凡欲疗风,则用火灸。风性浮轻,色或赤或白,痒多者风热也。寒性沉重,色或青或黑,痛多者寒也。湿性萎润,色黄鲜,瘀痹多者湿也。此三种,本同而末异也。风为百病之长,邪贼之根,一切众病,悉因风而起也。欲灸风者,宜从少以至多也。灸寒者,宜从多以至少也。至多者,从三壮、五壮、七壮,又从三十、五十、七十壮,名曰从少至多也。灸寒湿者,宜从多以至少也。从七十、五十、三十,又从七百、五百、三百,名曰从多以至少也。灸风者,不得一顿满一百;若不灸者,亦可以蒸药熨之。灸寒湿者,不得一顿满千;若不灸,亦可蒸药熏之。风性浮轻则易散,故从少而至多也。寒性沉重则难消,故从多而至少也。

论疾手足腹背灸之多少及补泻八木火法

杨操《音义》云:凡手足内脉,皆是五脏之气所应也;手足外脉,皆是六腑之气所应也。四肢者,身之支干也。其气系于五脏六腑出入，其灸疾不得过顿多也，宜依经数也。若顿多血脉绝于火下，而火气不得行，随脉远去也。故云三壮、五壮、七壮者，经曰乃更添灸，以瘥为度。其手足外皆是阳脉也，不得过于二壮。腹中者，水谷之所盛，风寒之所结，灸之务欲多也。脊者身之梁，太阳之所合，阴阳动作，冷气成疾，背又重厚，灸之宜多。经脉出入往来之处，故灸能引火气。凡灸皆有补泻，补者无吹其火，须炷自灭，泻者疾吹其火，傅其艾，须其火至灭也。其艾炷根下广三分、长三分。若减此不覆孔穴，不中经脉，火气不行，亦不能除病也。

凡灸，忌用松、柏、桑、枣、竹、柿、枫、榆八木，以用灸人，害人肌肉、筋脉、骨髓，可用阳燧火珠，映日取火。若阴无火，钻槐木以菊茎延火，亦可碏石以艾蒸之取火，用灸大良。又无此，宜以香油布缠及艾茎，别引取火，则去疾不伤人。筋骨皆欲得触伤，其痛根疮若不坏，则病不除也。《甲乙》丙卷云：灸则不发者，灸故履底令热好熨之，三日即发也。得发则病愈矣。

不宜灸禁穴及老少加减法

《甲乙经》：头维、下关、承光、脑户、气冲、脊中、伏兔、乳中、地五会、风府、泉腋、喑门、天府、经渠、白环俞、鸠尾、迎香、石门女子、丝竹空、承泣、耳门、人迎、瘛脉、少商、尺泽、阴市、阳关《甲乙经》、少海、小海、睛明、关冲。

上三十二穴，并禁不宜灸。《千金》、甄权、杨操同。出第三卷中。

凡灸有生熟，候人盛衰及老少也。衰老者少灸，盛壮肥实者多灸。

凡孔穴皆逐人形大小,取手中指头第一节为寸,男左女右。又一云三寸者,尽一中指也。

凡人年三十以上,若不灸三里,令人气上眼暗,所以三里下气也。出第三十七卷中。

黄帝问曰:凡灸大风、大雨、大阴、大寒灸否? 既不得灸,有何损益? 岐伯答曰:大风灸者,阴阳交错。大雨灸者,诸经络脉不行。大阴灸者,令人气逆。大寒灸者,血脉蓄滞。此等日灸,乃更动其病,令人短寿。大风者,所谓一复时,不可加火艾。大寒者,所谓盛冬凌辰也。大雨者,但雨日即不得,虽然有卒得,又逢大雨,此止可灸之。大阴者,谓诸云雾翘合。

凡人初患卒得,终是难下手。经云:当其盛也,慎勿衰伤,即是初得重病之状候。

年神傍通法并杂忌傍通法

论曰:此等诸法,并散在诸部,不可寻究,故集之一处,造次易知,所以省披讨也。

孔穴主对法。

论曰:凡云孔穴主对者,穴名在上,病状在下,或一病有数穴,或数病共一穴,皆临时斟酌作法用之。其有须灸者,即灸之;不宜灸者,经穴了注其名,并为良法,但恨下里间知者鲜尔。所以,学者深须解之,皆须妙解,知灸知药,固是良医。通按:此款出《千金》,本文言针言灸言药,合治方为良法。今删去针单言灸药,遂觉文理欠顺,又云:经穴注了,其灸似误,或是了注其名。

脐	心	肘	咽	口	头	脊	膝	足
年一	二	三	四	五	六	七	八	九

十　　十一　十二　十三　十四　十五　十六　十七　十八

以上入神所在傍看，他皆仿此。

十九　二十　二一　二二　二三　二四　二五　二六　二七

二八　二九　三十　三一　三二　三三　三四　三五　三六

三七　三八　三九　四十　四一　四二　四三　四四　四五

四六　四七　四八　四九　五十　五一　五二　五三　五四

五五　五六　五七　五八　五九　六十　六一　六二　六三

六四　六五　六六　六七　六八　六九　七十　七一　七二

七三　七四　七五　七六　七七　七八　七九　八十　八一

八二　八三　八四　八五　八六　八七　八八　八九　九十

上件九部，人神岁移一部，周而复始，不可灸，凶。

心　喉　头　肩　背　腰　腹　项　足　膝　阴　股

年一　二　三　四　五　六　七　八　九　十　十一　十二

十三　十四　十五　十六　十七　十八　十九　二十　二一　二二　二三　二四

二五　二六　二七　二八　二九　三十　三一　三二　三三　三四　三五　三六

三七　三八　三九　四十　四一　四二　四三　四四　四五　四六　四七　四八

四九　五十　五一　五二　五三　五四　五五　五六　五七　五八　五九　六十

六一　六二　六三　六四　六五　六六　六七　六八　六九　七十　七一　七二

七三　七四　七五　七六　七七　七八　七九　八十　八一　八二　八三　八四

八五　八六　八七　八八　八九　九十　九一　九二　九三　九四　九五　九六

上件十二部，人神所在，并不可灸及损伤。慎之！

推月忌日忌傍通法：

月忌法：正　二　三　四　五　六　七　八　九　十　十一　十二

血忌：丑　未　寅　申　卯　酉　辰　戌　巳　亥　午　子　凶

月厌：戌　酉　申　未　午　巳　辰　卯　寅　丑　子　亥　凶

四激：戌　戌　戌　丑　丑　丑　辰　辰　辰　未　未　未　凶

月杀：　丑　戌　未　辰　丑　戌　未　辰　丑　戌　未　　辰　凶
月刑：　巳　子　辰　申　午　丑　寅　酉　未　亥　卯　　戌　凶
六害：　巳　辰　卯　寅　丑　子　亥　戌　酉　申　未　　午　凶
天医：　卯　寅　丑　子　亥　戌　酉　申　未　巳　午　　辰　吉

上于天医上取师疗病吉，余不得灸，及取师凶。

日忌法：

一日在足大指；二日外踝；三日股内及脚腨；四日腰及髀；五日口齿、舌根、咽、悬雍及足指；六日手小指、少阳及脐下；七日内踝；八日足腕，一云在脚；九日尻及龟尾、手阳明；十日腰眼及足拇指；十一鼻柱及眉；十二面、发际；十三牙齿；十四胃脘、咽喉、足阳明；十五遍身；十六胸、乳；十七气冲及胁；十八腹内；十九足跌、足下及项；二十膝以下，一云踝及髆；二十一唇、舌、足小指；二十二伏兔、外踝，一云胸臆中；二十三肝俞、足跌、两腋；二十四手阳明、两胁及小肠；二十五足阳明、心腹，一云膝足；二十六手足、胸；二十七膝、内踝，一云肩髆、膈下及两足并阴囊中；二十八阴中及耳颊；二十九膝、头颞、颧、两手足；三十足跌上及颊、膝头，又云关元下至足心，又云通身。

上件人神所在，上件日并不宜灸。

十干人神所在法：

甲日在头，乙日在项，丙日在肩臂，丁日胸胁，戊日在腹及额颈，己日在背，庚日在膝及髀腰，辛日在脾及心肺，壬日在肾及手，癸日在足。

十二支人神所在法：

子日在目，孙氏云在肩口；丑日在耳及腰；寅日在胸面，孙云在口；卯日在脾，孙云在鼻；辰日在腰；巳日在头目，孙云在手；午日在心腹;未日在两足心,孙云在足;申日在肩额,孙云在头腰;酉日在腰,孙云在背;戌日在咽喉,孙云在头,一作项;亥日在臂颈,又云在膝,孙云在项。

十二时人神所在法:

子时在踝;丑时在头;寅时在耳,孙云在目;卯时在面,孙云在目;辰时在项,孙云在口;巳时在乳,一云肩;午时在胸胁;未时在腹;申时在心;酉时在膝,孙云在背、脾;戌时在腰,孙云在阴左右;亥时在股。

十二祇人神所在法:

建日不治足,一作头,禁哺时。除日不治眼,一作膝,禁日入。满日不治腹,禁黄昏。平日不治腰背,禁人定。定日不治心,禁夜半。执日不治手,禁鸡鸣。破日不治口,禁平旦。危日不治鼻,禁日出。成日不治唇,禁食时。收日不治头,一作足,禁食时。开日不治耳,禁日中。闭日不治目,禁日斜。

又法

甲乙日忌寅时,不灸头。丙丁日忌辰时,不灸耳。戊己日忌午时,不灸发鬓,一云不灸膝膑。壬癸日忌酉时,不灸足。

又方

每月六日、十五日、十八日、二十四日、小尽日。

甲辰、庚寅、乙卯、丙辰、辛巳、五辰、五酉、五未、八节日前后各一日。

若遇以上日并凶,不宜灸之。

又法

正月丑、二月戌、三月未、四月辰、五月丑、六月戌、七月未、八月辰、九月丑、十月戌、十一月未、十二月辰。

又法

男忌壬辰、甲辰、己巳、丙午、丁未。

女忌甲寅、乙卯、乙酉、乙巳、丁巳。

又法

男忌除日，女忌破日。

又法

男忌戌日，女忌辰日。孙氏方忌巳日。

又法

丙子日天子会、壬子日百王会、甲子日太子会、丁巳日三公会、丙辰日诸侯会、辛卯日大夫会、癸卯日人臣会、乙亥日以上都会。

又法

木命人，行年在木，不宜针及服青药。

火命人，行年在火，不宜汗及服赤药。

土命人，行年在土，不宜吐及服黄药。

金命人，行年在金，不宜灸及服白药。

水命人，行年在水，不宜下利及服黑药。

凡不知此法下药，若遇命厄会深者，下手即死。

又法

立春、春分，脾；立夏、夏至，肺；立秋、秋分，肝；立冬、冬至，心；四季十八日，肾。

又法

春左胁、秋右胁、夏在脐、冬在腰。以上人神，并不宜灸之，伤神杀人。

五脏六腑变化流注出入傍通

宜傍看从肾脏至天井三焦出入止

凡五脏六腑,变化无穷,散在诸经,其事隐没,难得具知,今纂集相附,以为傍通,令学者少留意推寻,则造次可见。

论曰:假令肝、心、脾、肺、肾为脏,则胆、小肠、胃、大肠、膀胱为腑,足少阴为肾经,足太阳为膀胱经,下至五脏、五果、五菜,皆尔触类长之。他皆仿此出《千金方》第二十九卷中。近附二十四条。

五脏:肝、心、脾、肺、肾。

六腑:胆、小肠、胃、大肠、膀胱、三焦。

五脏经:足厥阴、手少阴、足太阴、手太阴、足少阴。

六腑经:足少阳、手太阳、足阳明、手阳明、足太阳、手少阳。

五行各主一脏:木、火、土、金、水。

五脏数五行数配五脏:三八,二七,五十,四九,一六。

五行色五脏所象:青、赤、黄、白、黑。

五行相生:水、木、火、土、金。

五行相克:金、木、土、水、火。

五脏胎月不宜灸,吐利:八月、十一月、五月、二月、五月。

五脏相月不宜补养:冬三月木相、春三月火相、夏三月土相、季夏六月金相、秋三月水相。

五脏旺月有疾可宣泄:春三月木旺、夏三月火旺、季夏土旺、秋三月金旺、冬三月水旺。

五脏废月宜补不宜泻:夏三月木废、季夏火废、秋三月土废、冬三月金废、春三月水废。

五脏囚月宜补不宜泻：季夏木囚、秋三月火囚、冬三月土囚、春三月金囚、夏三月水囚。

五脏死月宜补：秋三月木死、冬三月火死、春三月土死、夏三月金死、季月水死。

五脏旺日五脏主日不灸不服药：甲乙、丙丁、戊己、庚辛、壬癸。

五脏旺时不灸：寅至辰、巳至未、辰戌丑未、申至戌、亥至丑。

五脏困日宜补养：戊己土也、庚辛金也、壬癸水也、甲乙木也、丙丁火也。

五脏困时宜补养：食时日肤，土也、晡时日入，金也、人定夜半，水也、平旦日出，木也、禺中日中，火也。

五脏忌日忌此日得疾病：庚辛、壬癸、甲乙、丙丁、戊己。

五脏忌时并忌此时得病：申至酉、亥至子、寅至卯、巳至午、辰戌丑未。

五时：春、夏、季夏、秋、冬。

五音象五行应五脏：角六十四丝、徵五十四丝、宫八十一丝、商七十二丝、羽十八丝。

五星一星各象一脏：岁东方、荧惑南方、镇中央、太白西方、辰北方。

五常各从五脏出：仁肃、礼哲、信圣、义乂、智谋。

五乐外象五行内应五脏：琴、笙、鼓、磬、瑟。

五兵：矛、剑、枪、戟、弩。

五味五脏所宜：酸、苦、甘、辛、咸。

五宜子来益母：苦、甘、辛、咸、酸。

五不宜：辛、咸、酸、苦、甘。

五事随脏所感：貌恭、视明、思睿、言从、听聪。

五咎:狂、豫、蒙、僭、急。

六情出五脏:好喜、忧虑一作惠好、乐、威怒一作感怒、恶哀恶哀二字文不类,无本可较,姑阙疑。

八性各禀之性:慈恚怒、爱、公私怒、气正、欲忌。

生各随初生长:革、肉、髓、骨、脑。

形外应五行之形,内法五脏之象:直、锐、方、圆、曲。

五养各从五脏所养:筋、血脉、肉、皮毛气、骨精。

五液各随脏所生:泣一方泪、汗、涎、涕、唾。

七神脾肾各二神,故七神:魂、神、意智、魄、精志。

五窍:目左目甲,右目乙;舌荣于耳,外为血,内主五音,左耳丙,右耳丁;唇口为戊,舌为己;鼻左孔庚,右孔辛;耳左肾壬,右肾癸。

五声五脏若中风,有此声应:呼、言、歌、哭、呻噫。

五响:讽咏、肆、唱、歌、吟。

五气有疾各随其脏消息,其法在调气论:呵、吹呼、唏、嘘、呬。通按:肝虚,心呵,脾呼,肺呬,肾吹,与此不同,未知孰是。

五恶气之恶:风、热、湿、寒、燥。

五恶味之恶:辛、咸、酸、苦、甘。

五有余病实则此疾见:怒、笑不止、胀满噫、喘咳上气、胀泄欠。

五不足病虚则此疾见:悲、忧、少气、息痢、厥。

五积:肥气、伏梁、痞气、息贲、贲豚。

生疾将息失度,乃生此疾:奔气、忧恐、食饮、风寒、强力。

五伤:久行伤筋、久视伤心、久坐伤肉、久卧伤皮、久立伤骨。

五气《千金》作五臭,五脏各有此气:臊膻、焦、香、腥、腐。

五方神象五脏:青龙、朱雀、黄龙、白虎、真武。

五畜各主本脏所宜:虎兔《千金》云鸡、蛇马《千金》云羊、龙牛羊犬、猴鸡、鼠猪。

五谷养五脏:麻、麦、稷、黄黍《千金》云稻、大豆。

五果益五脏:李、杏、枣、桃、栗。

五菜充五脏:韭、薤、葵、葱、藿蓼。

五木宜助五脏:榆、栗、桂、桑、梧桐。

五脏斤两五脏轻重数:四斤四两、十二两、二斤二两、三斤三两、一斤一两。

六腑斤两六腑轻重数:三两三铢、二斤十四两、三斤十四两、二斤十二两、九两二铢。

六腑尺寸六腑长短数:三寸三分、二丈四尺广二寸四分、二尺六寸一云大一尺五寸、一丈二尺广六寸、九寸一云广七寸。

六腑所受六腑受盛数:三合一云一合、二斗四升、三斗五升、一斗二升、九升九合一云九升二合。

五脏官:尚书一云上将军,又为郎官、帝王、谏议大夫、上将军一云大尚书、后宫列女。

六腑官:将军、决曹吏、监仓吏、内涩吏、监仓椽、水曹椽。

五脏俞:九椎下两傍、五椎下两傍、十一椎下两傍、三椎下两傍、十四椎下两傍每傍各一寸半是穴。

六腑俞:十椎下两傍、十八椎下两傍、十二椎下两傍、十六椎下两傍、十九椎下两傍、十三椎下两傍每傍各一寸五分是穴。

五脏募:期门、巨阙、章门、中府、京门。

六腑募:日月、关元、太仓、天枢、中极、石门三焦。

五脏脉:弦长、洪盛、缓大、浮短、沉濡。

五脏流注傍通:

所出为井木:大敦、中冲、隐白、少商、涌泉。通按:中冲心包络穴,少冲心经穴,不云少冲而云中冲者,以心脏另为一条也。

所流为荥火:行间、劳宫、大都、鱼际、然谷。

所注为俞土:太冲、太陵、太白、太渊、太溪。

所行为经金:中封、间使、商丘、经渠、复溜。

所入为合水:曲泉、曲泽、阴陵泉、尺泽、阴谷。

谨按:《铜人针经》《甲乙经》《九墟经》并无五脏所过为原穴。惟《千金》《外台秘要集》有之,今列穴名于下:

中郄即中都、内关、公孙、列缺、水原即水泉。

心之脏主出入:

少冲出井金;少府流荥水;神门注俞木;通里过原;灵道行经火;少海入合土。

六腑流注傍通六腑出入:

所出为井金:窍阴、少泽、厉兑、商阳、至阴。

所流为荥水:侠溪、前谷、内庭、间谷一云二间、通谷。

所注为俞木:临泣、后溪、陷谷、三间、束骨。

所过为原:丘墟、腕骨、冲阳、合谷、京骨。

所行为经火:阳辅、阳谷、解溪、阳溪、昆仑。

所入为合土:阳陵泉、小海、三里、曲池、委中。

三焦流注傍通三焦出入:

关冲出井金;掖门流荥水;中渚注俞木;阳池过原;支沟行经火;天井入合土。

十二身流注五脏六腑明堂

肺人肺者脏也两傍一十八穴

通按:本经十一穴,两傍共二十二穴,今移中府、云门二穴入脾经,止共一十八穴。又按:中府、云门胸傍四行,脾经周荣穴上移肺穴入脾经,论行不论经也。

《甲乙经》:肺出于少商,少商者木也。在手大指端内侧,去爪甲如韭叶,手太阴脉所出也。冬月宜灸。

流于鱼际,鱼际者火也。在手大指本节后散脉中,手太阴脉所流也,为荥。春三月宜灸。

注于太渊,太渊者土也。在掌后陷者中,手太阴脉所注也,为输。夏月宜灸。

行于经渠,经渠者金也。在寸口陷者中,手太阴脉所行也,为经。禁灸。

入于尺泽,尺泽者水也。在肘中约纹上动脉,手太阴脉所入也,为合。秋月宜灸。

少商,在手大指端内侧,去爪甲如韭叶,灸一壮。主疟,寒热,烦心善哕,心满汗出而寒,唾沫,唇干引饮,手腕挛,指支痛,肺胀上气,耳中生风,咳喘,痹臂痛,呕吐,食饮不下,膨膨然,病象疟,振慄鼓颔,腹胀,喉中鸣,耳前痛。甄权云:在手大拇指甲外畔当角一韭叶白肉际宛宛中是也。此脉脾肺之候,不宜灸。忌生冷、热食。通按:《圣济总录》少商穴下云:唐刺史成君绰忽颐颌肿大,喉中闭塞,三日水粒不下,针之立愈,不宜灸。

鱼际,在手大指本节后内侧散脉中,灸三壮。主虚极,洒洒毛起,恶风寒,舌上黄,身热,咳嗽喘痹走胸背,不得息,头痛甚,汗不出,寒厥及热,烦心,少气不足以息,阴湿痒,腹痛不下食饮,肘挛支满,喉中焦干渴,痓上气,热病,振慄鼓颔,腹满阴痿,咳引凡溺出,虚也。膈中虚,食饮呕,身热,汗不出,数唾涎,呕吐血下,肩背寒热,脱色,目泣出,皆虚也。唾血,时寒时热,厥心痛,卧若徒居,心间痛,动作痛益甚,色不变者,肺心痛也,短气,心痹,悲怒逆气,恐狂易,霍乱,胃气逆。

太渊,在手掌后陷者中,灸三壮。主胸痹逆气,寒厥烦心,善唾哕噫,胸满嗽呼,胃气上逆,心痛咳逆,烦闷不得卧,胸中满喘,背痛,肺胀满彭彭,臂厥,肩膺胸满痛,目生白翳,眼眦赤筋,掌中热,乍寒乍热,缺盆中相引痛,数欠,喘不得息,臂内廉痛,膈饮烦满,病温身热,五日以上汗不出,厥心痛,卧若徒居,心间痛,动作痛益甚,色不变者,肺心痛也。妒乳,噫,胃气上逆,心痛唾血,振寒,嗌干口僻,肘中痛,疟疾,瘅。

经渠在寸口陷者中,不可灸,伤人神明。主疟寒热,胸背痛,腹中彭彭然,甚则交两手而瞀,为暴痹,喘逆喉痹,掌中热,咳逆上气,喘息数欠,热病汗不出,心痛欲呕。

列缺,手太阴络,去腕上一寸半,灸五壮。甄权云:腕后臂侧三寸交叉头两筋骨罅宛宛中是也。主偏风口㖞,半身不遂,腕劳,灸三壮。主疟甚热,惊痫如有见者,咳喘,掌中热,虚则肩背寒慄,少气不足以息,寒厥,交两手如瞀,为口沫出。实则肩背热痛,汗出,四肢肿,身湿摇,时寒热,饥则烦,饱则面色变,口噤不开,恶风泣出,喉痹,咳上气,数欠,四肢厥逆,善笑,溺白。热病先手臂痛,身热瘛疭,唇口聚,鼻张,咽下汗出如连珠,小便白热痛,两乳下三寸坚,胁下满,悸,善忘,口中沫出。

孔最,手太阴郄,去腕上七寸,灸五壮。主热病汗不出。此穴可灸五壮,汗即出。厥头痛。

尺泽,在肘中约纹上动脉,灸三壮。甄权云:在臂屈横纹中两筋骨罅陷者宛宛中,不宜灸。主喉痹上气,舌干胁痛,心彭彭痛,咳逆上气,心烦肩寒,少气不足以息,腹胀喘,振慄瘛疭,咳嗽吐浊,气膈善呕,鼓颔,不得汗,烦满身痛,因为纵,衄唾血,时寒时热,胞中有水,疝瘕积,与阴相引痛,苦冗泄,上下出,喉痹哽塞。热实则肩背热痛,汗不出,四肢暴肿。虚则臂背寒,短气,癫疾,呕沫,手肘不得上头,肘痛。

侠白,在天府下,去肘上五寸动脉,手太阴之别,灸五壮。主心痛,咳干呕,烦满。

天府,在腋下三寸,臂臑内廉动脉,手太阴脉气所发,禁不可灸,使人逆气。主咳上气喘不得息,暴痹内逆,肝肺相搏,口鼻出血,身胀,逆息不得卧,风汗出身肿,喘喝多睡,恍惚善忘,嗜卧不觉。甄权、《千金》、杨操同。

大肠人大肠者肺之腑也两傍四十二穴并下三单穴共四十五穴

《甲乙经》:大肠出于商阳,商阳者金也。一名绝阳,在手大指次指内侧,去爪角如韭叶,手阳明脉之所出,为井。冬三月宜灸之。

流于二间,二间者水也。一名间谷,在手大指、次指本节前内侧陷者中,手阳明脉之所留也,为荥。春三月宜灸之。

注于三间,三间者木也。一名少谷,在手大指本节后内侧陷者中,手阳明脉之所注也,为输。夏三月宜灸之。

过于合谷,一名虎口,在手大指歧骨间,手阳明脉之所过也,为原。

行于阳溪,阳溪者火也。一名中魁,在腕中上侧两筋间陷者中,手阳明脉之所出也,为经。

入于曲池,曲池者土也。在肘外辅骨屈肘曲骨之中,手阳明脉之所入也,为合。秋三月宜灸之。出第三卷中。甄权、《千金》、杨操同。

商阳,一名绝阳,在手大指次指内侧,去爪甲角如韭叶,灸三壮,右取左,左取右,如食顷立已。主气满胸中,喘息支胁,热病汗不出,耳中生风,耳鸣耳聋,时不闻,热疟,口干,下齿痛,臂瘈引口中,恶寒颐肿,肩痛引缺盆,喉痹,青盲。

二间,一名间谷,在手大指次指本节前内节陷者中,灸三壮。主多卧善唾,肩髃痛,塞鼻鼽赤多血,浸淫起面,身热,喉痹如哽,眦伤,忽振寒,背疼,齿痛。

三间,一名少谷,在手大指本节后内侧陷者中,灸三壮。主喉痹肿如哽,齿龋痛,恶清,多卧善唾,胸满肠鸣,痎疟寒热,唇口干,身热,喘息,目眦急痛,善惊。

合谷,一名虎口,在手大指歧骨间,灸三壮。主寒热,痎疟,狂易,鼻鼽衄,热病汗不出,聤目,目痛瞑,头痛,齿龋,痛惊,喉痹,痹痿臂腕不举,唇吻不收,聋耳中不通,喑不能言,口噤不开。

阳溪,一名中魁,在腕中上侧两筋间陷者中,灸三壮。主热病烦心,聤目,目痛泣出,厥逆头痛,胸满不得息,寒热,癫疾,呕沫,善笑见鬼,喉痹,耳聋鸣,齿痛,惊掣,疟寒甚,热病肠澼,臑肘臂痛。虚则气膈满,肩不举,吐舌戾颈,妄言,痂疥。

偏历,手阳明络,在腕后三寸,灸三壮。主寒热风疟,汗不出,聤目,目䀮䀮,癫疾多言,耳鸣,口僻颊肿。实则聋,喉痹不能言,齿龋痛,鼽衄。虚则痹膈。

温溜,一名逆注,一名蛇头,手阳明郄,在腕后,小士五寸,大士六寸,灸三壮。主肠鸣而痛,伤寒,寒热头痛,哕衄,肩不举,疟,面赤肿,口齿痛,癫疾,吐舌鼓颔,狂言见鬼,狂卧,喉痹,不能言,虚气面肿。

下廉,在辅骨下去上廉一寸,辅兑肉其分外斜,灸三壮。主眼痛,溺黄。

上廉,在三里下一寸,阳明之会,灸三壮。主小便黄,肠中鸣相逐。

三里,在曲池下二寸,按之肉起兑肉之端,灸三壮。主腹癗时寒,腰痛不得卧,齿痛颀颊肿。

曲池,肘外辅骨屈肘曲骨之中,灸三壮。主肩肘中痛,难屈伸,手不可举,喉痹不能言,目不明,腕急,身热惊狂,躄瘘痹重,瘛疭癫疾,吐舌,胸中满,耳前痛,齿痛,目赤痛,颈肿,寒热渴,饮辄汗出,不饮则皮干热,伤寒余热不尽。

肘髎,在肘大骨外廉陷者中,灸三壮。主肩肘节戾重,痹痛不可屈伸。

五里,肘上三寸,行向里大脉中央,灸十壮。主风劳惊恐,久吐血,肘不欲举,风痹,嗜卧,四肢不欲动摇,身黄,寒热,颈疬,咳嗽呼吸难,聤目,目眵眵,少气,痎疟,心下胀满痛,上气,左取右,右取左。

臂臑,在肘上七寸,胭肉端,手阳明络会,灸三壮。主寒热,颈项拘急,肩臂痛不可举。

臑会,一名臑髎,在肩前廉去肩头三寸,手阳明之络,灸五壮。主项瘿,气瘤,臂痛气肿,腠理气。

肩髎,在肩端臑上陷中,斜举臂取之,灸三壮。主肩重不举,臂痛。

肩髃,在肩端两骨间陷者宛宛中,举臂取之,手阳明、跷脉之会,灸三壮。主肩中热,指臂痛。

巨骨,在肩尖端上行两叉骨陷者中,灸三壮。手阳明、跷脉之会,主肩髃痛,胸中有瘀血,肩臂不得屈伸而痛。

扶突,一名水穴,在曲颊下一寸,人迎后一寸五分,手阳明脉气所发,仰而取之,灸三壮。主咳逆上气,咽喉鸣喝喘息,暴瘖,气哽。

天鼎,在颈缺盆,直扶突,气舍后一寸半,手阳明脉气所发,灸三壮。主暴瘖气哽,喉痹,咽肿不得息,饮食不下。

禾髎,一名颐,直鼻孔下,侠水沟傍五分,手阳明脉气所发。主鼻窒口僻,清涕出不可止,鼽衄,有痈,口噤不可开。

水沟,在鼻柱下人中,督脉、手阳明脉之会,直唇取之,灸三壮。主寒热头痛,癫疾互引,水肿,人中尽满,唇反者死,振寒手卷前僵,鼻鼽不能息,不知香臭,衄不止,口噤,喎僻眲目。

兑端,在唇上端,手阳明脉气所发,灸三壮。主寒热鼓颌,口噤,癫疾,吐沫,寒热,痉互引,唇吻强,上齿龋,涩渴嗜饮,目眲,身汗出,衄血不止。

龈交,在唇内齿上龈缝,灸三壮。主痉烦满,寒热口僻,癫疾互引,目痛不明,齿间出血者有伤酸,齿尖落痛,口不可开,引鼻中,鼻中息肉不利,鼻头颔颐中痛,鼻中有蚀疮。甄权、《千金》、杨操同。

肝人肝者脏也两傍二十二穴

《甲乙经》:肝出于大敦,大敦者木也。在足大指端,去爪甲如韭叶及三毛中,足厥阴脉之所出也,为井。冬三月宜灸之。

流于行间,行间者火也。在足大指间动脉应手陷者中,足厥阴脉之所留也,为荥。春三月宜灸之。

注于太冲,太冲者土也。在足大指本节后二寸,或一寸半陷者中,足厥阴脉之所注也,为输,夏三月宜灸之。

行于中封,中封者金也。在足内踝前一寸,仰足取之陷者中,伸足乃得之,足厥阴脉之所行也,为经。

入于曲泉,曲泉者水也。在膝内辅骨下,大筋上小筋下陷者中,屈膝而得之,足厥阴脉之所入也,为合。秋三月宜灸之。出第三卷中。甄权、《千金》、杨操同。

大敦,在足大指端,去爪甲如韭叶及三毛中,灸三壮。主卒心痛,汗出,阴跳遗溺,小便难而痛,阴上入腹中,寒疝,阴挺出偏大肿,腹脐痛,腹中悒悒不乐,小儿癫癎,遗清溺。虚则病诸痕癩。实则闭癃,少腹中热,善寐。凡厥死不知人,脉动如故,痓。

行间,在足大指间动脉应手陷者中,灸三壮。主咳逆上气,唾沫,溺难痛,白浊,卒疝,少腹肿,咳逆呕吐,卒阴跳,腰痛不可以俯仰,面苍黑,热,腹中癏满,身热厥痛,心痛,色苍苍如死状,终日不得太息,肝心痛也。月事不利,见赤白,而有身皮败,阴寒,腹痛,上支心,心下满,癃,茎中痛,怒嗔不欲视,泣出,长太息,癫疾,短气呕血,胸背痛,善惊,悲不乐,厥,胫足下热,面尽热,嗌干渴,喉痹口喝,喉咽如扼状。

太冲,在足大指本节后二寸半或一寸半陷者中,灸三壮。主腰痛,少腹满,小便不利如癃状,羸瘦,意恐惧,气不足,腹中悒悒,狐疝,环脐痛,阴骞两丸缩,腹坚不得卧,黄疸,热中善渴,女子疝及少腹肿,溏泄,癃遗溺,阴痛,面苍黑,目下皆痛,暴胀,胸胁支满,足寒,大便难,面唇色白,时时呕血,男子精不足,女子漏血,乳难,呕厥寒,时有微热,胁下支满,喉痹痛,嗌干,膝外廉痛,淫泺胫酸,腋下肿,马刀疡瘘,唇肿吻伤痛,肝胀心痛,色苍苍然如死状,终日不得太息者,肝心痛也。

中封，在足内踝前一寸，仰足而取之陷者中，伸足乃得之，灸三壮。主色苍苍然，太息，如死状，振寒，小便白，便难，痿厥，身体不仁，手足偏小，癫疝，阴暴肿，疝，癃，脐少腹引腰中痛，身黄，时有微热，不嗜食，膝内廉、内踝前痛，少气，身湿重，女子少腹大，乳难，嗌干，嗜饮，侠脐疝。

蠡沟，足厥阴络，在内踝上五寸，灸三壮。主女子疝，少腹肿，赤白淫时多时少，阴跳腰腹痛。实则挺长，寒热，挛，暴痛，遗溺，偏大。虚则暴痒，气逆，睾肿，卒疝，小便不利如癃状，数噫，恐悸，气不足，腹中悒悒，少腹痛，咽中有热，如息肉状，背挛不可俯仰。

中郄，一名中都，足厥阴郄，在内踝上七寸胫骨中，灸五壮。主癫疝，崩中，腹上下痛，肠澼，亦止精。

膝关，在犊鼻下二寸陷者中，足厥阴脉气所发，灸五壮。主膝内廉痛，引膑不可屈伸，连腹引喉咽痛。

曲泉，在膝内辅骨下，大筋上小筋下陷者中，屈膝乃得之，灸三壮。主女子疝，按之如汤沃两股中，少腹肿，阴挺痛，历背来下血，阴中肿或痒，漉青汁若葵，血闭，癫疝，阴跳痛引脐中，不得尿，阴痿，腹胁下支满，癃闭，后时少泄，四肢不举。实则身热，头眩痛，汗不出，目𥇲𥇲，筋挛膝不可屈伸，发狂，衄血，喘呼，少腹痛引喉咽，病泄下血。

阴包，在膝上四寸，股内廉两筋间，足厥阴别走，灸三壮。主腰痛，少腹痛。

五里，在阴廉下二寸，去气冲三寸，阴股中动脉，灸二壮。主少腹中满，热闭不得溺。

阴廉，在羊屎下，去气冲二寸动脉。主妇人绝产，若未曾产，灸三壮。甄权、《千金》、杨操同。

胆人胆者肝之腑也两傍一百四穴

《甲乙经》：胆出于窍阴，窍阴者金也。在足小指次指之端，去爪甲如韭叶，足少阳脉之所出也，为井。冬三月宜灸之。

流于侠溪，侠溪者水也。在足小指次指歧骨间，本节前陷者中，足少阳脉之所留也，为荥。春三月宜灸之。

注于临泣，临泣者木也。在足小指次指间，本节后间陷者中，去侠溪一寸半，足少阳脉之所注也，为输。夏三月宜灸之。

过于丘墟，在足外廉踝下，如前陷者中，去临泣三寸，足少阳脉之所过也。

行于阳辅，阳辅者火也。在足外踝上四寸，辅骨前绝骨端，如前三分许，去丘墟七寸，足少阳脉之所行也，为经。

入于阳陵泉，阳陵泉者土也。在膝下一寸外廉陷者中，足少阳脉之所入也，为合。秋三月宜灸之。出第三卷中，甄权、《千金》、杨操同。

窍阴，在足小指次指之端，去爪甲如韭叶，灸三壮。主胁痛，咳逆不得息，手足清，烦热汗不出，转筋，头痛如锥刺之，循循然不可以动，动益烦心，喉痹，舌卷口干，臂内廉痛，不可及头，耳聋鸣。

侠溪，在足小指次指歧骨间，本节前陷者中，灸三壮。主胸中支满，寒如风吹状，寒热，热病汗不出，目外眦赤痛，头眩，两颔痛，寒泣出，多汗，耳鸣聋，目痒，胸中痛不可反侧，痛无常处，痎疟，狂疾。

地五会，在足小指次指本节后陷者中，不宜灸，灸使人瘦，不出三年死。主内伤唾血不足,外无膏泽,乳肿。

临泣,在足小指次指间本节后,去侠溪一寸半陷者中,灸三壮。主厥,四逆,喘,气满,风,身汗出而清,髋髀中痛,不得行,足外皮痛,胸中满,腋下肿,马刀疡瘘,喜自啮颊,天牖中肿,淫泺胫酸,头眩,枕骨颔颅痛,目涩,身痹,洒淅振寒,季胁下支满,寒热,胸胁腰腹膝外廉痛,月水不利,见血而有身则败,及乳肿,胸痹,心下痛不得息,痛无常处,大风,目外眦痛,身热痱,缺盆中痛,疟日西发。

丘墟,在足外廉踝下,如前陷者中,去临泣三寸,灸三壮。主目视不明,振寒,目翳瞳子不见,腰胁痛,脚酸转筋,胸胁痛,善太息,胸满彭彭然,疟振寒,腋下肿,痿厥寒,足腕不收,躄,坐不能起,髀枢脚痛,大疝腹坚,寒热颈肿,狂疾。

悬钟,足三阳大络,在外踝上三寸动者中,按之阳明脉绝乃取之,灸五壮。主肠满,胃中有热,不嗜食,小儿腹满,不能食饮。

光明,足少阳络,在外踝上五寸,灸五壮。主身体寒少热甚,恶心惕然,此与绝骨穴疗病同功。主淋沥,胫酸,热病汗不出,狂病。虚则痿躄,坐不能起。实则厥,胫热膝痛,身体不仁,手足偏小,啮颊,不能俯仰,痓。

外丘,足少阳郄,少阳所生,在外踝上七寸,灸三壮。主肤痛痿痹,胸胁满,头痛,项内寒热,癫疾,呕沫。

阳辅,在外踝上四寸,辅骨前绝骨之端,如前三分许,去丘墟七寸,灸三壮。主寒热,腰痛如小锥居其中,沸然肿,不可以咳,咳则筋缩急,诸节痛,上下无常处,寒热,酸痹,四肢不举,腋下肿,马刀瘘,髀膝胫骨摇,酸痹不仁,喉痹。

阳交,一名别阳,一名足扁,阳维郄,在外踝上七寸,斜属三阳分肉间,灸三壮。主寒厥癫疾,噤断瘛疭,惊狂喉痹,胸满面肿,寒热,髀胫不收,喑不能言。

阳陵泉,在膝下一寸,外廉陷者中,足少阳脉气所发,灸三壮。主太息口苦,咽中介介,数唾,胁下支满,呕吐逆,髋痹引膝股外廉痛,不仁,筋急,呕宿汁,心澹澹如人将捕之,胆胀。

阳关,在阳陵泉上三寸,犊鼻外陷者中,不宜灸。主膝外廉痛,不可屈伸,胫痹不仁。

中渎,在髀外膝上五寸,分肉间陷者中,足少阳脉气所发,灸五壮。主寒气在分肉间,痛攻上下,筋痹不仁。

环跳,在髀枢中,侧卧,伸下足屈上足取之,足少阳脉气所发,灸五十壮。主枢中痛不可举,腰胁相引急痛,痹筋瘛,胫痛不可屈伸,痹不仁。

本神,在曲差傍一寸半发际,一曰直耳上入发际四分。足少阳、阳维之会,灸五壮。主头目眩痛,颈项强急,胸胁相引,不得倾侧,癫疾,呕沫,小儿惊痫。

头维,在额角发际本神傍一寸五分,禁不可灸。主寒热,头痛如破,目痛如脱,喘逆烦满,呕吐,流汗难言。

临泣,当目上眦,直上入发际五分陷者中,足少阳、太阳之会,灸三壮。主颊青,不得视,口沫泣出,两目眉头痛,小儿惊痫反视。

目窗,一名至营,在临泣后一寸,足少阳、阳维之会,灸三壮。主头痛目瞑,远视眈眈,上齿龋肿。

正营,在目窗后一寸,足少阳、阳维之会,灸五壮。主牙齿痛,唇吻急强,齿龋痛,恶寒。

承灵,在正营后一寸半,足少阳、阳维之会,灸五壮。主脑风头痛,恶见风寒,鼽衄鼻窒,喘息不通。

脑空,一名颞颥,在承灵后一寸半,侠玉枕骨下陷者中,足少阳、阳维之会,灸五壮。主头痛身热,引两颔急,脑风目瞑,头痛,风眩目痛,鼻管疽,发为厉鼻,癫疾,大瘦。

风池,在颞颥后发际陷者中,足少阳、阳维之会,灸三壮。主寒热,癫疾僵仆,温热病汗不出,头眩痛,疟疾,颈项痛不得顾,目泣出,多气多,鼻鼽衄,目内眦赤痛,气发,耳寒目不明,喉痹伛偻引项,筋挛不收。

颅息,在耳后青脉间,足少阳脉气所发,灸三壮。主身热,头重胁痛,不可反侧,小儿痫,喘不得息,耳鸣。

悬颅,在曲角颞颥上廉,足少阳脉气所发,灸三壮。主热病头痛,引目外眦而急,烦满汗不出,引颔齿,面赤皮痛。

颔厌,在曲角颞颥上廉,足少阳、阳明之会,灸三壮。主善嚏,头痛身热,目眩无所见,偏头痛,引目外眦而急,耳鸣。

悬厘,在曲角颞颥下廉,手足少阳、阳明之会,灸三壮。主热病,偏头痛,引目外眦,耳鸣,善嚏。

阳白,在眉上一寸直瞳子,灸三壮。主头目瞳子不可以视,颈项强急,不可以顾。

丝竹空,一名目窌,在眉后陷者中,足少阳脉气所发,不可灸,不幸,使人目小及盲。眩头痛互引,目中赤眵眵,脐风,目上插,痓反目,憎风,癫疾,狂烦满。

瞳子髎,一名后曲,在目外去眦五分,手足少阳之会,灸三壮。主青盲无见,远视眵眵,目中肤翳白膜。

天冲,在耳上如前三寸,灸九壮。主头痛,癫,泪下呕沫,痓互引,善惊。

率谷,在耳上入发际一寸五分,嚼而取之,灸三壮。主醉酒风发,两角眩痛,一云两目眩,不能饮,烦满呕吐。

曲鬓,在耳上入发际,曲隅陷者中,鼓颔有空,足太阳、少阳之会,灸三壮。主颈颔支满引牙齿,口闭不开,急痛不能言。

浮白,在耳后入发际一寸下曲颊后,灸三壮。主足缓不收,痿不能行,不能言,寒热喉痹,咳逆痰沫,胸中满,不得喘息,胸痛,耳聋嘈嘈无所闻,颈项痈肿,不能言,及瘿气,肩背不能举,齿牙龋痛。

窍阴,在完骨上枕骨下,手足太阳、少阳之会,灸五壮。主管疽发厉,项痛引颈,痈肿。

完骨,在耳后入发际四分,足太阳、少阳之会,灸三壮。主风头耳后痛,烦心,足痛不收失履,口㖞僻,头项摇瘛,牙车急,癫疾僵仆,头面虚肿,齿牙龋痛,小便赤黄,喉痹项肿,不可俯仰,颊肿引耳,痎疟,狂易。

渊腋,在腋下三寸宛宛中,举臂取之,主胸满,马刀,臂不举,禁不可灸,灸之不幸。生肿马疡,内溃者死,寒热生马疡可疗。

大包,脉出渊腋下三寸,脾之大络,布胸胁中九肋间及季胁端,灸三壮。主腹有大气不得息,息即胸胁中痛。实则其身尽寒,虚则百节皆纵。

辄筋,在腋下三寸,复前行一寸,著胁,足少阳脉气所发,灸三壮。主胸中暴满,不得卧,喘息。

天池,一名天会,在乳后一寸,腋下三寸,著胁直腋橛肋间,手心主、足少阳脉之会,灸三壮。主寒热,胸满颈痛,四肢不举,腋下肿,上气胸中有声,喉中鸣。

章门,脾募也。一名长平,一名胁髎,在大横外直脐季肋端,足厥阴、少阳之会,侧卧屈上足,举臂取之,灸三壮。主腹中鸣盈盈然,食不化,胁痛不得卧,烦热口干燥,不嗜食,胸胁支满,喘息而冲,膈呕,心痛及伤饱,身黄,羸瘦,腰痛不得反侧,贲豚腹肿,腰清脊强,四肢懈堕,善怒,咳少气,郁郁然不得息,厥逆,肩不举,马刀,身睏,石水,胃胀。

带脉,在季肋下一寸八分,灸五壮。主妇人少腹坚痛,月水不通。

五枢,在带脉下三寸,一云在水道下一寸半,灸五壮。主男子阴疝,两丸上下入腹痛,妇人下赤白,里急瘛疭。

京门,肾募也,一名气府,一名气输,在监骨腰中季肋本侠脊,灸三壮。主痉,脊反折,腰痛不可久立、俯仰,寒热,腹膜,央央然不得息,溢饮,水道不通,溺黄,少腹里急痛,洞泄,髀痛引背。

维道,一名外枢,在章门下五寸三分,足少阳、带脉之会,灸三壮。主咳逆不止,三焦有水气,不能食。

居髎,在长平下八寸三分,监骨上陷者中,阳跷、足少阳之会,灸三壮。主腰痛引少腹,在腋前两筋间,主肩前痛与胸相引,臂里挛急,手不得上举至肩。甄权、《千金》、杨操同。

后腋,在腋后廉际两筋问,主腋外相引而痛,手臂拘挛急,不得上头。

转谷,在傍二骨间陷者中,主胸胁支满,不欲食,谷入不化,呕吐复出。举腋取之。

饮郄,在食门下一寸,骨间陷者中,主腹满胪胀,痛引脐傍,腹鸣濯濯若中有水声。仰腹取之。

应突,在饮郄下一寸。主饮食不入,腹中满,大便不得节,腹鸣泄注。仰腹取之。

胁堂,在腋阴下二骨陷者中。主胸胁支满,胪胀奔豚,噫哕喘逆,胆视目黄。举腋取之。

旁庭,在胁堂下二骨间陷者中,举腋取之,灸三壮。主卒暴中、飞尸、遁及胸胁支满,时上抢心,呕吐喘逆,咽干胁痛。

始素,在腋胁下廉下二寸骨陷者中,主胁下支满,腰痛引腹,筋挛,阴气上缩。举臂取之。

脾人脾者脏也两傍四十八穴

《甲乙经》:脾出于隐白,隐白者木也。在足大指端内侧,去爪甲角如韭叶,足太阴脉之所出也,为井。冬三月宜灸之。

流于大都,大都者火也。在足大指本节后陷者中,足太阴脉之所留也,为荥。春三月宜灸之。

注于太白,太白者土也。在足内侧核骨下陷者中,足太阴脉之所注也,为输。夏三月宜灸之。

行于商丘,商丘者金也。在足内踝上微前陷者中,足太阴脉之所行也,为经。

入于阴陵泉,阴陵泉者水也。在膝下内侧辅骨下陷者中,伸足乃得之。足太阴脉之所入也,为合。秋三月宜灸之。出第三卷中。甄权、《千金》、杨操同。

隐白,在足大指端内侧,去爪甲角如韭叶,灸三壮。主腹中有寒气,起则气喘,热病衄血不止,烦心善悲,腹胀,逆息热气,足胫中寒,不得卧,气满胸中热,暴泄,仰息,足下寒,膈中闷,呕吐不欲饮食,尸厥死不知人,脉动如故,饮渴,身体痛,多唾。

大都,在足大指本节后陷者中,灸三壮。主热病汗不出,厥手足清,暴泄,厥心痛,腹胀满,心尤痛甚者,胃心痛也。疟,不知所苦,风逆,暴四肢肿,湿则唏然寒,饥则烦心,饱则眩。

太白在足内侧核骨下陷者中,灸三壮。主病先头重,颊痛,烦冤身热,腰痛不可以俯仰,腹满,两颔痛甚,暴泄,善饥而不欲食,善噫,热中,足清,腹胀食不化,善呕泄有脓血,苦呕无所出,先取三里,后取太白、章门。厥心痛,腹胀满,心尤痛甚者,胃心痛也。胸胁支满,腹中切痛,霍乱逆气,大便难,身重骨痿不相知,热病满闷不得卧,脾胀。

公孙,在足大指本节之后一寸,别走阳明,太阴络也,灸三壮。主疟,不嗜食,多寒热,汗出。实则腹中切痛,厥,头面肿,烦心狂言,多饮,不嗜卧。虚则鼓胀,腹中气大满,热痛,不嗜饮,霍乱。

商丘,在内踝微前陷者中,灸三壮。主癫疾狂,多食,善笑不休,发于外,烦心中渴,疟寒,肠中痛,已汗出,腹满响响,不便,心下有寒痛,阴股内痛,气逆,狐疝走上下腹痛,脾虚令人病寒,不乐,好太息,喉痹,寒热善呕,骨痹烦满,痫瘛手足扰,癫疾目昏口噤,溺黄,筋挛痛,病善厌梦者绝子,厥头痛,面肿起,咳而泄,不欲食,痔疾,骨疽蚀。

漏谷,在足内踝上六寸骨下陷者中,亦足太阴络,灸三壮。主腹中热,若寒肠鸣,强欠,时内痛,心悲气逆,腹满腹胀而气怏然,引肘胁下,皆主之;少腹胀急,小便不利,厥气上头巅。

三阴交,在内踝上三寸骨下陷者中,足太阴、厥阴、少阴之会,灸三壮。主足下热,胫疼不能久立,湿痹不能行,腹中热,苦寒膝内痛,心悲,气逆腹满,小便不利,厥气上及巅,脾病者身重,若饥,足痿不欲行,善瘛,脚下痛。虚则腹胀腹鸣,溏泄,食饮不化,脾胃肌肉痛。此出《素问》。

地机,一名脾舍,足太阴郄,别走上一寸,空在膝下五寸,灸五壮。主癥疝,溏瘕,腹中痛,脏痹。

阴陵泉,在膝下内侧辅骨下陷者中,伸足乃得之,灸三壮。主溏泄,谷不化,腹中气胀嗑嗑,胁下满,腹中气盛,腹胀逆不得卧,肾腰痛不可俯仰,气癃尿黄,寒热不节,女子疝瘕,按之如似汤沃其股内至膝,飧泄,妇人阴痛,少腹坚急痛,重下,不嗜食,心下满,寒中,小便不利,霍乱,足痹痛。

血海,在膝下膑上内廉白肉际二寸中,足太阴脉气所发,灸五壮。主妇人漏下恶血,月闭不通,逆气腹胀。

箕门,在鱼腹上越筋间,动应手阴市内,足太阴脉气所发,云在股上起筋间,灸三壮。主淋遗尿,鼠蹊痛,小便难。

期门,期门肝经肝募也。在第二肋端,不容傍一寸五分,上直两乳,足太阴、厥阴、阴维之会,举臂取之,灸五壮。主妇人产余疾,饮食不下,胸胁支满,目眩足寒,小便难,心切痛,善噫,闻酸臭,酸痹,腹满,少腹尤大,息贲,胁下气上下,胸中有热,目青而呕,霍乱泄痢,痉,腹大坚不得息,咳,胁下积聚,喘逆,卧不安席,时寒热,心大坚,奔豚上下,癃遗溺,鼠蹊痛,小便难而白,喑不能言。

日月,日月胆经胆募也。在期门下五分,灸五壮。主太息,善悲,小腹有热,欲走多唾,言语不正,四肢不收。

腹哀,在日月下一寸半,足太阴、阴维之会,灸五壮。主便脓血,寒中,食不化,腹中痛。

大横,腹哀下三寸,直脐傍,足太阴、阴维之会,灸五壮。主大风逆气,多寒善悲。

腹结,一名肠窟,在大横下一寸三分,灸五壮。主绕脐痛抢心,膝寒泄痢。

府舍,在腹结下三寸,足太阴、阴维之会,灸五壮。主疝瘕,髀中急痛,循胁上下抢心,腹满积聚,厥逆霍乱。

冲门,一名慈宫,去大横五寸,在府舍横骨两端约中动脉,足太阴、阴维之会,灸五壮。主寒气腹满,癃淫洓身热,腹中积痛,阴疝乳难,子上冲心。

云门,云门中府肺经,在巨骨下,气户傍各二寸陷者中,动脉应手,手太阴脉气所发,举臂取之,灸五壮。主喉痹,胸中暴逆,先取冲脉,后取三里、云门,皆泻之。咳喘不得息,坐不得卧,呼吸气索,咽不得,胸中热,暴心腹痛,疝积时发,上冲心,肩痛不可举,引缺盆,脉代不至寸口,四逆脉鼓不通。

中府,肺募也。一名膺中俞,在云门下一寸,一云一寸六分,乳上三肋间,动脉应手陷者中,手太阴之会,灸五壮。主肺系急,胸中痛,恶清,胸满悒悒然,胆热呕逆,气相追逐,多浊唾,不得息,肩背风,汗出,腹胀,食噎不下,喉痹,肩息肺胀,皮肤骨痛,寒热烦满。

周荣,在中府下一寸六分陷者中,足太阴脉气所发,仰而取之,灸五壮。主胸胁支满,不得俯仰,饮食不下,咳唾陈脓。

胸乡,在周荣下一寸六分陷者中,足太阴脉气所发,仰而取之,灸五壮。主胸胁支满,却引背痛,卧不得转侧。

天溪,在胸乡下一寸六分陷者中,足太阴脉气所发,仰而取之,灸五壮。主胸中满痛,乳肿贲膺,咳逆上气,喉鸣有声。

食窦,在天溪下一寸六分陷者中,足太阴脉气所发,举臂取之,灸五壮。主胸胁支满,膈间雷鸣,潗漉常有小声。甄权、《千金》、杨操同。

胃人胃者脾之腑也两傍九十三穴，去下承浆一单穴，共九十二穴

《甲乙经》：胃出于厉兑，厉兑者金也。在足大指次指之端，去爪甲如韭叶，足阳明脉之所出也，为井。冬三月宜灸之。

流于内庭，内庭者水也。在足大指次指外间陷者中，足阳明脉之所留也，为荣。春三月宜灸之。

注于陷谷，陷谷者木也。在足大指次指之间本节后陷者中，去内庭二寸，足阳明脉之所注也，为输。夏三月宜灸之。

过于冲阳，一名会骨，在足跗上五寸骨间动脉上，去陷谷三寸，足阳明脉之所过也，为原。

行于解溪，解溪者火也。在冲阳后一寸半，腕上陷者中，足阳明脉之所行也，为经。

入于三里，三里者土也。在膝下三寸胻外廉，足阳明脉之所入也，为合。秋三月宜灸之。出第三卷中。甄权、《千金》、杨操同。

厉兑，在足大指次指之端，去爪甲如韭叶，灸一壮。主尸厥，口噤气绝，脉动如故，其形无知，如中恶状；疟不嗜食，腹寒胀满，热病汗不出，衄衄，眩前仆，面浮肿，足胫寒，恶人与木音，喉痹龋齿，恶风，鼻不闻，多卧善惊。

内庭，在足大指次指外间陷者中，灸三壮。主四肢厥逆，手足闷者使人久持之，逆冷胫痛，腹胀满皮肤痛，善伸数欠，恶人与木音，振寒，嗌中引痛，热病汗不出，下齿痛，恶寒目急，喘满寒，䫴口噤僻，不嗜食。

陷谷，在足大指次指之间本节后陷者中，去内庭二寸，灸三壮。主热痫，面肿目痈肿，善啮唇，善噫，腹痛胀满，肠鸣，热病汗不出，水肿留饮，胸胁支满。

冲阳,一名会原,在足跗上五寸骨间动脉上,去陷谷三寸,灸三壮。主皮先寒,热病汗不出,口热痛,胃管痛,时寒热,皆主之;齿龋痛,腹大,不嗜食,振寒而欠,狂妄而行,登高而歌,弃衣而走,足下缓失履,风水,面胕肿。

解溪,在足冲阳后一寸半,腕上陷者中,灸三壮。主热病汗不出者噫,腹胀满,胃热谵言,风水面胕肿颜黑,厥气上支,腹胀大下重,疟瘛疭惊,股膝重,胻转筋,头眩痛,癫疾,厥寒热,欠,烦满,悲泣出,狂易见鬼与火,霍乱,风从头至足,面目赤肿痛,龉痛。

丰隆,足阳明络也。在外踝上八寸,下廉胻外廉陷者中,灸三壮。主厥逆,胸痛如刺,腹中切痛,大小便涩难,厥头痛,面浮肿,烦心,狂见鬼,善笑不休,发于外有所大喜,喉痹不能言。

巨虚下廉,足阳明与小肠合,在上廉下二寸,灸三壮。主少腹痛,飧泄出糜,次指间热,若脉陷,寒热身痛,唇干,不得汗出,毛发焦,脱肉少气,内有热,不欲动摇,泄脓血,腰引少腹痛,暴惊,狂言非常,女子乳痛,惊痹,胫肿,足跗不收,跟痛。

条口,在下廉上一寸,足阳明脉气所发,灸五壮。主胫寒不得卧,胫疼足缓失履,湿痹,足下热,不能久立。

巨虚上廉,足阳明与大肠合,在三里下三寸,灸三壮。主飧泄,大肠痛,狂妄走,善欠,大肠有热,肠鸣腹满,侠脐痛,食不化,喘不能行立,胸胁支满,恶闻人木音,风水面肿。甄权云:主大气不足,偏风,腲腿脚不随。

三里,在膝下三寸,胻外廉,灸三壮。主阳厥悽悽而寒,少腹坚,头痛,胫股腹痛,消中,小便不利,善哕,痓,中有寒。腹中寒,胀满善噫,闻食臭,胃气不足,肠鸣腹痛,食不化,心下胀,热病汗不出,喜呕吐,苦癃,痉身反折,口噤,喉痹不能言,寒热,阴气不足,热中,消谷善饥,腹热身烦,狂言,胸中瘀血,胸胁支满,膈痛不能久立,膝痿寒水,腹胀皮肿,乳痈,有热,五脏六腑胀,狂歌妄言,怒恐,恶人与火,骂詈,霍乱,遗屎失气。

犊鼻,在膝膑下胻上骨侠解大筋中,足阳明脉气所发,灸三壮。主犊鼻肿,先熨去之,其赤坚勿攻,攻者死;膝中痛不仁,难跪起,诸肿节溃者死,不溃可疗也。

梁丘,足阳明郄,在膝上二寸两筋间,灸三壮。主大惊,乳痛,胫苦痹,膝不能屈伸,不可以行。

阴市,一名阴鼎,在膝上三寸伏兔下,若拜而取之,足阳明脉气所发,不可灸。主寒疝下至腹腠,膝腰痛如清水,大腹诸疝,按之下膝上,伏兔中寒痛,腹胀满,痿厥少气。

伏兔,在膝上六寸起肉,足阳明脉气所发,禁不宜灸。

髀关,在膝上伏兔后交分中,灸三壮。主膝寒痹不仁,痿不得屈伸。

承泣,一名溪穴,一名面髎,在目下七分,直目瞳子,跷脉、任脉、足阳明之会。甄权云:在眼下八分,禁不宜灸;无问多少,三日以后眼下大如拳,息肉长桃许大,至三十日即定,百日都不见物,或如升大,目不明,泪出,目眩䀮,瞳子痒,远视晾晾,昏夜无所见,目眴动,与项口参相引,㖞僻,口不能言。

四白,在目下一寸,足阳明脉气所发,灸七壮,主目痛口僻,泪出,目不明。

迎香,一名冲阳,在禾髎,鼻下孔傍,手足阳明之会。主鼻鼽不利,窒洞气寒,㖞僻多涕,鼻衄有臖,不宜灸。

巨髎,在侠鼻傍八分,直瞳子,跷脉、足阳明之会。主面目恶风寒,颊肿痈痛,招摇视瞻,瘛疭口僻,青盲无所见,远视晾晾,目中淫肤,白膜覆瞳子。

地仓,一名胃维,侠口傍四分,如近下,跷脉、手足阳明之会,灸三壮。主口缓不收,不能言语,手足痿躄不能行。

承浆,一名天池,在颐前下唇之下,足阳明、任脉之会,开口取之,灸三壮。主寒热悽厥鼓颔,癫疾呕沫,寒热,痓互引,口干,小便赤黄,或时不禁,消渴嗜饮,目瞑,身汗出,衄血不止,上齿龋。

颊车,在耳下曲颊端陷者中,足阳明脉气所发,灸三壮。开口有空。主颊肿,口急,颊车骨痛,齿不可用嚼。

大迎,一名髓孔,在曲颌前一寸二分骨陷者中动脉,足阳明脉气所发,灸三壮。主寒热,颈瘰疬,癫疾,口喎喘,痓悸口噤,厥口僻,失欠,下牙痛,颊肿,恶寒,口不收舌,不能言,不得嚼。

上关,一名客主人,在耳前上廉起骨,开口有空,灸三壮。主唇呦强,上齿龋痛,口僻噤不开,耳痛聋齆,瘈疭,口沫出,寒热,痓,青盲瞳目,恶风寒。

下关,在客主人下,耳前动脉下空下廉,合口有空,张口而闭,灸三壮。主失欠,下齿龋,下牙痛,颔肿,耳聋鸣,痓,口僻,耳中有干底,聤耳有脓,不可灸之。

耳门,在耳前起肉当耳中缺者,灸三壮。主耳中有脓及底耳、聤耳,皆不灸。主耳痛鸣聋,头颔痛,上齿龋。

人迎,一名天五会,在颈大脉动应手,侠结喉傍,以候五脏之气,足阳明脉气所发,禁不可灸,灸之不幸杀人。一云:有病可灸三壮。主阳逆霍乱,阳逆头痛,胸满不得息,胸满呼吸喘喝,穷屈窘不得息。刺人迎入四分,不幸杀人。

水突,一名水门,在颈大筋前,直人迎下,气舍上,足阳明脉气所发,灸三壮。主咳逆上气,咽喉痈肿,呼吸短气,喘息不通。

气舍,在颈直人迎侠天突陷者中,足阳明脉气所发,灸三壮。主咳逆上气,瘤瘿气,咽肿,肩肿不得顾,喉痹。

气户,在巨骨下俞府两傍各二寸陷者中,足阳明脉气所发,仰而取之,灸五壮。主胸胁支满,喘逆上气,呼吸肩息,不知食味。

库房,在气户下一寸六分陷者中,足阳明脉气所发,仰而取之,灸五壮。主胸胁支满,咳逆上气,呼吸多,唾浊沫脓血。

屋翳,在库房下一寸六分陷者中,足阳明脉气所发,仰而取之,灸五壮。主胸胁支满,咳逆上气,呼吸多,唾浊沫脓血,身体重,皮肤不可近衣,淫泺瘛疭不仁。

膺窗,在屋翳下一寸六分,灸五壮。主胸满,痈肿乳痈,寒热短气,卧不安。

乳中,禁不可灸,灸之生疮,疮中有脓血,清汁者可疗,疮中有息肉,若蚀疮者死。

乳根,在乳下一寸六分陷者中,足阳明脉气所发,仰而取之,灸五壮。主胸下满痛,膺肿乳痈,悽索寒痛,不可按搔。

不容,在幽门傍各一寸半,去任脉二寸,直四肋端,足阳明脉气所发,灸五壮,主呕血,肩息,胁下痛,口干,心痛与背相引,不可咳,引肾痛。

承满,在不容下一寸,足阳明脉气所发,灸五壮。主肠鸣相逐,不可倾侧,肩息唾血。

梁门,在承满下一寸,足阳明脉气所发,灸五壮。主胁下积气结痛。

关门,在梁门下五分,一云一寸,太一上,足阳明脉气所发,灸五壮。主遗溺,腹胀善满,积气身肿。

太一,在关门下一寸,足阳明脉气所发,灸五壮。主狂癫疾,吐舌。

滑肉门,在太一下一寸,足阳明脉气所发,灸五壮。主狂癫疾,吐舌。

天枢,一名长溪,一名谷门,去肓俞一寸半,在侠脐二寸陷者中,足阳明脉气所发,灸三壮。主脐疝绕脐而痛,时上冲心,共子胞络中痛,月水不以时休止,腹胀肠鸣,气上冲胸,不能久立,肠中痛濯濯,冬月重感于寒则泄,当脐而痛,肠胃间澼气切痛,食不化,不嗜食,身重,夹脐急,疟振寒,热盛狂言,脾胀四肢重不能胜衣,阴疝,气疝,烦呕面肿,大肠胀。

外陵,在长溪下五寸大巨上,足阳明脉气所发,灸五壮。主腹中尽痛。

大巨,一名掖门,在长溪下二寸,足阳明脉气所发,灸五壮。主腹满痛,善烦,癫疝,偏枯,四肢不用,善惊。

水道,在大巨下三寸,足阳明脉气所发,灸五壮。主少腹胀满,痛引阴中,腰背中痛,腹中瘕,子门有寒引髋髀,三焦约,小便不通。

归来,一名溪穴,在水道下五寸,灸五壮。主少腹痛,奔豚,卵上入痛引茎中,女人阴中寒。

气冲,在归来下一寸,鼠蹊上一寸,动应手,足阳明脉气所发,灸三壮。主肠中大热不安,腹有逆气,女子月水不利,或闭塞,暴腹胀满,癃,淫泺身热,腹中绞痛,癫疝阴肿,乳难,子上抢心,若胞不出,众气尽乱,腹满不得反息,腰痛控睾,少腹及股卒俯不得仰,脱下,石水,无子,少腹痛,阴疝,茎中痛,两丸骞痛,不可仰卧。甄权、《千金》、杨操同。

心人心者脏也两傍一十六穴

《甲乙经》：心出于少冲，少冲者木也。一名经始。在手小指内廉之端，去爪甲如韭叶，手少阴脉之所出也，为井。冬三月宜灸之。

流于少府，少府者火也。在手小指本节后陷者中，直劳宫，手少阴脉之所留也，为荥。春三月宜灸之。

注于神门，神门者土也。一名兑冲，一名中都。在掌后兑骨之端陷者中，手少阴脉之所注也，为输。夏三月宜灸之。

过于通里，手少阴络，在腕后一寸。

行于灵道，灵道者金也。在掌后一寸半，或一寸，手少阴脉之所行也，为经。

入于少海，少海者水也。一名曲节。在肘内廉节后，手少阴脉之所入也，为合。秋三月宜灸之。出第三卷中。甄权、《千金》、杨操同。

少冲，一名经始，在手小指内廉之端，去爪甲如韭叶，灸一壮。主热病烦心上气，心痛而冷，烦满少气，悲恐善惊，掌中热，肘腋胸中痛，口中热，咽喉中酸，乍寒乍热，手卷不伸，掌痛引肘腋。

少府，在手小指本节后陷者中，直劳宫，灸三壮。主烦满少气，悲恐畏人，臂酸，掌中热，手卷不伸。

神门，一名兑冲，一名中都，在掌后兑骨之端陷者中，灸三壮。主疟，心烦甚，欲得冷水，寒则欲处热，热中咽干，不嗜食，心痛数噫，恐悸，悸气不足，喘逆身热，狂悲哭，呕血，上气，遗溺，手及臂寒。

少阴郄，在掌后脉中，去腕半寸，灸三壮。主十二痫，失喑不能言，悽悽寒，咳吐血，气惊，心痛。

通里,手少阴络,在腕后一寸,灸三壮。主热病先不乐,数日热,热则卒心中懊恼,数欠频伸,悲恐,头眩痛,面赤而热,无汗及癫,心下悸,臂臑肘痛。实则支满;虚则不能言,苦呕喉痹,少气,遗溺。

灵道,在掌后一寸半,或云一寸,灸三壮。主心痛悲恐,相引瘈疭,臂肘挛,暴喑不能言。

少海,一名曲节,在肘内廉节后陷者中,动应手,灸五壮。主寒热,齿龋痛,狂易,疟,背振寒,引肘腋痛。甄权云:穴在臂侧曲肘内横纹头,屈手向头而取之陷者中。主腋下瘰疬,不宜灸。

极泉,在腋下筋间动脉入胸,手少阴脉气所发,灸五壮。主心腹痛,干呕哕,是动则病嗌干心痛,渴而欲饮,为臂厥,是主心所生病者,目黄,胁痛,臑臂内后廉痛,掌中热痛。甄权、《千金》、杨操同。

黄帝问曰:手少阴之脉独无俞,何也?岐伯对曰:少阴者心脉也,是五脏六腑之大主也,精神之舍也。其脏坚固,邪不能害。害之则心伤,心伤则神去,神去则死矣。故诸邪之在于心者,皆在心之包络,包络者心主之脉也,故独无俞焉。曰:少阴无俞者不病乎?对曰:其外经脉病而脏不病,故独取其经于掌后兑骨之端。出第三卷中。

小肠人小肠者心之腑也 两傍二十六穴

《甲乙经》:小肠出于少泽,少泽者金也。一名少吉,在手小指之端,去爪甲一分,手太阳脉之所出也,为井。冬三月宜灸之。

流于前谷,前谷者水也。在手小指外侧本节前陷者中,手太阳脉之所留也,为荥。春三月宜灸之。

注于后溪,后溪者木也。在手小指外侧本节后陷者中,手太阳脉之所注也,为输。夏三月宜灸之。

过于腕骨,在手外侧腕前起骨下陷者中,手太阳脉之所过也,为原。

行于阳谷,阳谷者火也。在手外侧腕中兑骨之下陷者中,手太阳脉所行也,为经。

入于小海,小海者土也。在肘内大骨外,去肘端五分陷者中,屈肘乃得之,手太阳脉之所入也,为合。秋三月宜灸之。出第三卷中。甄权、《千金》、杨操同。

少泽,一名少吉,在手小指之端,去爪甲下一分陷者中,灸一壮。主振寒,小指不用,寒热汗不出,头痛,喉痹舌急卷,小指之间热,口中热,烦心心痛,臂内廉胁痛,咳,瘛疭口干,项痛不可顾,疟疾寒热。

前谷,在手小指外侧本节前陷者中,灸三壮。主热病汗不出,狂互引,癫疾,耳鸣,寒热,颔肿不可顾,喉痹劳瘅,小便赤难,咳衄胸满,肘臂腕中痛,颈肿不可以顾,头项急痛眩,淫泺,肩胛小指痛,臂不可举,头项痛,咽肿不可咽,鼻不利,目中白翳,目痛泣出,甚者如脱,疟疾。

后溪,在手小指外侧本节后陷者中,灸一壮。主振寒寒热,肩臑肘臂痛,头眩痛不可顾,烦满,身热恶寒,目赤痛烂眦,生翳,衄衄,发聋,臂重肿,肘挛,痂疥,胸满引臑,泣出,惊颈项强,身寒,耳鸣,疟疾,寒热颈颔肿,狂互引,癫疾数发。

腕骨,在手外侧腕前起骨下陷者中,灸三壮。主热病汗不出,胁痛不得息,颈颔肿,寒热,耳鸣无闻,衄,狂易,痉互引,消渴,偏枯,臂腕痛,肘屈不得伸,风头痛泣出,肩臂臑颈痛,项急烦满,惊五指掣不可屈伸,战慄痎疟。

阳谷,在手外侧腕中,兑骨之下陷者中,灸三壮。一云:在腕上侧两筋间陷者中。主狂癫疾,热病汗不出,胁痛不得息,颈颔肿,寒热,耳聋鸣,牙上齿龋痛,肩痛不能自带衣,臂腕外侧痛不举,风眩惊,手腕痛,泄风汗出至腰,项急不可以左右顾及俯仰,肩弛肘废,目痛,痂疥,肬癧疣,头眩目痛,痎疟,胸满不得息。

养老,手太阳郄,在踝骨上一空,在后一寸陷者中,灸三壮。主肩痛欲折,臑如拔,手不能自上下。

支正,手太阳络,在腕后五寸,别走少阴者,灸三壮。主惊恐,振寒寒热,颈项肿。实则肘挛,头眩痛,狂易。虚则生疣,小者痂疥,风疟。

小海,在肘内大骨外,去肘端半寸陷者中,屈肘乃得之,灸三壮。甄权云:屈手向头而取之,不宜灸。主寒热,齿龋痛,风眩头痛,狂易,痛肘,疟背膂振寒,项痛引肘腋,腰痛引少腹中,四肢不举。

天窗,一名窗聋,在曲颊下扶突后,动应手陷者中,手太阳脉气所发,灸三壮。主耳聋无闻,颊痛肿,喉痛,喑不能言,肩痛引项,汗出及偏耳鸣。

秉风,在侠天髎外,肩上小髃后,手太阳、阳明、手足少阳之会,举臂取之,灸五壮。主肩痛不能举。

天宗,在秉风后大骨下陷者中,手太阳脉气所发,灸三壮。主胸胁支满,抢心咳逆,肩重肘臂痛不可举。

臑俞,夹肩髎心大骨下,胛上廉陷者中,手足太阳、阳维、蹻脉之会,举臂取之,灸三壮。主寒热肩肿,引胛中臂酸,寒热颈历适,肩痛不可举臂。

睛明，一名泪孔，在目内眦，手足太阳、阳明之会，灸三壮。主目不明，恶风，目眵眵泪出，憎寒，头痛目眩瞀，内眦赤痛，目眵眵无所见，眦痒痛疼，白肤翳。甄权云：不宜灸。甄权、《千金》、杨操同。

心包人心脉也两傍一十六穴

通按：本经原九穴，此少天池一穴，人胆只八穴，故左右共十八穴也。

《甲乙经》：心出于中冲，中冲者木也。在手中指之端，去爪甲如韭叶陷者中，手心主脉之所出也，为井。冬三月宜灸之。

流于劳宫，劳宫者火也。一名五里，在掌中央动脉，手心主脉之所留也，为荥。春三月宜灸之。

注于太陵，太陵者土也。在掌后两筋间陷者中，手心主脉之所注也，为输。夏三月宜灸之。

行于间使，间使者金也。在掌后三寸两筋间陷者中，手心主脉之所行也，为经。

入于曲泽，曲泽者水也。在肘内廉下陷者中，屈肘得之，手心主脉之所入也，为合。秋三月宜灸之。出第三卷中。甄权、《千金》、杨操同。

中冲，在手中指之端，去爪甲如韭叶陷者中，灸一壮。主热病烦心，心闷而汗不出，掌中热，心痛，身热如火，侵淫烦满，舌本痛。

劳宫，一名五里，在掌中动脉，灸三壮。主热病发热，满而欲呕哕，三日以往不得汗，怵惕，胸胁痛不可反侧，咳满，溺赤，大便血，衄不止，呕吐血，气逆噫不止，嗌中痛，食不下，善渴，口中烂，掌中热,风热,善怒,中心善悲,屡呕歔欷,善笑不休,烦心,咳,寒热善哕,少腹积聚,小儿口中腥臭,胸胁支满,黄疸目黄。

太陵,在掌后两筋间陷者中,灸三壮。主心痛善悲,厥逆,悬心如饥之状,心澹澹而惊恐,热病烦心而汗不出,肘挛腋肿,善笑不休,心中痛,目赤黄,小便如血,欲呕,胸中热,狂言不乐,太息,喉痹嗌干,喘逆,身热如火,头痛如破,短气胸痛而手挛不伸,及腋偏枯不仁,手瘈偏小筋急,呕血,瘃痒,欲呕,耳鸣。

内关,手心主络,在掌后去腕二寸,灸三壮。主面赤皮热,热病汗不出,中风热,目赤黄,肘挛腋肿。实则心暴痛;虚则烦心,惕惕不能动,失智,心澹澹善惊恐,心悲。

间使,在掌后三寸两筋间陷者中,灸三壮。主心痛善悲,厥逆,悬心如饥之状,心澹澹而惊恐,热病面赤目黄,烦心喜哕,胸中澹澹善动如热,头身风热,呕吐怵惕,寒中少气,掌中热,肘挛腋肿,卒心中痛,瘈疭互相引,肘内廉痛,心熬熬然,胸痹引背,时寒,喜惊,喑不能语,咽中哽,头大浸淫。

郄门,手心主郄,去腕五寸,灸五壮。主心痛,衄,哕,呕血,惊恐畏人,神气不足。

曲泽,在肘内廉下陷者中,屈肘得之,灸三壮。主心痛,卒咳逆,心下澹然喜惊,身热烦心,口干,手清,逆气,呕血,肘瘈,善摇头,清汗出不过肩,伤寒病温。

天泉,一名天湿,在曲腋下二寸,举腋取之,灸三壮。主足不收,痛不可以行,心痛胸中痛,胁支满痛,膺背胛间两臂内廉痛。甄权、《千金》、杨操同。

肾人肾者脏也两傍五十四穴,并二十三单穴,共七十七穴

《甲乙经》:肾出于涌泉,涌泉者木也。一名地冲,在足心陷者中,屈足卷指宛宛中,足少阴脉之所出也,为井。冬三月宜灸之。

流于然谷,然谷者火也。一名龙渊,在足内踝前起大骨下陷者中,足少阴脉之所留也,为荥。春三月宜灸之。

注于太溪,太溪者土也。在足内踝后跟骨上动脉陷者中,足少阴脉之所注也,为输。夏三月宜灸之。

行于复溜,复溜者金也。一名伏白,一名昌阳,在足内踝上二寸陷者中,足少阴脉之所行也,为经。

入于阴谷,阴谷者水也。在膝内辅骨之后,大筋之下,小筋之上,按之应手,屈膝而得之,足少阴脉之所入也,为合。秋三月宜灸之。出第三卷中。甄权、《千金》、杨操同。

涌泉,一名地冲,在足心陷者中,屈足卷指宛宛中,灸三壮。主腰痛,大便难,少腹中痛,小便不利。甄权云:在脚心底宛宛中白肉际。主热中少气,厥寒,灸之热去,头痛烦心,心痛,不嗜食,咳而短气,喉痹热痛,脊胁相引,忽忽善忘,足厥,喘逆,足下清至膝,阴痹腹胀,头项痛,眼眩,男子如蛊,女子如阻,身体腰背如解,不欲食,丈夫癫疝,阴跳,痛引篡中,不得溺,腹胁下支满,闭癃阴痿,后时少泄,四肢不举。实则身头痛,汗不出,目然无可见,怒欲杀人,暴痛引腰下节,时有热气,筋挛膝痛不可屈伸,狂如新发,衄,不食,喘呼,少腹痛引嗌,足厥痛,肩背颈痛,时眩,妇人无子,咽中痛,不可内食,转筋,风入腹中侠脐,胸胁支满,下之五指端尽痛,足不得践地,癫疾,暗不能言。

然谷,一名龙渊,在足内侧踝前起大骨下陷者中,灸三壮。主不嗜食,心如悬,哀而善怒,嗌内肿,心惕惕恐如人将捕之。多

涩出,喘少气,吸吸不足以息,心痛如似刺,厥心痛与背相引,善瘛,如从后触其心,伛偻者肾心痛也。厥心痛,如锥刺其心;心痛甚者,脾心痛也。胸中寒,脉代时不至,上重下轻,足不能安地,少腹胀,上抢心,胸胁支满,咳唾有血。喉痹,癃疝石水,女子不字,阴暴出,淋漏,男子精溢,胫酸不能久立,寒热消渴,黄瘅,足一寒一热,舌纵,烦满,小儿脐风口不开,善惊痿厥,癫疾洞泄。

太溪,在足内踝后骨上动脉陷者中,灸三壮。主久疟咳逆,心闷不得卧,呕甚,热多寒少,欲闭户而处,寒厥足热,肾胀。热病汗不出,默默嗜卧,溺黄,少腹热,嗌中痛,腹胀内肿,涩下。厥心痛如锥刺其心,心痛甚者脾心痛也。霍乱,出泄不自知。消瘅善噫,气走喉咽而不能言,手足清,尿黄,大便难,嗌中肿痛,唾血,口中热如胶。胞中有大疝瘕积,与阴相引如痛苦,况泄上下出。渥,胸中满痛,乳肿溃,咳逆上气,喉咽喝有声,厥气上逆。

大钟,在足跟后冲中,走太阳、足少阴络,灸三壮。主实则闭癃,悽悽腰脊强痛,嗜卧,口中热;虚则腰痛,寒厥,烦心闷喘,少气不足以息,腹满,大便难,时上走胸中鸣,胀满,口舌干,口中吸吸,善惊,咽中痛,不可内食,善怒,惊恐不乐,咳喉中鸣,咳唾血,大肠结。

照海,阴跷脉所生,在足内踝下,灸三壮。主热痛烦心,足寒清多汗。先取然谷,后取太溪,大指上动脉,皆先补之。目痛引脊,少腹偏痛,呕,瘛疭,视昏嗜卧。痓惊,善悲不乐,如堕状,汗不出,面尘黑,病饥不欲食。卒疝少腹痛,病在左取右,右取左,立已。阴暴起,疝,女子不下月水,妇人淋漓,阴挺出,四肢淫泺,心闷,久疟及诸淋,目中赤痛,偏枯不能得行,大风默默不知所痛,视如见星,尿黄,少腹热,咽干,痹。

水泉,足少阴郄,去太溪下一寸,在内踝下,灸五壮。主月经不来,来而多,心下痛,目䀮䀮不可远视。

复溜,一名伏白,一名昌阳,在足内踝上二寸陷者中,灸五壮。主腰痛引脊内廉,嗌干,腹癃痛,坐起目䀮䀮,善怒多言,疟热少气,足胻寒不能自温,腹膜切痛引心,心如悬,阴厥,脚腨后廉急,不可前却,肠澼,便脓血,足跗上痛,舌卷不能言,善笑,足痿不收。病溺青赤白黄黑,青取井,赤取荥,黄取输,白取经,黑取合。血痔,泄后重,腹痛如淋状及火气涩出,鼻孔中痛,腹中雷鸣,骨寒热无所安,汗出不休,心风四肢肿,气在横骨,风逆四肢肿,乳难。

交信,穴在内踝上二寸,少阴前、太阴后廉筋骨间,足阴跷之郄,灸三壮。主气癃,癀疝阴急,股引腨内廉骨痛。

筑宾,在足内踝上腨分中,灸五壮。主大疝绝子,狂癫疾,呕吐。

阴谷,在膝内辅骨之后,大筋之下,小筋之上,按之应手,屈膝而得之,灸三壮。主舌纵涎下,烦闷,脊内廉痛,溺难,阴痿不用,少腹急引阴,及脚内廉痛,妇人漏血,腹胀满不得息,小便黄,男子如蛊,女子如阻,寒热,腹偏肿。

输府,在巨骨下,去璇玑傍各二寸陷者中,足少阴脉气所发,仰卧而取之,灸五壮。主咳逆上气,喘不得息,呕吐胸满,不得饮食。

或中,在输府下一寸六分陷者中,足少阴脉气所发,仰卧而取之,灸五壮。主咳逆上气,涎出多唾,呼吸喘悸,坐不得安。

神藏,在或中下一寸六分陷者中,足少阴脉气所发,仰而取之,灸五壮。主胸满咳逆,喘不得息,呕吐烦满,不得饮食。

灵墟,在神藏下三寸六分陷者中,足少阴脉气所发,仰而取之,灸五壮。主胸胁支满,痛引膺,不得息,闷乱烦满,不得饮食。

神封,在灵墟下一寸六分陷者中,仰而取之,灸五壮。主胸胁支满不得息,咳逆,乳痈,洒淅恶寒。

步郎,在神封下一寸六分陷者中,足少阴脉气所发,仰而取之,灸三壮。主胸胁支满,膈逆不通,呼吸少气,喘息不得举臂。

幽门,一名上门,在巨阙傍半寸陷者中,冲脉、足少阴之会,灸五壮。主胸胁背相引痛,心下溷溷,呕吐多唾,饮食不下,善哕支满,不能食,数咳,善忘,泄有脓血,呕沫吐涎,少腹坚,善唾,女子心痛逆气,善吐食不下。

通谷,在幽门下一寸陷者中,冲脉、足少阴之会,灸五壮。主失欠,口喎僻不端,食饮善呕,不得言。一云:舌下肿,难以言,舌纵喎戾不端。

阴都,一名食宫,在通谷下一寸,冲脉、足少阴之会,灸五壮。主身寒热,痎疟,心满气逆。

石关,在阴都下一寸,冲脉、足少阴之会,灸五壮。主痓脊强,口不可开,多唾,大便难,妇人子脏中有恶血,内逆满痛。

商曲,在石关下一寸,冲脉、足少阴之会,灸五壮。主腹中积聚,时切痛。

肓俞,在商曲下一寸,直脐傍五分,冲脉、足少阴之会,灸五壮。主心大坚,大肠寒中,大便干,腹中切痛。

中注,在肓俞下五分,冲脉、足少阴之会,灸五壮。主少腹有热,大便难。

四满,一名髓府,在中注下一寸,冲脉、足少阴之会,灸五壮。主脐下积聚,疝瘕,胞中有血,肠澼泄切痛,振寒,大腹石水,肾痛。

气穴,一名胞门,一名子户,在四满下一寸,冲脉、足少阴之会,灸五壮。主月水不通,奔气上下引腰脊痛。

大赫,一名阴维,一名阴关,在气穴下一寸,冲脉、足少阴之会,灸五壮。主女子赤淫,男子精溢,阴上缩。

横骨,一名下极,在大赫下一寸,冲脉、足少阴之会,灸五壮。主少腹满,小便难,阴下纵,卵中痛。

鸠尾,一名尾翳,一名髑骬,在臆前蔽骨下五分,任脉之别,不可灸刺。一云灸五壮。主心中寒,胀满不得息,息贲,时唾血,血瘀,热病胸中痛不得卧,心痛不可按,善哕。心疝太息,面赤,心背相引而痛,数噫喘息,胸满咳呕,腹痛皮瘙痒。喉痹,食不下。甄权云:宜针不宜灸。

巨阙,在鸠尾下一寸,任脉气所发,灸五壮。主心痛不可按,烦心。热病胸中澹澹,腹满暴痛,恍惚不知人,手清,少腹满,癥瘕,病心疝满不得息,息贲,时唾血,心腹胀满噫,烦热善呕,膈中不通利。霍乱,发狂妄言,怒恐恶火,善骂詈。狐疝,惊悸少气。胸胁支满,癥瘕引少腹痛,短气烦满,呕吐心胀。

上管,在巨阙下一寸五分,去蔽骨三寸,足阳明、手太阳、任脉之会,灸五壮。主寒中,伤饱食饮不化,䐜胀,心腹胸胁支满,脉虚则生百病。甄权云:主心风惊悸,不能食,心下有隔,呕血,目眩,头悬眩痛,身热汗不出,心痛有三虫,多涎不得反侧,腹中满,暴痛汗出。

中管,一名太仓,在上管下一寸,手太阳、少阳、足阳明所生,任脉之会,灸七壮。主腹胀不通,心大坚,胃胀,霍乱出泄不自知。先取太溪,后取太仓之原。溢饮,胁下坚痛,腹胀不通,寒中伤饱,食饮不化,头热衄血,目黄,振寒,噫,烦满膈呕,伤忧损思,气积,疰。甄权云:主因读书得奔豚气,积聚,腹中胀,暴满心痛,身寒,难以俯仰,冲疝冒死不知人,心腹痛,发作肿聚,往来上下行,痛有休止,腹中热,善涎出,是蛔咬也。鼻闻焦臭,大便难,小肠有热,尿赤黄,病温汗不出,有血溢水。

建里,在中管下一寸,灸五壮。主心痛,上抢心,不欲食,支痛斥膈。甄权云:主腹胀逆气上,并霍乱。

下管,在建里下一寸,足太阴、任脉之会,灸五壮。主饮食不化,入腹还出,六腑之谷气不转。甄权云:主小便赤,腹坚硬。孕妇不可灸。

水分,在下管下一寸,脐上一寸,任脉气所发,灸三壮。主痉,脊强里急,腹中拘急痛。甄权云:主水病腹肿。孕妇不可灸。

脐中,神阙穴也,一名气舍,灸三壮,主水,腹大脐平,腹无理不治。绝子,灸令人有子。脐疝绕脐痛,冲胸不得息。甄权云:主水肿臌胀,肠鸣,状如雷声,时上冲心口,灸七壮至四百壮。

阴交,一名少关,一名横户,在脐下一寸,任脉、冲脉、少阴之会,灸五壮。主水胀,水气行皮中。甄权云:穴在阴茎下,附底宛宛中。主惊不得眠,善断水气、上下五脏游气也。阴疝引睾,女子手脚拘挛,腹满,疝,月水不下,乳余疾,绝子,阴痒,贲豚,上膜腹坚,痛引阴中,不得小便,两丸骞。孕妇不可灸。

气海,一名脖胦,一名下肓,在脐下一寸半,任脉气所发,灸五壮。主少腹疝,卧善惊。甄权云:主下热小便赤,气痛,状如刀搅。孕妇不可灸。

石门,一名利机,一名精露,一名丹田,一名命门,在脐下二寸,任脉气所发,灸三壮。女子禁不可灸。主脐疝绕脐痛。三焦胀,水腹大及水气行皮中。心腹中卒痛而汗出,气癃,小便黄,气满,虚则遗溺,身寒热,吐逆,溺难,腹满疝积,乳余疾,绝子,阴痒。奔豚,上膜腹痛,口强不能言,茎肿,先引腰后引少腹,腰髋少腹坚痛,下引阴中,不得小便,两丸骞。甄权云:主妇人因产恶露不止。

关元,一名次门,在脐下三寸,任脉、足三阴之会,灸七壮。主寒热,石水,痛引胁下胀,头眩痛,身尽热。气癃尿黄。甄权云:主小便处痛,状如散火,转胞不得尿,少腹满,引胁下胀,头眩痛,身尽热。贲豚,寒热入少腹,时欲呕,伤中溺血,小便数,腰背脐痛,下引阴,腹中窘急欲凑,后泄不止。癫,暴疝痛,少腹大热。身所伤血出多,反中风寒,若有所坠堕,四肢解㑊不收,名曰体解。女子绝子,衃血在内不下。

中极,一名气原,一名玉泉,在脐下四寸,任脉、足三阴之会,灸三壮。女子禁中央腹热痛,妇人子门不端,少腹苦寒,阴痒及痛,经闭不通,乳余疾,绝子,内不足。贲豚上抢心,甚则不能息,忽忽少气,尸厥,心烦痛,饥不能食,善寒中,腹胀引胁而痛,少腹与脊相控暴痛,时窘之后。经闭不通,小便不利,丈夫失精。孕妇不可灸。

曲骨,在横骨上,中极下一寸,毛际陷者中,动应手,任脉、足厥阴之会,灸三壮。主膀胱小便难,脚屈,转胞不得尿。妇人赤白淫,阴中干痛,恶合阴阳,水胀满,尿涩。癫疾,不呕沫。

会阴,一名屏翳,在大便前小便后两阴间,任脉别络侠督脉者,冲脉之会,灸三壮。主痹,小便难,窍中热。实则腹皮痛,虚则痒搔。痔与阴相通者死。阴中诸病前后相引痛,不得大小便。女子血不通,男子阴端寒,上冲心中狼狼。

廉泉,一名本池,在颔下结喉上,舌本下,阴维、任脉之会,灸三壮。主舌下肿,难以言,舌纵涎出。咳逆少气,喘息呕沫,噤龂,上气胸满。

天突,一名玉户,在颈结喉下五寸中央宛宛中,阴维、任脉之会,灸三壮。主咳,上气喘,暴喑不能言,及舌下侠青缝脉,颈有大气,喉痹,咽中干,急不能息,喉中鸣,翕翕寒热,颈肿肩痛,胸满腹皮热,衄,气哽心痛,瘾疹,头痛,面皮赤热,身肉尽不仁。

璇玑,在天突下一寸中央陷者中,任脉气所发,仰头取之,灸五壮。主胸满痛,喉痹咽痈,水浆不下。

华盖,在璇玑下一寸陷者中,任脉气所发,仰头取之,灸五壮。主胸胁支满,痛引胸中,咳逆上气,喘不能言。

紫宫,在华盖下一寸六分陷者中,任脉气所发,仰而取之,灸五壮。主胸胁支满,痹痛骨疼,饮食不下,呕逆上气,烦心。

玉堂,一名玉英,在紫宫下一寸六分陷者中,任脉气所发,灸五壮。主胸中满不得息,胁痛骨疼,喘逆上气,呕吐烦心。

膻中,一名元儿,在玉堂下一寸六分,直两乳间陷者中,任脉气所发,仰而取之,灸五壮。主胸痹,心痛烦满,咳逆喘唾,短气不得息,不能言。

中庭,在膻中下一寸六分陷者中,任脉气所发,灸三壮。主胸胁支满,膈寒饮食不下,呕吐,食复还出。甄权、《千金》、杨操同。

膀胱人膀胱者肾之腑也两傍一百二十穴,并二十二单穴及膏肓附穴共一百四十四穴

《甲乙经》:膀胱出于至阴,至阴者金也。在足小指外侧,去爪甲角如韭叶,足太阳脉之所出也,为井。冬三月宜灸之。

流于通谷,通谷者水也。在足小指外侧,本节前陷者中,足

太阳脉之所留也,为荥。春三月宜灸之。

注于束骨,束骨者木也。在足小指外侧,本节后陷者中,足太阳脉之所注也,为输。夏三月宜灸之。

过于京骨,在足外侧大骨下,赤白肉际陷者中,足太阳脉之所过也,为原。

行于昆仑,昆仑者火也。在足外踝后跟骨上陷者中,足太阳脉之所行也,为经。

入于委中,委中者土也。在腘中央动脉,足太阳脉之所入也,为合。秋三月宜灸之。甄权、《千金》、杨操同。

至阴,在足小指外侧,去爪甲角如韭叶,灸三壮。主头重鼻衄,及瘲汗不出,心烦,足下热,不欲近衣。项痛,目翳,及小便不利。痎疟寒热,疝,风寒从足小指起。

通谷,在足小指外侧,本节前陷者中,灸三壮。主身疼痛,喜惊互引,鼻衄,癫疾,寒热,目䀮䀮,喜咳喘逆,狂疾,不呕沫,痉,善嚏,头眩项痛,烦满,振寒痎疟。

束骨,在足小指外侧,本节后陷者中,灸三壮。主身痛,狂善行,癫疾,寒热,腰痛如折,痉惊互引,脚如结,踹如裂,暴病头痛,身热痛,肌肉动,耳聋,恶风,目眦烂赤,项不可顾,髀枢痛,泄,肠澼,疟从腨起。

京骨,在足外侧大骨下,赤白际陷者中,灸三壮。主痎疟寒热,善嚏,头重足寒,不欲食,脚挛。癫疾,狂妄,善自啮颊,偏枯,腰髀枢痛,善摇头。衄衊头痛,目白翳,跟尻瘲疭,头肿痛,泄注,上抢心,目赤眦烂无所见,痛从内眦始,腹满,颈项强,腰背不可俯仰,眩。痿厥,身体不仁,手足偏小,先取京骨,后取中封,绝骨泻之。厥心痛,与肩背相引,善瘛,如从后触其心。伛偻者肾心痛也。痓,目反白多,鼻不通利,涕黄,便血。

申脉,阳跷所出也。在足外踝下陷者中,容爪甲,灸三壮。主腰痛不能举足,小坐若下车踬地,胫中熇熇然,寒热,颈腋下肿,癫疾互引,僵仆。通按:熇音跷,火行貌。

金门,足太阳郄,一名关梁,在足外踝下,灸三壮。主尸厥暴死,霍乱转筋,癫疾不呕沫,马痫。通按:外踝下一作外踝下一寸。

仆参,一名安邪,在跟骨下陷者中,拱足得之,足太阳、阳跷脉所会,灸三壮。主腰痛不可举足,跟中踝后痛,脚痿,癫疾,僵仆,转筋,尸厥,暴霍乱,马痫。

昆仑,在足外踝后跟骨上陷者中,灸三壮。主痓,脊强头眩痛,脚如结,踹如裂。厥心痛与背相引,善瘛,如从后触其心,伛偻者肾心痛也。寒热,癫疾,目眴眴,鼽衄。疟多汗,腰痛不能俯仰,目如脱,项如拔。脊强,大风,头多汗,腰尻腹痛,踹踝肿,上齿痛,脊背尻重不欲起,闻食臭,恶闻人音,狂易。女子字难,若胞衣不。泄风从头至足,痛痹,口闭不得开,每大便腹暴满,按之不下,噫悲喘。

付阳,足阳跷之郄,在外踝上三寸,太阳前,少阳后,筋骨间,灸三壮。主痿厥,风头重眩,颠痛,枢股踹外廉骨痛,瘛疭,痹不仁,振寒,时有热,四肢不举。

飞扬,一名厥阳,在足外踝上七寸,足太阳络,灸三壮。主身懈,寒,少气,热甚恶人,心惕然,取飞扬及绝骨、跗上、临泣。淫泺胫酸,热病汗不出,皆主之。下部寒,体重逆气,头眩痛,痓反折,疟,实则腰背痛,虚则鼽衄,不渴,间目作,狂,癫疾,体痛颈项痛,历节汗出而步失履,寒腹不仁,踹中痛,痔篡痛。

承山,一名鱼腹,一名肉柱,在兑踹肠下分肉间陷者中,灸五壮。主寒热,篡反出,癫疾,瘛疭,衄衊,腰背痛,脚踹酸重,战慄,不能久立,踹如裂,脚急肿痛,足挛,少腹痛引喉咽,大便难,腹痛。

承筋,一名踹肠,一名直肠,在踹中央陷者中,足太阳脉气所发,灸三壮。主大肠,实则腰背痛,寒痹转筋,头眩痛,气虚则鼻衄,癫疾,腰痛湿然汗出,令人欲食欲走。寒热篡后出,瘛疭,脚踹酸重,战慄,不能久立,脚急肿痛,跗筋足挛,少腹痛引喉嗌,大便难。痔篡痛,腰背相引。霍乱,胫痹不仁。

合阳,在膝约纹中央下二寸,灸五壮。主痹厥,癫疾不呕沫,瘛疭拘急,跟厥膝重,腰脊痛引腹,篡阴股热,阴暴痛,寒热膝酸重。

委中,在腘中央动脉,灸三壮。主腰痛,侠脊至头沉沉然,目眮眮。疟,头痛,寒从背起,先寒后热,渴不止,汗乃出。癫疾反折,热痛,侠脊痛,痔篡痛,遗溺。筋急,身热,少腹坚肿,少腹时热,小便难,尻股寒,髀枢痛,外引季肋,内控八髎,衄血不止。

委阳,在足太阳之前,少阳之后,出于腘中外廉两筋间,承扶下六寸,此足太阳之络,灸三壮。一云屈身取之。主胸满彭彭然,实则闭癃,腋下肿痛,虚则遗溺,脚急兢兢然,筋痛,不得小便,痛引腹,腰痛不得俯仰。

浮郄,在委阳上一寸,展膝得之,灸三壮。主不得卧。

殷门,在肉郄下六寸,灸三壮。主腰痛得俛不得仰,仰则痛,得之举重,恶血归之。

承扶,一名肉郄,一名阴关,一名皮部,在尻臀下股阴上冲纹中,一云股阴下冲纹中,灸三壮。主腰脊尻臀股阴寒大痛,虚则血动,实则热痛,痔篡痛,尻胜中肿,大便直出,阴胞有寒,小便不利。

附分,在第二椎下,附项内廉两傍各三寸,手足太阳之会,灸五壮。主背痛引颈。

魄户,在第三椎下两傍各三寸,足太阳脉气所发,正坐取之,灸五壮。主肩髆间急,偻厥恶寒,项背痛引颈,咳逆上气,呕吐烦满,背痛不能引顾。

神堂,在第五椎下,两傍各三寸陷者中,足太阳脉气所发,灸五壮。主肩痛,胸腹满,偻厥,脊背急强。

噫嘻,在肩髆内廉侠第六椎下,两傍各三寸,以手按之痛,病者言噫嘻。足太阳脉气所发,灸五壮。主腋拘挛,暴脉急引胁痛,内引心肺,从项至脊,以下十二椎应等灸之,立已。热病汗不出,肩背寒热,痉互引,身热咳逆,上气虚喘,喘逆鼽衄,肩胛内廉痛,不可俯仰,眇季肋引少腹而胀痛,小儿食晦头痛引颐,痎疟风。

膈肋,在第七椎下,两傍各三寸陷者中,足太阳脉气所发,阔肩取之,灸五壮。主背痛恶寒,脊强俯仰难,食不下,呕吐多涎。

魂门,在第九椎下,两傍各三寸陷者中,足太阳脉气所发,正坐取之,灸三壮。主胸胁胀满,背痛恶风寒,饮食不下,呕吐不留住。

阳纲,在第十椎下,两傍各三寸陷者中,足太阳脉气所发,正坐取之,灸三壮。主食饮不下,腹中雷鸣,大便不节,小便赤黄。

意舍,在第十一椎下,两傍各三寸陷者中,足太阳脉气所发,正坐取之,灸三壮。主腹满胪胀,大便泄,消渴身热,面目黄。

胃仓,在第十二椎下,两傍各三寸,灸三壮。主胪胀水肿,食饮不下,多寒,不能俯仰。

肓门,在第十三椎下,两傍各三寸,叉肋间,灸三十壮。主心下大坚,妇人乳余疾。

志室,在第十四椎下,两傍各三寸陷者中,足太阳脉气所发,正坐取之,灸三壮。主腰痛脊急,胁下满,少腹坚急。

胞肓,在第十九椎下,两傍各三寸陷者中,足太阳脉气所发,伏而取之,灸三壮。主腰脊痛,恶寒,少腹满坚,癃闭下重,不得小便,以手按之则欲小便,涩而不得出,肩上热,手足小指外侧及胫踝后皆热,若脉陷取委中央。

秩边,在第二十一椎下,两傍各三寸陷者中,足太阳脉气所发,伏而取之,灸三壮。主腰脚骶寒,俯仰急难,阴痛下重,不得小便。

攒竹,一名员柱,一名始光,一名夜光,一名明光,在眉头陷者中,足太阳脉气所发,灸三壮。主风头痛,鼻鼽衄,眉头痛,善嚏,目如欲脱,汗出恶寒,面赤,颊中痛,项椎不可左右顾,目系急,瘛疭,癫疾互引反折,戴眼及眩,狂不得卧,意中烦,目眡眡不明,恶风寒,痫发目上插,痔痛。

曲差,一名鼻冲,侠神庭一寸半,在发际,足太阳脉气所发,正头取之,灸五壮。主头痛身热,鼻窒而息不利,烦满汗不出。

五处,在督脉傍,去上星一寸半,足太阳脉气所发,灸三壮。主痓,脊强反折瘛,癫疾,头重寒热。

承光,在五处后二寸,足太阳脉气所发,不可灸。主热病汗不出,而苦呕烦心,目生白翳,远视不明。

通天,一名天白,承光后一寸半,足太阳脉气所发,灸三壮。主头痛重,僵仆,鼻窒鼽衄,不得通,喎僻多涕,鼽衄有疮。

络却,一名强阳,一名脑盖、反行,在通天后一寸半,足太阳脉气所发,灸三壮。主青盲无所见,癫疾僵仆,目妄见,恍惚不乐,狂走瘛疭。

玉枕,在络却后七分半,侠脑户傍一寸三分,起肉枕骨入发际三寸,足太阳脉气所发,灸三壮。主头项痛,恶风汗不出,悽厥恶寒,呕吐,目内系急痛引颊,头重项痛,寒热骨痛,头眩目痛,头半寒,目痛不能视,项似拔,不可左右顾。癫疾,不呕沫互引。

天柱,在侠项后发际大筋外廉陷者中,足太阳脉气所发,灸三壮。主寒热暴拘挛,痫眩,足不任,目眶眶赤痛,痉,厥头痛,项先痛,腰脊为应,眩头痛重,目如脱,项如拔,狂见,目上及,项直不可以顾,暴挛,足不仁,身痛欲折,咽肿难言,小儿惊痫。

大杼,在项第一椎下两傍各一寸半陷者中,足太阳、手少阳之会,灸七壮。主癫疾不呕沫,痎疟。颈项痛不可以俯仰,头痛振寒,瘛疭,气实胁满,伤寒汗不出,腰背痛。痉,脊强喉痹,大气满喘,胸中郁郁,身热,眩目眶眶,项强急,寒热僵仆,不能久立,烦满里急,身不安席。

风门,一名热府,在第二椎下,两傍各一寸半,督脉、足太阳之会,灸五壮。主风头眩痛,鼻鼽不利,时嚏,清涕自出。

肺俞,在第三椎下,两傍各一寸半,灸三壮。主肺寒热,呼吸不得卧,咳上气呕沫,喘气相追逐,胸满背膺急,息难振慄,脉鼓,气隔,胸中有热,支满不嗜食,汗不出,腰背痛,肺胀。癫疾憎风,时振寒,不能言,得寒益甚,身热狂欲自杀,目妄见,瘛疭泣出,死不知人。

心俞,在第五椎下,两傍各一寸半,灸三壮。主寒热心痛,循循然与背相引而痛,胸中邑邑不得息,咳唾血,多涎,烦中,善噫,饮食不下,呕逆,汗不出如疟状,目眶眶,泪出悲伤,痎疟,心胀。

膈俞,在第七椎下,两傍各一寸半,灸三壮。主悽悽振寒,数欠伸,咳而呕,膈寒,食饮不下,寒热皮肉骨痛,少气不得卧,胸满支两胁,膈上兢兢,胁痛腹膜,胃管暴痛,上气肩背寒痛,汗不出,喉痹,腹中痛,积聚,嘿嘿然嗜卧,怠惰不欲动,身常湿,心痛,周痹身皆痛,痓,大风汗出,癫狂。

肝俞,在第九椎下,两傍各一寸半,灸三壮。主咳而胁满,急不得息,不可反侧,橛肋下与脐相引,筋急而痛,反折,目上视眩,中循循然。眉头痛,惊狂,衄,少腹满,目䀮䀮,生白翳,咳引胸痛,筋寒热,唾血短气,鼻酸。痓,筋痛急互相引,肝胀,癫狂。

胆俞,在第十椎下,两傍各一寸半,足太阳脉气所发,正坐取之,灸三壮。主胸满呕无所出,口苦舌干,饮食不下。

脾俞,在第十一椎下,两傍各一寸半,灸三壮。主腹中气胀引脊痛,食饮多,身羸瘦,名曰食晦,先取脾俞,后取季肋。黄瘅善欠,胁下满欲呕,身重不动,脾痛,热痓,大肠转气,按之如覆杯,热引胃痛,脾气寒,四肢急烦,不嗜食,痹胀。

胃俞,在第十二椎下,两傍各一寸半,灸三壮。主胃中寒胀,食多身羸瘦,腹中满而鸣,腹䐜风厥,胸胁支满,呕吐,脊急痛,筋挛,食不下。

三焦俞,在第十三椎下,两傍各一寸半,足太阳脉气所发,灸三壮。主头痛,饮食不下,腹鸣胪胀,欲呕,时注泄。

肾俞,在第十四椎下,两傍各一寸半,灸三壮。主腰痛不可俯仰反侧,热痓,寒热,食多身羸瘦,两胁引痛,心下焦痛,心如悬下引脐,少腹急痛,热,面黑,目䀮䀮,喘咳少气,溺滑赤。骨寒热,便难,肾胀,风头痛如破,足寒如水,头重,身热振慄,腰中四肢淫泺,欲呕,腹鼓大,寒中洞泄,食不化,骨寒热,引背不得息。

大肠俞,在第十六椎下,两傍各一寸半,灸三壮。主大肠转气,按之如覆杯,食饮不下,善噎,肠中鸣,腹膜而肿,暴泄,腰痛,是主津液所生病者,目黄口干,衄,喉痹,肩前臑痛,大指次指痛不用,气盛有余则热肿,虚则寒慄。

小肠俞,在第十八椎下,两傍各一寸半,灸三壮。主少腹痛热,控睾引腰脊,疝痛上冲心,腰脊强,溺难黄赤,口干,大小便难,淋痔。

膀胱俞,在第十九椎下,两傍各一寸半,灸三壮。主热痉互引,汗不出,反折,尻臀内痛,似瘅疟状,腰脊痛强引背少腹,俯仰难,不得仰息,痿重尻不举,溺赤,腰以下至足清不仁,不可以坐起。

中膂内俞,在第二十椎下,两傍各一寸半,侠脊起肉,灸三壮。主腰痛不可以俯仰,寒热,痉反折互引,腹胀腋挛,背中怏怏引胁痛,内引心,从项始数脊椎,侠膂如痛,按之应手,灸立已。

白环俞,在第二十一椎下,两傍各一寸半,足太阳脉气所发,不可灸。主腰脊以下至足不仁,小便黄。

上髎,在第一空腰髁下一寸,侠脊陷者中,足太阳、少阳之络,灸三壮。主腰脊痛而清,善伛,睾跳骞,寒热,热病汗不出,疟疾。女子绝子,阴挺出,不禁白沥。

次髎,在第二空侠脊陷者中,灸三壮。主腰痛怏怏然不可以俯仰,腰以下至足不仁,脊腰背寒,先取缺盆,后取尾骶与八髎。女子赤白沥,心下积胀。

中髎,在第三空侠脊陷者中,灸三壮。主厥阴所结,腰痛,大便难,飧泄,尻中寒。女子赤淫时白,气癃,月事少,男子㿉,小肠胀。

下髎,在第四空侠脊陷者中,灸三壮。主腰痛引少腹痛,女子下苍汁不禁,赤淫,阴中痒,痛引少腹控䏚,不可以俯仰,腹肠鸣,澼泄。

会阳,一名利机,在阴尾骨两傍,督脉气所发,灸五壮。主五脏腹中有寒,泄注肠澼,便血。

素髎,一名面玉,在鼻柱端,督脉气所发,不宜灸。主鼽衄涕出,中有悬痈宿肉,窒洞不通,不知香臭。

神庭,在入发际五分,直鼻,督脉、足太阳、阳明之会,灸三壮。主头脑中寒,鼻衄,目泣出,癫疾呕沫,风眩善呕,烦,痎疟,寒热头痛,喘喝,目不能视。

上星,在颅上,直鼻中央,入发际一寸陷容豆,督脉气所发,灸五壮。主风眩善呕,烦满颜青,痎疟,鼻衄衄,热病汗不出,目睛痛不能视,面胕肿,癫疾。凡云上星主之者,皆先取噫嘻,后取天牖、风池。甄权云:不宜多灸。

囟会,在上星后一寸陷中,督脉气所发,灸五壮。主痓,风眩善呕,烦满,头痛颜青,癫疾呕沫,暂起僵仆,恶见风寒,面赤肿。

前顶,在囟会后一寸五分骨陷中,督脉气所发,灸五壮。主风眩目瞑,恶风寒,面赤肿,小儿惊痫。

百会,一名三阳五会,在前顶后一寸半,顶中央旋毛中,陷容指,督脉、足太阳之会,灸五壮。主痎疟,癫疾不呕沫,耳鸣,痓,顶上痛,风头重,目如脱,不可左右顾。

后顶,一名交冲,在百会后一寸五分,枕骨上,督脉气所发,灸五壮。主风眩目眩,颅上痛,眊眊不明,恶风寒,眩,偏头痛,癫疾,瘈疭,狂走,项直颈痛。

强间,通按:强间一作灸七壮。一名大羽,在后顶后一寸半,督脉气所发,灸五壮。主头痛如针刺,不可以动,项如拔,不可左右顾,癫疾狂走,瘈疭摇头,口㖞戾,颈强。

脑户,一名匝风,一名合颅,在枕骨上,强间后一寸半,督脉、足太阳之会,不可灸。主目赤痛不可视,面赤肿,头重项痛,目不明,风眩,脑中寒,重衣不热,汗出,头中恶风,癫疾,骨酸,眩狂,瘛疭,口噤羊鸣,舌本出血,喑不能言,痉,目不眴,寒热。

风府,一名舌本,入项发际一寸,大筋内宛宛中,督脉、阳维之会,不可灸之。主头痛项急,不得顾侧,目眩晕不得喘息,舌急难言,狂易,多言不休,狂走欲自杀,目反妄见,暴喑不得言,喉嗌痛,足不仁。

喑门,一名横舌,一名舌厌,在项发际宛宛中,入系舌本,督脉、阳维之会,仰头取之,不可灸,令人喑。主项强,舌缓,喑不能言。脉傍去上星一寸五分,灸三壮。此以泻诸阳气热。衄,善嚏,风头痛,汗不出,寒热,痉,脊强反折,瘛疭,癫疾,头重。

大椎,在第一椎上陷者中,三阳、督脉之会,灸九壮。主寒热,以年为壮数,伤寒热盛,烦呕。

陶道,在项大椎节下间,督脉、足太阳之会,俯而取之,灸五壮。主头重目瞑,悽厥寒热,项强难以反顾,汗不出。

身柱,在第三椎节下间,督脉气所发,俯而取之,灸五壮。主癫疾,怒欲杀人,身热狂走,谵言见鬼,瘛疭。

神道,在第五椎节下间,督脉气所发,俯而取之,灸三壮。主身热头痛,进退往来,痎疟,恍惚悲愁。

至阳,在第七椎节下间,督脉气所发,俯而取之,灸三壮。主寒热淫泺,胫酸,四肢重痛,少气难言。

筋缩,在第九椎节下间,督脉气所发,俯而取之,灸三壮。主小儿惊痫,瘛疭,狂走癫疾,脊急强,目转上插。

脊中,在第十一椎节下间,督脉气所发,不可灸之。主腹满不能食,腰脊强不得俯仰,黄瘅。

悬枢,在第十三椎节下间,督脉气所发,灸三壮。主腹中积上下行,水谷不化,下痢,腰脊强。

命门,一名属累,在第十四椎节下间,督脉气所发,伏而取之,灸三壮。主头痛如破,身热如火,汗不出,癫瘲,腰腹相引痛。

腰俞,一名背解,一名髓孔,一名腰柱,一名腰户,在第二十一椎节下间,灸三壮。主腰痛引少腹控䏚,不可俯仰,以月死生数发针,在左取右,右取左,立已。腰以下至足清不仁,不可以坐起,尻不举,寒热。女子闭溺,脊强互引反折,汗不出,乳子下赤白。

长强,一名气之阴郄,督脉络别,在脊骶端,少阴所结,灸三壮。主腰痛,实则脊急强,癫疾发如狂者,面皮敦敦厚者不疗;虚则头重,洞泄,癃痔,大小便难,腰尻重难起居,寒热,痉反折,心痛气短,小便黄闭。小儿痫,瘛疭,脊强互相引。

膏肓俞,主无所不疗,诸羸弱瘦损虚劳,梦中失精,上气咳逆,狂惑妄误。取穴之法,先令病人正坐,曲脊伸两手,以臂著膝前,令正直,手大指与膝头齐,以物支肘,勿令臂得动也。从胛骨上角摸索至胛骨下头,其间当有四肋三间,灸中间,依胛骨之里,去胛骨容侧指许,摩胑去表肋间空处,按之自觉牵引于肩中,灸两胛中各一处,至六百壮,多至千壮,当觉下䂁䂁然流水状,亦当有所下出者,停痰宿疾则无所不下也。若病人已困不能正坐,当令侧卧,挽上臂令前取穴灸之。求穴大较以右手从左肩上住指头所不及者是也。左手亦然,乃以前法灸之。若不能久坐,伸两臂者,亦可伏衣襆上伸两臂,令人挽两胛骨使相离,不尔胛骨覆穴不可得也。所伏衣襆当令大小有常定,不尔则前却失其穴也。此穴灸讫后,令人阳气盛,当消息以自补养,令得平复。其穴近第五椎相准。

论曰：昔者和缓不救晋侯之疾，以其在膏之上，肓之下，针药所不能及，即此穴是也。人不能求得此穴，所以宿病难遣。若能用心，此方便求得，灸之无疾不愈。出第三十卷中。

三焦人三焦者腑也两傍五十六穴

《甲乙经》：三焦出于关冲，关冲者金也。在手小指次指之端，去爪甲如韭叶，手少阳脉之所出也，为井。冬三月宜灸之。

流于腋门，腋门者水也。在手小指次指之间陷者中，手少阳脉之所留也，为荥。春三月宜灸之。

注于中渚，中渚者木也。在手小指次指本节后陷者中，手少阳脉之所注也，为输。夏三月宜灸之。

过于阳池，一名别阳，在手表腕上陷者中，手少阳脉之所过也，为原。

行于支沟，支沟者火也。在腕后三寸两骨之间陷者中，手少阳脉之所行也，为经。

入于天井，天井者土也。在肘外大骨之后，肘后一寸两筋间陷者中，屈肘得之，手少阳脉之所入也，为合。秋三月宜灸之。甄权、《千金》、杨操同。

关冲，在手小指次指之端，去爪甲如韭叶，灸三壮。主喉痹舌卷，口干烦心，臂表痛不可及头，在左取右，右取左；热病汗不出，肘痛不能自带衣，起头眩，额痛面黑，肩头痛不可顾，霍乱，寒热，耳聋鸣。甄权云：不宜灸。

腋门，在手小指次指间陷者中，灸三壮。主热病汗不出，风寒热，狂疾，疟，头痛目涩，暴变耳聋鸣，眩，寒厥，手臂痛，下齿龋则上齿痛，善惊妄言，面赤。

中渚,在手小指次指本节后间陷者中,灸三壮。主热病汗不出,头痛耳鸣,目痛,寒热,嗌外肿,肘臂痛,手上类类也,五指瘲不可屈伸,头眩,耳聋,两颊颥痛,身面痒,疟,项痛,目䀮䀮无所见,喉痹。

阳池,一名别阳,在手表腕上陷者中,灸三壮。主寒热,痎疟,肩痛不能自举,汗不出,颈肿。

外关,手少阳络,在腕后二寸陷者中,灸三壮。主肘中濯濯,臂内廉痛,不可及头,耳焞焞浑浑聋无所闻,口僻噤。

支沟,在腕后三寸两骨之间陷者中,灸三壮。主热病汗不出,互引,颈嗌外肿,肩臂酸痟,胁腋急痛,四肢不举,痂疥,项不可顾,霍乱,马刀肿瘘,目痛,肩不举,心痛支满,逆气汗出,口噤不可开,暴喑不能言,男子脊急,目赤,咳,面赤热。

会宗,手少阳郄,在腕后三寸空中,灸三壮。主肌肉痛,耳聋,羊痫。

三阳络,在臂上大交脉,支沟上一寸,灸九壮。主嗜卧,身体不能动摇,大湿,内伤不足。

四渎,在肘前五寸外廉陷者中,灸三壮。主卒气聋,齿痛。

天井,在肘外大骨之后,肘后一寸两筋间陷者中,屈肘得之,灸三壮。主肘痛引肩不可屈伸,振寒热,颈项肩背痛,臂痿痹不仁,大风默默然不知所痛,嗜卧,善惊瘛疭,胸痹心痛,肩肉麻,疟食时发,心痛,悲伤不乐,癫痫,吐舌沫出,羊鸣戾颈。

清冷渊,在肘上二寸,伸肘举臂取之,灸三壮。主头痛振寒,肩不举,不得带衣。

消泺,在肩下臂外开腋斜肘分下行,灸三壮。主寒热,痹,头痛,项背急。

和髎,在耳前兑发下动脉,手、足少阳之会,灸三壮。主头重,颔痛引耳中,瞋瞋嘈嘈。

听会,在耳门前陷者中,张口得之,动脉应手,手少阳脉气所发,灸三壮。主寒热喘喝,目视不能,视目泣出,头痛,耳中颠飕风,齿龋痛。

听宫,在耳中珠子,大如赤小豆,手足少阳、手太阳之会,灸三壮。主耳聋填填如无闻,瞋瞋嘈嘈若蝉鸣鸒鸠鸣,惊狂瘈疭,眩仆癫疾,喑不能言,羊鸣沫出。

角孙,在耳郭中间上,开口有空是也,灸二壮。主齿牙不可嚼,龋肿。

瘈脉,一名资脉,在耳本鸡足青络,灸三壮。主小儿痫瘈吐泄,惊恐失精,视瞻不明,眵瞢。

翳风,在耳后陷者中,按之引耳中,手足少阳之会,灸三壮。主聋,僻不正,失欠,脱颔,口噤不开,痉不能言。

天牖,通按:《圣济》天牖不宜灸。在颈筋缺盆上,天容后,天柱前,完骨下,发际上,手少阳脉气所发,灸三壮。主肩背痛,寒热,历适颈,有大气,暴聋气啄督,耳目不用,头颔痛,泪出,洞鼻,不知香臭,风眩,喉痹,三焦病,腹气满,少腹尤坚,不得小便,窘急,溢则为水,留则为胀,痎疟。

天容,在耳下曲颊后,手太阳脉气所发,灸三壮。主寒热,疝积,胸痛不得息,胸中痛,阳气大逆,上满于胸中,愤膹肩息,大气逆上,喘喝坐伏,病咽噎不得息,咳逆上气,唾沫,肩痛不可举,颈项痈肿不能言,耳聋嘈嘈无所闻,喉痹。

颧髎,一名兑骨,在面頄骨下廉兑骨端陷者中,手少阳、太阳之会。主口僻痛,面赤目赤目黄,口不能嚼,颅肿,唇痈。

　　肩井通按:《圣济》肩井在肩上陷缺盆上大骨前一寸半,以三指按之,当中指下陷中是所主病,与此不同,在肩上陷解中,缺盆上大骨前,手足少阳、阳维之会,灸五壮。主肩背痹痛,臂不举,寒热悽索。

　　天髎,在肩缺盆中上毖骨之际陷者中,足少阳、阳维之会,灸三壮。主肩肘中痛引项,寒热,缺盆痛,汗不出,胸中热满。

　　肩贞,在肩曲胛下,两骨解间,肩髃后陷者中,灸三壮。主寒热项历适,耳鸣无闻,引缺盆肩中热痛,手臂小不举。

　　肩外俞,在肩胛上廉,去脊三寸陷者中,灸三壮。主肩胛中痛,热而寒至肘。

　　肩中俞,在肩胛内廉,去脊二寸陷者中,灸三壮。主寒热厥,目不明,咳上气,唾血。

　　曲垣,在肩中尖曲胛陷者中,按之痛应手,灸十壮。主肩痛周痹。

　　缺盆,一名天盖,在肩上横骨陷者中,灸三壮。主寒热历适,胸中满,有大气,缺盆中满痛者死,外溃不死。肩引项,臂不举,缺盆中痛,汗出喉痹,咳嗽血。甄权、《千金》、杨操同。

第四十卷

熊虎伤人疮方七首

《肘后》疗熊虎爪牙所伤毒痛方。

烧青布以熏疮口，毒即出。仍煮葛根汁令浓，以洗疮，日十度，并捣葛根为散，煮葛汁以服方寸匕，日五，甚者夜二。文仲、《备急》、姚方、《小品》、《删繁》、《古今录验》并同。《千金》治虎咬。

又方

嚼粟涂之。姚方、文仲、《备急》、《古今录验》、《千金》同。

又方

煮生铁令有味，以洗疮。姚方、文仲、《备急》、《古今录验》、《千金》同。

又凡猛兽毒虫，皆受人禁气。今人将入山草中，自宜先作禁以防之，可不俟备而后疗也。其经术云：到山下先闭气三十五息，所在山神将虎来到吾前，乃存吾肺中，有白帝出，收取虎两目，塞吾下部中，乃吐肺气，上自通冠一山林之上，于是良久。又闭气三十五息，两手捻都监目作三步，步皆以右足在前乃止。祝曰：李耳，李耳，图汝非李耳耶！汝盗黄帝之犬，黄帝教我问汝，汝答之云何毕便行，一山虎走不可得见。若卒逢之者，因正而立，大张左手五指，侧之极势，跳手上下三度，于跳中犬唤咄曰：虎，北斗君使汝去，虎即走。止宿亦先四向如此。

又方

雄黄　硫黄　紫石

上三物，捣末，以绛囊盛之，带以防用。本方无硫黄。

《集验》疗熊虎伤人疮方。

取蘜蓳一大把，锉碎，以水一升渍须臾，取汁饮之，余滓以敷疮上。

《备急》入山辟虎法。

烧牛角、羊角，虎不敢近人。文仲、《肘后》、《千金》、姚同。出第八卷中。

辨蛇一首

《肘后》云：恶蛇之类甚多，而毒有差剧。时四、五月中，青蝰、苍虺、白颈、大蝎。六月中，竹狩、文蝮、黑甲、赤目、黄口、反钩、白蜒、三角。此皆蛇毒之猛烈者，中人不即疗多死。第一有禁，第二则药。今凡俗知禁者少，纵寻按师术，已致困毙，惟宜勤事诸药。但或经行草路，何由皆赍方书？则应储具所制之药，并佩带之自随。天下小物能使人空致性命者，莫此之甚，可不防慎之乎？文仲、《备急》同。出第八卷中。

禁蛇法三首

崔氏禁蛇法。路安满所传。

有人被蛇螫者，纵身不得自来，但有报人至前，使之坐，问被螫何处，即面已地，依左右驶掐头指内第一节曲纹头侧上，仍心想口暗诵曰：啮蛇头，掐蛇目，望蛇乡，踏蛇足。讫，则放前人去，待极远，然后缓放所掐处，即瘥。

路安满禁蛇法。

五月五日，从门东剌向南三步，九迹四方取气讫，重向南方取气，即切切诵后咒文四十九遍，于后任所行。用其遮吒、呵迦吒、僧禁吒、噢剑吒、蛇毒死、噢剑严、蛇毒烂。若欲诵咒时，须在月建上立唤被螫人，当前立定，然后背足行七步，仍顿足回身，向被螫人立，掐指二所如了，乃诵咒七遍，即放所患者归，可一炊久放掐目也。若不解咒，蛇致死，乃放掐目。诵云：吾庭前者木，百尺无枝，凤凰在上，资斯速出，放汝去，摄汝毒，命宁收。急急如律令。出第五卷中。

《古今录验》禁蛇啮方。高元海大李参军送。

咒曰：某郡某县里，男女姓名，年若干，于某年月日时，于某处为某色蛇螫某处。阴咒云：你是巳功曹，我是亥明府，你若不摄毒，吾当掐你口。闭气随想掐蛇口，蛇口在食指第二节白肉际纹，以手大指甲掐之，各自以其手屈食指掐之，闭气急掐。若螫右手，右手掐；左手，左手掐；螫当中，两手尽掐。急忘任放手肿处，手刺去血，即便瘥。出第四十五卷中。

辟蛇法三首

《肘后》姚氏仙人入山草法：辟蛇之药虽多，唯以武都雄黄为上。带一块，古称五两于肘间，则诸蛇毒物莫之敢犯。他人中者，便摩以疗之。带五蛄黄丸良，以丸有蜈蚣故也。人入山伐船，有大赤足蜈蚣置管中系腰。又有鼋龟唼蛇，带其尾亦好，鸡日喙弥佳。禁法中亦有单行轻易者，今疏其数条，然皆须受而后行。不尔，到山车口住立，存五蛇一头乃闭气以物屈剌之，因左回两步，思作蜈蚣数千以衣身，便行，无所畏也。张文仲《备急》同。

《集验》入山草辟众蛇方。

干姜　生麝香　雄黄

上三味,等分,捣,以小绛囊盛,男左女右带佩,则蛇逆者辟。人为蛇所中,便以疗之。如无麝香,以射罔和带之,疗诸毒良。《肘后》、《千金》、文仲、《备急》、《古今录验》同。出第九卷中。

《千金》疗入山辟众蛇方。

当烧羚羊角令烟出,蛇则去矣。《肘后》同。出第二十六卷中。

蛇啮人方一十四首

《广济》疗毒蛇啮方。

取慈孤草,捣以薄之,即瘥。其草似燕尾者是,大效。出第五卷中。

《肘后》蛇啮毒肿方。

干姜末敷之,燥复易之。《备急》、文仲、《千金》同。

又方

灸啮处三五壮,则毒不能行。

又方

捣射罔涂肿上,血出乃瘥。《备急》、文仲、《千金》同。

又方

猪屎熬令焦,末,蓝一把,水三升煮取二升,投屎搅和,以洗之瘥。

文仲疗蛇啮方。

捣雄黄末,以敷之,日三四度瘥。

又方

取梳里垢如指大,长二寸,以尿和,敷之。

又方

炙梳使汗出,以熨疮口,即验。《备急》、《千金》同。

又方

取鸡屎二七枚,烧作灰,投酒服之瘥。《千金》同。

《必效》疗蛇咬方。

五月五日前七日,即斋不得食饮酒肉、五辛,仍先向桑下觅莵葵先知处记之,至五月五日中时,先手摸桑木阴一遍,仍著上摸索之讫,即以口啮取莵葵,嚼使熟,以唾涂手,熟揩令遍,五月七日洁斋,如后七日内亦不得洗手,后有蛇蝎螫者,以手摩之,即瘥止。

又方

烧桑刀,麝香少许和刀上,以烙啮处,令皮破,即瘥。

又方

牛蚕蛾阴干为末,敷啮处孔中,数易之,其蛾有生子者妙。

又方

麝香　雄黄　半夏　巴豆

上四味,等分,为末,敷之。

又方

先以唾涂咬处,熟揉生大豆叶,封之。

蛇螫方六首

《肘后》蛇螫人,疮已合,而余毒在肉中淫淫痛痒方。

取大、小蒜各一升,合捣,以热汤淋取汁,灌疮中。姚同。

崔氏疗被蛇螫验方。

生椒三两　好豉四两

上二味,以人唾和,捣令热,用薄伤处,须臾即瘥。

又方

取独颗蒜截两头,著螫处,一头大作艾炷灸之,如此即愈。未愈更灸,以瘥为度。

又方

取狼牙草,六月以前用叶,以后用根,生咬咀,以叶裹,煻火炮令热用,冷即易之。

又方

取酢草热捣,以敷螫处,仍将腻幞头裹之,数易。其酢草似初生短嫩苜蓿苗是。

又方

取远志嚼令碎,以敷之,并内一片子于所螫疮处孔中,数易之。并出第五卷中。

蛇毒方三首

《救急》疗蛇毒方。

雄黄　麝香　干姜

上三味,各等分,捣研,以蜜和为膏,敷毒螫处良。瓦舍中疑有蛇处,取雄黄烧令气散,及蛇并走不住。

又方

取独狼牙捣,腊月猪脂和,以敷毒上,立瘥。

又方

取荆叶以袋盛,薄疮肿处,即瘥止。《肘后》同。

青蝰蛇螫方二首

《小品》疗竹中青蝰蛇螫人方。

雄黄　干姜

上二味，各等分，捣筛，以射罔和之，著小竹管中带之行，有急便用敷疮，兼疗诸蛇毒。《千金》同。《肘后》有麝香，为三味。

《肘后》青蝰蛇论：此蛇正绿色，喜缘木及竹上，与竹木色一种，人卒不觉。若人入林中行，脱能落头背上，然自不甚啮人，啮人必死，那可屡肆其毒。此蛇大者不过四五尺，世人皆呼为肯条蛇。其尾二三寸，色异者名熇尾，最烈。疗之方。

破乌鸡热敷之。

蝮蛇螫方一十首

《肘后》疗蝮蛇螫人方。

桂心　栝楼

上二味，等分，为末，用小竹筒密塞之以带行，卒为蝮蛇所螫，即敷之。此药疗诸蛇毒，塞不密则气歇不中用。文仲同。

又方

急掘地作坎，埋所螫处，坚筑其上，毒则出土中，须臾痛缓乃出，徐徐以药疗之。

又方

捣小蒜绞之，饮其汁，以滓封疮上。

又方

取猪耳中垢，著伤疮中，当黄汁出瘥。牛耳中垢亦可用之，良。

又方

嚼盐唾疮上讫,灸三壮,复嚼盐唾上。

《备急》疗蝮蛇螫人方。

烧蜈蚣末,敷疮上良。《肘后》同。

又方

蜡及蜜等分,于铛中消令和,以无节竹筒著疮上,以蜡、蜜灌竹筒,令下入疮中瘥。无蜜,惟蜡用之亦得。

又方

急尿疮中,乃拔刀向日闭气三步,以刀掘地作小坑,以热汤沃坎中,取泥作三丸如梧子大服之,取少泥涂疮上。《肘后》同。

文仲疗蝮蛇螫人方。

细辛　雄黄

上二味,等分,以内疮中,日三四敷之。兼疗诸蛇及虎伤疮良。

又云:蝮蛇形不长,头扁口尖,头斑,身赤文斑,亦有青黑色者。人犯之,头腹贴相著是也。东间诸山甚多,其毒最烈,草行不可不慎之。又有一种状如蝮而短,有四脚,能跳来啮人,东人呼为千岁蝮,或中之必死。然其啮人毕,即跳上林木,作声云研木、研木者,但营棺,其判不救。若云博叔、博叔者,犹可急疗之。吴音呼药为叔故也。

虺蛇螫方四首

《古今录验》疗虺蛇毒方。

捣葵根以敷之。

《肘后》疗虺蛇、人蛇螫人方。

以头垢敷疮中。张文仲、《备急》同。

又方

以两刀于水中相摩良久,饮其汁,痛即止。《备急》、张文仲同。

又方

捣葎草以敷之,立愈。神良。

众蛇螫方七首

《集验》疗众蛇螫人方。

取紫苋菜捣,饮汁一升,滓以少水和,涂疮上。又捣冬瓜根,以敷之。《肘后》、《千金》同。

又方

取常思叶捣取汁,饮一升,以滓敷疮上。又以鬼目叶薄之,止痛。《肘后》云:捣鬼针草敷上。并出第九卷中。

文仲疗众蛇螫方。

嚼干姜薄疮上,不过三四瘥。又煮吴茱萸汤,以渍疮上,立瘥。《集验》同。

又方

捣生蓼,绞汁饮之,少少以滓薄疮上。又挼蓝青薄之。

又方

捣大蒜涂之,以少盐豉合捣尤佳。《备急》、《集验》、《古今录验》同。

又方

以绳缚疮上一寸许,即毒气不得走,便令人以口嗍所螫处取毒,数唾去之,毒尽即不复痛。口嗍当小肿,无苦状。《备急》同。

又云:此众蛇者,非前件三种也,谓赤蝰音连、黄颔之类,复当六七种,不尽知其名。水中黑色名公蛎,山中一种亦相似,并不闻螫人。有钩蛇,尾如钩,能倒牵人兽入水后而食之。又南方有响蛇,人忽伤之不死,终身伺觅其主,虽百人众中亦直来取之,惟远去百里乃免耳。又有柂,长七八尺,如柂毒中人必死,即削取船柂煮渍之便愈。凡大蛇多是神,不可妄杀之。又额上有白色,状如王字者,有灵。或有角形者,此是欲变为龙也。凡青蝰中人立死,蝮中人一日死。虺毒急于众蛇,不早疗之,多残断人手足。药不可以一法,宜审按之。并出第八卷中。

蜘蛛咬方六首

《广济》疗蜘蛛咬方。

取生铁衣,以醋研,取汁涂之瘥。《肘后》同。

又蜘蛛咬作疮,频疗不瘥方。

取萝摩草,捣如泥封之,日二三,毒化作脓,脓出频著勿停。

又方

枣叶　柏叶各五月五日采,阴干　生铁衣　晚蚕沙

上四味,各等分,捣散,以生麻油和如泥,先灸咬处,涂之瘥。并出第五卷中。

《千金》疗蜘蛛咬人方。

以乌麻油和胡粉如泥,涂之,干则易之,取瘥止。《肘后》同。出第二十六卷中。

《备急》疗蜘蛛咬人方。

取羊桃叶捣敷之,立愈。《肘后》同。

又方

以蒜切作两断,以揩之。又以蒜摩地,取泥涂之。文仲同。并出第八卷中。

蜂螫方一十首

《肘后》疗蜂螫人方。

取人溺新者,洗之瘥。《备急》、文仲、《必效》、《删繁》同。

又方

斫穀木,取白汁涂之,桑汁亦良。《备急》、文仲、《小品》、《古今录验》同。

又方

煮蜂房洗之。又烧灰末,以膏和涂之。《千金》同。本方云烧羊角灰,苦酒和涂之。

又方

刮齿垢涂之。《备急》、文仲、《千金》同。

《千金》治蜂螫方。

蜜五合　蜡二两　猪脂五合

上三味,和煎如膏,候冷以涂之,甚良。一云稍稍食之。

又方

以淳酢沃地,取泥涂之。

又方

以尿泥涂之。

又方

取蛇皮,以蜜涂之,炙令热,以贴螫处,效。又以酱汁涂蛇皮,炙,以封之,甚效。并出第二十六卷中。

《必效》疗蜂螫方。

捣青蒿封之,亦可嚼用之。《肘后》同。

又方

近用薄荷按贴之，大效。蜀中用验。并出第六卷中。

蜈蚣螫方八首

《肘后》疗蜈蚣螫人方。

割鸡冠，取血涂之瘥。《备急》、文仲、《删繁》、《必效》同。

又方

嚼盐涂之效。又以盐拭疮上，蜈蚣未远不得去。《备急》、《小品》、文仲、《古今录验》同。

又方

嚼大蒜，若小蒜，或桑白汁，以涂之。亦以麻履底土揩之良。《小品》、《备急》、文仲、《必效》、《古今录验》同。

又方

按蛇衔草，封之佳。

《备急》疗蜈蚣螫人方。

按蓝汁以渍之，即瘥。蜈蚣不甚啮人，甚亦微，殊轻于蜂，当时小痛易歇，脱为所中，幸可依此疗之。药家皆用赤足者，今赤足者螫人，乃痛于黄足者，是其毒烈故也。张文仲、《肘后》同。

又方

取屋中土，以水和敷之。《小品》同。

崔氏疗蜈蚣螫人方。

趁雄鸡令走，以鸡嘴气呵之，数易鸡，立瘥。

张文仲疗蜈蚣螫人方。

取锡，炙令热，以熨之，不越十度即瘥。出第十卷中。

蝎螫方二十七首

《广济》疗蝎螫毒方。

捣蒜涂之。崔氏、《备急》同。

又方

半夏以水研,涂之亦止。

又方

咒曰:一名蒿枝,一名薄之,傍他篱落,螫他妇儿,毒气急去,不出他道,你愚痴。急急如律令。并出第五卷中。

《集验》疗蝎虫螫人方。

余身经遭此毒,手指痛苦不可忍,诸法疗皆无效,有人见令以冷水渍指,亦渍手,即不痛。水微暖便痛,即以冷水渍,小暖即易之。余处冷水浸,故布以拓之,此实大验。《肘后》、《备急》、《千金》、《必效》、文仲同。

又方

蝎有雄雌,雄者止痛在一处,雌者痛牵诸处。若是雄者,用井底泥敷之,温则易;雌者,用当屋及沟下泥涂之。若不值天雨,可用新汲水从屋上淋下,于下取泥敷之。

又方

画地作十字,取上土,水服五分匕。并出第一卷中。

《千金》疗蝎毒方。

取齿中残饭敷之。又以猪脂封之。又以射罔封之。

又方

硇砂和水涂上愈。《救急》同。

凡一切螫毒之物见,必不得起恶心向之,亦不得杀之。若辄杀之，于后必遭螫。慎之！慎之！治亦难瘥。

又方

嚼茱萸以封之，立愈。

又方

生乌头末，以唾和，涂之良。

崔氏疗蝎螫人方。

取人参嚼，以敷痛处，立瘥。又以黄丹涂之瘥。

又方

深削桂心，醋磨涂之，立定。

又方

滴蜡烛热脂于螫处，三两度易之。并出第五卷中。

《备急》疗蝎螫人方。

蜀葵花　石榴花　艾心

上三味，等分，并以五月五日午时取，阴干合捣，和水涂螫处，立定。花取未开者。张文仲同。

又方

温汤浸之。《肘后》、崔氏同。

又方

接马苋菜，封之瘥。《肘后》、《备急》、文仲同。

又方

嚼干姜涂之瘥。《肘后》、《备急》、《文仲》同。并出第八卷中。

《必效》疗蝎咬人方。

温酒以渍之。又捣豉作饼如钱大，贴螫处，以艾灸七壮。

又方

问被咬人云是物，遣报云蝎螫，即语云没所苦。语讫，即私向一处翻一瓦，还安旧，勿使其人知，回更问瘥末，遣报云瘥讫，即痛止。神效。

《古今录验》疗蝎螫人方。

取苦李子仁嚼，以封之即瘥。

又方

挼蛇衔取汁，以敷之瘥。

又方

以木碗率取此螫处，即以木碗合之，便瘥。神验。

又方

挼鬼针草，取汁敷之，即瘥。

又方

五月五日取菟葵，熟捣，以遍涂手，至后日中时，然后洗手。若有人被螫，以手摩索，应手即瘥。

又禁蝎螫人法。

咒曰：系胡计反梨乎俱尚苏婆诃。于五月五日桑木正北阴中菟葵，日正午时，先七步至菟葵，此右膝著地，立左膝，手摘取菟葵子，摘取著口中熟嚼，吐著手内，与五叶草菟葵等相和，若无子，直取二叶相和于手内，左转挼之，口阴诵前咒七遍，一吐气，得一百八遍止，所挼叶令汁出染手，其叶还放置菟葵处，起勿反顾之。一日一夜不得洗手，亦不用点污手内，亦不得人知，作此法不得人见。被螫者口问云何处，即阴咒七通，男以左手摩螫处，口云瘥去。若犹小疹痛者，男掐左手无名指第一节内侧纹头，阴咒掐之；女掐以右手指，以右手摩螫处。其菟葵私取移种于桑北，五叶草处处有之耳。

又甄立言以此蝎毒阴蛇，即非蜂、蜈蚣之辈，自有小小可忍者,有经一日一夜不可忍者,京师偏饶此虫,遍用诸药涂敷不能应时有效,遂依角法。以意用竹依作小角,留一节长三四寸,孔径四五分。若指上,可取细竹作之,才令搭得螫处,指用大角,角之气漏不嘬,故角不厌大,大即嘬急瘥。速作五四枚,锅内熟煮,取以角螫处,冷即换。初被螫,先以针刺蜇处出血,然后角之,热畏伤肉,以冷水暂浸角口二三分,以角之,此神验。不可以口嘬,毒入腹杀人。甄公云:灸即瘥,以热角嘬之,无火灸也。并出第四十五卷中。

蠼螋尿方二十二首

《千金》疗蠼螋虫尿人影,便令人病。其状身中忽有处瘰痛如芒刺,亦如刺虫所螫处,后起细瘰瘟,作聚如茱萸子状,四边赤,中央有白脓,如黍粟,亦令人皮肉急,举身恶寒壮热,剧者连起尽腰胁胸也。疗之法,初得之,便磨犀角涂之,止其毒,疗如火丹法。余以武德中六月得此病,经五六日觉心闷不佳,以他法疗之不愈,有友人教画地作蠼螋形,以刀细细尽取蠼螋肠中土,就中以唾和成泥涂之,再涂即愈。方知天下万物相感,难晓其由矣。

又方

羚羊须烧灰,腊月猪脂和,以封之瘥。

又疗蠼螋尿方。

熟嚼梨叶,以封之,干复易之。

又方

取马鞭草烂捣,以封之,干复易瘥。

《广济》疗蠼螋尿绕腰欲死方。

取败蒲扇,煮汁涂之。

又方

扁豆叶,捣涂之。并出第五卷中。

深师疗蠼螋尿方。

取鹊巢中土,以苦酒和,敷之。

又方

以鸡子和白礜敷之,侵淫为广,以大蒜磨研书墨涂之。一方以胡粉涂之。一方以猪膏涂之。又烧蒲灰敷之。并出第二十九卷中。

《集验》疗蠼螋尿疮方。

烧鹿角捣末,以苦酒和,敷之。已有汁者,烧道边弊蒲席灰,以敷之。深师、《千金》并《翼》、文仲同。

又方

槐白皮半斤,切　苦酒二升

上二味,渍半日,刮去疮处以洗,日五六遍。末赤小豆,和苦酒敷之,燥即易之,小儿以水和敷之。甚良。《千金》并《翼》、文仲、深师同。

又方

嚼大麦,以敷之,日三。《千金》同。

又方

猪脂和燕巢中土,敷之。《千金》同。并出第九卷中。

《千金翼》疗蠼螋尿疮方。

取茱萸东引根下土,以醋和,涂之。

又疮表里相当,一名侵淫疮方。

取猪牙车骨年久者,槌破,烧令脂出,及热涂之。《千金》同。

又方

取楝木枝若皮,烧灰敷之,干者以猪膏和敷。并主小儿秃及诸恶疮。深师同。出第二十四卷中。

崔氏疗蠼螋尿疮,习习然黄水出者方。

取韭捣取汁,以涂之。

又方

煮甘草汤洗之。

又方

嚼桂涂之。

又方

绞马屎汁洗之。

又方

嚼麻子涂之。

又方

令患人于日里立,侧近作沸汤,微取以淋患人影,令当所患疮处六七度,仍遣人熟嚼蒜以喂患人影中患处,口中余蒜气,即真喂患人疮上,愈。并出第五卷中。

《救急》蠼螋尿方。

取燕窠和醶酢涂之,大良。出第五卷中。

恶虶方三首

《必效》疗恶虶已洪肿者并瘑方。

取楝木根并皮切一升,以水三升和煎,取二升,适寒温浸洗疮,冷即易,再三瘑。

又恶虶已洪肿烂者方。

干姜　水银　猪脂腊月者

上三味揉令相得,即置丸向碗中烧,以竹筒笼上,熏所肿处,未熏先破两处,然后熏即瘥。

又方

取胡葱于煻火中煨,令软即出,以纸隔手捼令破,以拓疮上,以痛定为度。李饶州多用,神效。并出第十六卷中。

虿螫方二首

《肘后》论云:此虿字作䘌字,所谓蜂虿作于怀袖,贲育为之惊恐。言其小而有毒,起乎不意也。世人呼蝘蜓为虿子,而未尝中人,乃言不可螫人,雷鸣乃放,想亦当极有毒,书家呼蝘蜓为守宫。《本草》云:守宫即是蜥蜴。如东方朔言,则两种物矣。今蜥蜴及蛇医毋并不螫人。蜥蜴有五色具者,亦云是龙,不可杀之,令人震死。今又有一小乌虫子,尾有翘,世人呼为甲虫,而尾似车缓两尾,复言此虫是虿,未详其正矣。

又疗虿螫人方。

捣常思草,绞取汁,以洗疮。出第八卷中。

《古今录验》虿螫人方。

取屋溜下土,水和敷之,立愈。出第四十五卷中。

射工毒方一十九首

《备急》论射工毒。江南有此射工毒虫,一名短狐,一名蜮。常在山间水中,人行反入水中。此虫口中有横骨,状如角弩,即以气射人影则病。其诊法:初得时,或如伤寒,或似中恶,或口不能语,或身体苦强,或恶寒壮热,四肢拘急,头痛,旦可暮剧,困者三日则齿间血出,不疗则死。其人中有四种,初觉即遍身视之,其一种正如黑子,而皮绕四边突赤,以衣被犯之,如芒刺状;其一种作疮,疮久则穿陷;其一种突起如石痈状;其一种如火灼人,肉起作疮,此种最急,能杀人。居此毒之地,天大雨时,或逐行潦,流入人家而射人。又当养鹅,鹅见即食之,船行将纯白鹅亦辟之,白鸭亦善。带好生金、犀角、麝香并佳。又若见身中有此四种疮处,便急疗之方。

急周绕遍,去此疮边一寸,辄灸一处百壮,疮上亦百壮,大良。《肘后》同。

又疗射工毒方。

白鸡屎白者二七枚,以水汤和,涂疮上。《必效》、文仲、《备急》、《千金》、《肘后》同。并出第九卷中。

《肘后》初见此疮,便宜疗之方。

便水磨犀角涂之,燥复涂。亦取细屑和麝香涂之。一方云服一方寸匕。

又方

以白梅皮裹豉母虫,吞至六七枚勿住。本方云:取水上浮走豉母虫一枚,置口中便瘥。

又射工毒虫正黑,状如大蜚生,啮发,而形有雌雄。雄者口边有两横角,角能屈伸,有一长角横在口前,弩檐临其角端,曲如上弩,以气为矢,因水势以射人,人中之便不能语。冬月并在土中蛰,其上雪不凝,气蒸伏伏。然人有识处,掘而取带之。溪边行,亦往往得此。若中毒,仍为屑与服。夏月在水中则不可见,乃言此虫含沙射人影便病。欲渡水,先以石投之,则口边角弩发矣。若中此毒,体觉不快,视有疮处便疗之,疗之亦不异于溪毒。

又方

取皂荚一挺,长一尺二寸者,槌碎,以苦酒一升煎如饧,去滓,敷毒上。文仲、《备急》同。

又方

取马齿苋,捣,饮汁一升,滓以薄疮上,日四五遍良。文仲、《备急》同。

《集验》疗射工毒中人,寒热发疮,偏在一处,有异于常方。

取赤苋合茎叶捣,绞取汁,服一升,日再三服。《千金》、《备急》、文仲、《必效》、《删繁》、《肘后》同。姚云:服七合,日四五服。

又方

犀角　升麻　乌翣根各二两

上三味,以水四升煮取一升半,去滓,分再服,相去一炊久,尽更作。《千金》同。

又方

取生茱萸茎叶一虎口,断去前后,取握中者熟捣,以水二升煎取八合,顿服之。《千金》同。

又疗射工中人,疮有三种。一种疮正黑如黡子,皮周遍悉赤,或衣犯之如有刺痛;一种作疮,疮久则穿,或晡间寒热;一种如火灼燺起,此者最急,数日杀人,此病令人寒热方。

乌翣根二两　升麻二两

上二味,切,以水三升煮取一升,适寒温顿服之,滓薄疮上。《肘后》、《千金》、文仲、《备急》同。《古今录验》云:乌扇无根用叶。出第一卷中。

《千金》疗射工,初中未有疮,但憎寒凛凛,及其成疮,似蠼螋尿,亦似瘭疽状方。

取芥子捣熟,苦酢和,厚涂疮上,半日痛便止。《古今录验》同。

又方

取狼牙叶,冬取根枝,捣之令熟,薄所中处。又饮四五合汁。

又云:山中草木上石蛭著人,则穿啮肌肉,行人肉中,侵淫坟起方。

灸断其道,即愈。

又凡入山路行草木中,常以腊月猪膏涂脚足指间跌上,及著鞋处,蛭不敢著人。

又江南毒气恶核似射工,暴肿生疮,五香散方。

甲香　犀角屑　鳖甲炙,令黄　薰陆香　升麻　乌翣根　吴茱萸　沉香　丁香各三分　黄连　羚羊角屑　牡蛎熬　甘草炙　黄芩各四分　黄柏六分

上十五味,为散,水服方寸匕,日三服。又以鸡子白和涂上,干易之。以水和少许洗上。忌苋菜、猪肉、海藻。出第二十六卷中。

《救急》疗射工毒方。

取葫蒜切贴疮,灸七壮良。

《古今录验》疗射工中人,已有疮者方。

取蜈蚣大者一枚,炙,捣末,以苦酒和,敷疮上,痛便止。《千金》同。

溪毒方二十一首

《肘后》中溪毒论。葛氏云:水毒中人,一名中水,一名中溪,一名中洒,一名水病,似射工而无物。其诊法:初得之,恶寒,头微痛,目眶疼,心中烦懊,四肢振焮,腰背骨节皆强,筋急,两膝疼,或翕翕而热,但欲睡,且醒暮剧,手足逆冷至肘膝,二三日则

腹中生虫,食人下部,肛中有疮,不痛不痒,不令人觉,视之乃知耳。不即疗,过六七日下部脓溃,虫上食五脏,热盛烦毒,注下不禁,八九日良医所不能疗之。觉得之,急当早视下部,若有疮正赤如截肉者,为阳毒,最急;若疮如蟹鱼齿者,为阴毒,犹小缓,要皆杀人,不过二十日也。欲知是中水,当作数斗汤,以小蒜五升咬咀,投汤中,莫令太热,热即无力,去滓,消息适寒温以浴,若身体发赤斑纹者是也。其无者非也,当作他病疗之。文仲、《千金翼》、《备急》同。

又疗中水毒方。

取梅若桃叶捣,绞取汁三升许,为二服,或干,以水绞取汁,极佳。《集验》、文仲、《备急》、《千金》同。姚云:小儿不能饮,以汁敷乳头与之。

又方

取常思草捣,绞汁三升,饮之妙。并以绵裹导下部中,日三瘥。文仲、《备急》同。

又方

捣蓝青汁,以少水和,涂头面遍身令匝。文仲、《千金翼》、《备急》同。

又方

取蓼一把捣,以酒一升和,绞服之,不过三服。文仲、《千金翼》、《备急》云。《肘后》用梨叶。

又方

取大莓连根

上一味,捣作屑服之,亦可投水捣,绞汁饮一二升,并导下部生虫者。夏月常行,多赍此屑,欲入水浴,先以少屑投水上流,便无所畏。又辟射工，家中虽以器盛水浴，亦常以此屑投水中，大佳。文仲、《千金翼》、《备急》同。

又今东间诸山州县人，无不病溪毒，每春月多得，亦如京都伤寒之状，呼为溪温，未必皆是射工辈尔，亦尽患疮痢，但寒热烦疼，不解便死耳。方家疗此，用药与伤寒温疾颇相似，今复疏其单疗于此方。

东向三两步，即以手左一搅取水，将蒜一把熟捣，以酒渍之，去滓，可饮两杯，当吐，得吐便瘥。此方甚效。

《备急》疗溪毒方。

取五加根烧末，以酒若浆服方寸匕。《肘后》、文仲、《备急》同。

又方

烧鲛鱼皮，以饮服方寸匕，立瘥。

又方

荆叶捣汁，饮之佳。《肘后》同。

又方

捣柒姑，以涂之腰背诸处。柒姑生东问，细叶如蒜状。

又方

乌蒜一枚捣，以酒和服半升，得吐即瘥。又名乌韭，山中甚多。

又若下部生疮，已决洞者方。

取秫米一升，盐五升，水一石，煮作糜，坐中，即愈。文仲、《备急》同。《肘后》并同。

又方

取桃叶、艾叶捣熟，以水渍之，绞取浓汁，去滓，著盘中坐，有白虫出，瘥。文仲、《备急》同。《肘后》云：取桃皮叶，无艾叶。

又方

烧皂荚,捣末,以绵裹导之。

又方

以盐和皂荚末,捣之,绵裹导之。

又方

末牡丹屑,以饮服方寸匕,日三。

又其土俗有疗之术方。

初觉便取溪蒜、蓍苙、桃叶锉一斛,蒸使遍热,出布席上,解衣卧上,厚覆衣被,大汗良久,出拭之,勿见风则瘥。已五六日,恐毒入腹,不可救尔,应先服药。东间诸山有大木名埋檀,枝叶上似梨,冬不凋,剥取白皮,皮重叠如纸,捶破,煮服一升,日夜六七遍。无生者,预取干之。亦单用茜根、白蘘荷根、蓝青汁并佳。若卒无根皮,亦可单用蓝汁,可服之。亦可都合,煮取汁渍之。若患腹中痛,恐转成蛊,唼人腹脏者,取猪脂二升熬令燥,水一斗,绞取汁,稍稍服之。并出第八卷中。

《千金》疗溪毒方。

取大蒜十枚,合皮安热灰中炮,令热,刀切断头,以柱所著毒处。文仲、《备急》、崔氏同。

又方

雄黄　朱砂　常山各等分

上三味,五月五日午时,使童子捣合之。出第二十六卷中。

张文仲疗溪毒方。

取蓼捣取汁,服一二升,又以涂周匝瘥。

又方

取雄牛膝根一把,捣,水酒共一升渍,绞取汁饮之,日三。雄牛膝，茎白紫色者是。出第十卷中。

沙虱毒方六首

《肘后》中沙虱毒论云：山水间多有沙虱，其虫甚细不可见。人入水浴及汲水澡浴，此虫在水中著人。及阴雨日行草中，即著人，便钻入皮里。其诊法：初得之，皮上正赤，如小豆、黍米、粟粒，以手摩赤上，痛如刺，过三日之后，令人百节强，疼痛寒热，赤上发疮，此虫渐入至骨，则杀人。凡在山涧水澡浴毕，熟以巾拭身中数过，又以故帛拭之一过，乃敷粉也。今东间水无不有此，洗浴毕，以巾拭燥燥。如甚毛针刺，熟看见处，仍以竹叶抄拂去之。此见岭南人初有此者，即以茅叶刮去，乃小伤皮肤为佳，乃数涂苦苣菜汁瘥。已深者，用针挑取得虫子，正如疥虫，著爪上映光，方见行动也。挑不得，便就上灸三四炷，则虫死病除。若止两三处，不能为害，多处不可尽挑灸。若犹觉惛惛，是其已大深，便应依土俗作方术出之。并作诸药汤以浴，皆得一二升沙出，沙出都尽乃止。若无方术，痛饮番酒取醉亦佳。如其无，则依此方为疗，并杂用前中溪毒、射工法急救，七日中宜瘥。不尔，则仍变成溪毒，如薤叶大，长四五寸，初著腹胁，肿如刺，则破鸡拓之，虫出食鸡，或三四数遍，取尽乃止。兼须服麝香、犀角护其内，作此疗之。彼土有中之者不少，呼此病为蚵呼故切沙虫，吴音名沙作盗，护如鸟长尾。盗者，言此虫能招呼溪气。东间山行，无处不有。其虫著人肉不痛，不即觉者，久久便生子在人皮中，稍攻人则为瘘。山行宜竹管盛盐，数视体足，见者以盐涂之便脱，杂少石灰尤良。亦断血而辟水温。

又疗沙虱毒方。

以少许麝香敷疮上,过五日不瘥,当用巴豆汤服之。一日辄以巴豆一枚,二日二枚,计为数,并去皮心,以水三升煮取一升,尽服之,未瘥,即更可作服之。文仲、《备急》同。

又方

斑蝥二枚,熬一枚,研末服之,烧一枚令烟绝,末著疮中。《千金》、文仲、《备急》同。

又方

取麝香、大蒜合捣,以羊脂和,著筒中,带之行,大良。《千金》同。

《删繁》疗沙虱方。

以盐五合,以水一斗煮一沸,以渍洗疮。出第十卷中。

《必效》疗沙虱方。

初著有赤点如米,以盐和麝香涂之,瘥。

犬咬人方九首

《肘后》犬咬人方。

取灶中热灰,以粉上毕,裹缚之。《千金》同。

又方

干姜末,服二方寸匕。姜汁服半升亦良。

《集验》疗凡犬咬人方。

以苦酒和灰,涂之良。《千金》同。

《千金》疗凡犬咬人方。

烧犬尾灰敷之,日二。又烧自死蛇灰,末,敷疮中。

又方

桃东南枝白皮一握,以水一升煮取五合,服之。

又方

茛菪子七枚,以水服之,日一度,瘥止。

又方

梅子末,以酒服之。

又方

以腊月鼠一枚,以猪脂煎如膏,去滓,候凝,以涂之。

《古今录验》疗凡犬咬人方。

先以水洗疮,任血出勿止之,洗勿住,取血自止,以帛裹之,即瘥。

狂犬咬人方二十二首

《千金》论曰:凡春末夏初,犬多发恶狂,必诫小弱持杖,预以防之。而不免者,莫出于灸。百日之中,无阙一日者,方得免难。若初见疮瘥痛定,即言平复者,此最可畏,大祸即至,死在旦夕。凡狂犬咬人著讫,即令人狂,精神已别。何以得知?但看灸时,一度火下,即觉心神中醒然,方知咬已即狂,是以深须知此。此病至重,世人皆轻之,不以为意,坐之死者,每年常有之。臣昔初学医,未以为业,有人遭此,将以问臣,臣了不知报答,以是经臣手而死者非一。由此锐意学之,一解以来,疗者皆愈,方知世无良医,枉死者半,此言匪虚。故将来学者,非必此法,余一一方皆须沉思,留作心意勤学之,乃得通晓。莫以粗解一两种法,即谓知说,极自误也。因方申此一言,言不尽意耳。

又疗狂犬咬人方。

蛇脯一枚,去头,炙,捣末,服五分匕,日二。

又方

服青布汁三升。

又方

饮驴尿一二升良。

又方

捣莨菪根,和盐,以敷之,日三度。

《肘后》疗猘犬咬人方。

先嗍去恶血,乃须灸疮中十壮。明日以去,日灸一壮,满百日乃止。忌酒。《千金》、文仲、《备急》、《小品》、《古今录验》同。

又方

捣地榆根,绞取汁涂疮,无生者,可取干者,以水煮汁饮之,过百日乃止。日末服方寸匕,日三,兼敷疮上。《千金》同。

又方

捣薤绞取汁敷之,又服一升,日三,须疮瘥乃止。亦治已瘥复发者。《千金》同。

又方

以豆酱清涂疮,日三四瘥。《千金》同。

《小品》疗狂犬咬人方。

刮狼牙或虎牙骨末,服方寸匕,已发狂如猘犬者,服此药即愈。《肘后》同。

又方

头发、猬皮烧作灰末,等分,和水饮一杯。若或已目赤口噤者,可折齿灌之。《肘后》、《千金》同。

又方

捣地黄汁饮之,并涂疮上,过百日止。《肘后》同。

又众疗不瘥,毒攻人烦乱,嗕已作犬声者方。通按:嗕音董,多言动也。

髑髅骨烧灰末,以东流水和,服方寸匕,以活止。凡狂犬咋人,七日辄应一发,过三七日不发则免也。要过百日,乃为大免。每至七日,辄当捣薤一作韭汁,饮二三升。又当终身禁食犬肉、蚕蛹。若食此,发则不可救之。疮未瘥之间,亦忌食生鱼、诸肥腻肉,及诸冷食。但于饭下蒸生鱼,及就腻器中食便发。不宜饮酒,能过一年乃佳。

又若重发者疗之方。

生食蟾蜍脍,绝良。亦可烧炙食之,不必令其人知。初得啮,便为此,则不发。《集验》、文仲、《千金》、《备急》、《肘后》同。姚剥作脍,吞蒜韭下也。

又方

捣生姜汁一升以来,服之佳。

崔氏疗狂犬咬人方。

凡被狂犬咬,即急嗍去血,急吐之,勿错咽之。然后捣杏仁,和大虫牙捻作饼子,贴疮上,顿灸二七壮,从此以后每日灸一两壮,贴杏仁饼子。灸之,须要满百日乃止,百日内必莫使疮瘥。如无大虫牙,可单用杏仁亦得。狂狗咬人,每至七日即合一发,值至七日,即须捣韭汁服一大合,日再服之。纵非至七日,值一日、两日,服一两合大妙。如冬月无,可取韭根捣汁服之。又三两日取杏仁一合捣碎,熟研,滤取汁,和大虫牙齿,无牙齿,骨亦可用,熟煎,取一大升汁。又烧竹沥一合,以和杏仁酪汁,更煎一两沸,分三服,一日使尽。又取所咬犬脑,以涂疮大佳,取大虫牙齿末,或大虫脂涂之更佳。

又方

以大虫骨灰和杏仁膏，以涂之，甚良。

《救急》疗狂犬啮人，无问深浅者方。

初被咬便以冷水洗，令血断，封裹著。如其疮大及深，宜放流水中浸之，血断，依法封裹，更不用余裹。忌风，千万不畏。凡初被咬，即觅一切物与吃，后不发也。出第八卷中。

《必效》疗狂犬咬方。

栀子皮烧灰　石硫黄末

上二味，捣为末，敷疮，日一易。《救急》同。

又方

取蚯蚓粪，水和之如泥，以封之。上有毛，以毛尽即瘥。

又方

驴屎汁饮一升，即瘥。

又方

杏仁切，去尖　豆豉各一两　韭根一握，净洗

上三味，捣为饼，可疮大小，厚一二分，贴咬处，大作艾炷以灸饼上，热彻即瘥。

又方

虎骨　石灰

上二味，以腊月猪脂和，作饼子，曝干捣末，以敷之良。并出第六卷中。

猪啮人方二首

《千金》疗猪啮人方。

炼松脂贴上。

又方

屋溜中泥以敷之。并出第二十六卷中。

马咋踏人方四首

《肘后》疗马咋及踏人,作疮有毒,肿热疼痛方。

灸疮中及肿上,即瘥。

又方

取妇人月经敷之,最良。姚云神效。

《集验》疗马咋及踏人,作疮有毒,肿热疼痛方。

割鸡冠血,点所啮疮中,日三。若父马用雌鸡,母马用雄鸡。《肘后》同。

《千金》疗马咋人及踏人作疮,毒肿热痛方。

取马鞭梢三尺,鼠屎二七枚,烧末,以猪膏和涂之,立愈。《备急》、《小品》、《集验》、《必效》、《古今录验》同。出第二十六卷中。《肘后》云:取马鞭梢二寸。

剥死马马骨伤人方三首

《肘后》疗剥死马,马骨伤人手,毒攻欲死方。

取死马腹中屎以涂之,即瘥。《集验》、《千金》、《备急》、《古今录验》、《小品》同。

《集验》疗剥死马,马骨伤人手,毒攻欲死方。

绞饮其屎汁,烧末,服方寸匕。《备急》同。出第九卷中。

《古今录验》疗剥死马,马骨伤人手,毒攻欲死方。

服人屎汁。出第四十五卷中。

马骨所刺及马血入旧疮方八首

《肘后》疗马骨所刺，及马血入旧疮中，毒痛欲死方。

以热桑灰汁，更番渍之，常目为之，冷即易。数日乃愈。若痛止而肿不消，煮炙石令热，以熨之。灸疮上亦佳。《集验》、《千金》同。

又方

捣脉子，以水绞取汁，饮一升，日三服。

又方

酒渍马目毒公，少少饮之。

《小品》疗马骨所刺，及马血入攻人疮中，毒痛欲死方。

人粪泥之。又捣马苋敷之。出第十卷中。

《删繁》疗马骨刺人，马血入人疮孔方。

马粪干者止一物，粉疮孔上，掩疮口也。

又方

雄黄　干姜

上二味，等分，捣末，内疮口中，即瘥。

又方

大小蒜捣熬暖，用敷疮上。

又方

以热汤数淋疮上，即瘥。并出第十卷中。

马汗及毛入人疮中方六首

《肘后》疗人体上先有疮而乘马，马汗及马毛入疮中，或但为马气所蒸，皆致肿痛烦热，入腹则杀人方。

烧马鞭皮，以猪膏和敷之。《备急》、《千金》、《集验》同。

又方

以水渍疮，数易水渍之。《千金》、《备急》同。

又方

以石灰敷上。《千金》、《备急》同。

《集验》疗人先有疮而乘马，马汗若马毛入疮，及拂略著致令肿痛方。

大饮醇酒，取醉即愈。《肘后》、《千金》同。出第八卷中。

《千金》疗马汗入人疮方。

烧鸡毛末，以酒服方寸匕。《集验》同。

又方

煮沸汤，及热以渍之，冷复易之。《小品》同。出第二十六卷中。

驴马诸疾方三十一首

《救急》：夫六畜之中，唯马最为贵，致远之劳，贤愚所要，或在戎漠，或居村落，忽患急黄、黑汗等诸疾，将息水草之宜，人间之要，次之君子，所附卷末，傅以意焉。凡骑马远行，初到先与空锉草刷毕饮水，饮水毕，然后与粟豆等，若先与粟豆等，或水谷并，必致马病也。出第九卷中。

《肘后》疗马热虫颡黑汗，鼻中有脓腔，水草不进方。

黄栝楼根　贝母　桔梗　大青　栀子仁　吴蓝　款冬花大黄　白鲜皮　黄芩　郁金各二大两　黄柏　马牙硝各四大两

上十三味，捣筛，患相当及常要唉，重者药三大两，地黄半斤，豉二合，蔓荆油四合，和合，斋前唉，至晚饲。大效。

又虫颡重者方。

葶苈子一合,熬令紫色,捣如泥　桑白皮一大握　大枣二十枚,擘

上三味,以水二升煮取一升,去滓,入葶苈,合调匀,适寒温灌口,隔日又灌,重者不过再瘥。

又疗马脊疮方。

黄丹敷之,避风,即瘥。

又疗马羯骨胀方。

取四十九支羊蹄烧之,熨骨上,冷即易之。如无羊蹄,杨柳枝指粗者,炙熨之,不论数,瘥。

又疗马后冷方。

豉、葱各一两,水五升,煮取半,和酒灌之。

又疗马目晕方。

霜后干楮叶,细为末,日两度,管吹眼中,瘥。

又疗马疥方。

大豆熬焦,和生油麻捣敷之,酢泔净洗。

又方

樗根末,和油麻涂之,先以皂荚水,或泔净洗之,洗了涂,令中间空少许,放虫出,不得多涂,恐疮大。

又方

巴豆去皮心　腻粉

上二味,研,以油麻油和涂,先洗之,涂数日看,更验。

《备急》疗驴马虫颡方。

生地黄汁一升　桑根白皮五两　紫菀三两　射干二两　麻黄一两　葱白一斤　苏二合　蜜一合

上八味,切,以水一斗五升,煮取八升,去滓,内麝香末一豆,

搅调,作两度灌之。当灌,每取早朝食时,饮水三分与一分,至午时三分与二分,至夜使足。明日还依前法与之。其药更加地黄及葱白、蜜、豉,以水三五升,煮取多少依前,加麝香少许,自余将息,一依前法。当灌时,高举头,勿使药汁射肺,则药汁不出,斟酌药入,即不得用全高。每灌皆取一鸡子汁,分灌两鼻孔中。若气力弱,隔日灌之。若神强,频日灌之。若轻者,三两度灌之即瘥。灌后三两日,伺候看鼻中脓绝嚏断即瘥。如不断,用后法:桑白皮一斤,细切,以水三升,煮取一升,去滓,每旦灌鼻孔中,灌时,入研麝香一豆大佳。

又马荡方。

大黄　黄芩　郁金　当归　芍药　紫菀　芎䓖　白术　牛膝　细辛各一两

上十味,合捣末,用汤调方寸匕,以灌之。

又疗马急黄黑汗方。

割上断讫,取陈久靴爪头水渍汁灌口。如不足,用大黄、当归各一两,盐半升,以水三升煎取半,分两度灌口。如不定,破尾使骨才血即止。《肘后》同。

又疗马起卧胞转并肠结,并用此方。

细辛　防风　芍药各一两　盐一升

上四味,切,以水五升煮取二升半,去滓,分二度灌后。

前灌方

芒硝　郁金　寒水石　大青各一两

上四味,切,以水五升煮取二升,去滓,以油、酒各半升和调,分二度灌口。《肘后》同。

又疗马心黄并肺热方。

大黄　黄芩　芍药　细辛各一两

上四味,切,以水五升煮取二升半,油半升、酒半升调和,分为三度灌口。如不定,盐半升,水一升半,温如人肌,和盐灌后,即定。

又春冬灌马方。

大黄　郁金　黄芩　细辛　芍药　桔梗　升麻　麻黄　大青　茵陈　白术　芒硝　寒水石　朴硝各一两

上十四味,捣为散,若春灌,即和鸡子,油量水多少,搅调灌口。若冬灌,即切,以煎之讫,冷和油及酒灌口。

又疗马虫颡十年以上,灌鼻一两度,无不瘥方。

酱清和胆半合,搅令调,分两度灌鼻,每一灌,停一两日将息,不得伤多,多即伤马。故录之令知。《肘后》同。

又疗马虫颡方,候马鼻沫出,梁肿起,即不可疗。

硇砂二酸枣许,研　猪脂腊月者,二鸡子许

上二味,先研硇砂,令极细为末,然后熬猪脂,及硇砂煎一沸,停如人肌,高仰马鼻以灌之,一炊久。若患一鼻,减药之半。两鼻患,两鼻中灌之;一鼻患,一鼻中灌之。灌鼻后一二日,更有熏法如后:莨菪子别捣,藜芦、谷精草、干膝、葶苈子别捣,各等分,为末相和,以麻撚如烛,烧一头内马鼻中,令烟入效。仍仰马头令稍高。

又疗马胪胞转欲死方。

捣蒜内小便孔中,深五寸,立瘥。又用小儿尿和水灌口,立瘥。

又方

骑走上坡,用木腹下来去捺,以手内大孔中探却粪,大效。探法:剪却指甲,以油涂手,恐损破肠也。《肘后》同。

又方

但以盐四升,人尿和灌口。

又方

捣蒜三升哺之,小马分半。

又疗马患月怜方。

取鬼微热捼揩之,立瘥。鬼微如地菌,夏月得湿,多聚生粪中,见日消黑者是。

又疗马食著地胆等虫,辄困胀闷立死方。

取桑根入地一尺者,去黄皮锉之,以水煎,取浓汁,急灌口,止毒胜甘草。

又疗马嗽方。

取麻子一斗饲之,立定。若腔及色焦,与吃即光泽。《肘后》同。

又马跙蹄方。

于马枥下,当马前脚阔一尺许,掘渠深一尺许,取石如鸡子许大,满中填实,令马立其上,两日即瘥。《肘后》同。

又马每月一两度灌油盐,永不著黄方。

以油一小升,盐一小合,和以灌口,瘦弱马以意量之。

又马脊疮方。

取马通汁,及热遍疮上涂之。

又疗马疥方。

云花草一两,状如麻黄而坚实　熏黄二两　附子一枚,用藜芦二两神效。

上三味,捣末,生麻油和之,以泔清皂荚洗之,日中少时令水干,后敷药,不过五六遍,无不瘥。韩五家盛谈效验。但苦不识云花。出第九卷中。

又疗马筋瘙方。

硇砂　藜芦　槐子　葶苈子各半两　熏黄　石硫黄　黄柏
巴豆　乌麻各少许　蜜　猪膏各半两

上十一味,捣为末,蜜、猪膏和药如泥,敷疮上。

又方

取一杯酒酢,并麦米等相和,令调,涂布上,重裹上,用麻缠,
每敷,先以铁浆汁洗病拭干,涂药,日再,瘥止。

牛狗疾方六首

《肘后》疗牛疫病方。

取獭屎三升,以沸汤淋,取汁二升,灌之良。

又疗牛马六畜水谷疫病方。

取酒和麝香少许,和灌之。

又疗六畜脊疮焦痂方。

以面糊封之,即落。

又疗牛胀方。

以猪脂和小儿屎,灌口瘥。

又疗牛吃蓿苜草,误吃地胆虫,肚胀欲死方。

以研大麻子灌口瘥。吹生葱亦佳。

《救急》疗犬疥方。

蛇皮烧灰,和粥,与吃瘥。出第九卷中。

牛抵触肠出方一首

《救急》疗牛抵触肠出方。

硇砂一大两　干姜二小两

上二味,为末,涂损处,肠即自入,肠干不入,宜割去干处讫,用粟谷叶为末,以敷之,即却入。大良,神妙。出第九卷中。

油衣粘及松脂著人衣并虫蚀毡鞴法五首

《救急》油衣粘法。

以黄土泥水和如煎饼面,表里涂之,阴干一宿,以水濯去之,不粘也。

又鞴被虫蚀方。

取吴茱萸捣末,和面作糊,涂鞴面,煎茱萸汁刷之,其虫永断。

又毡被虫蚀方。

刈取黄蒿有子者,曝干,铺毡中卷之令遍,置阁上十年不蚀。

又松脂著人手足及衣毡褥洗不去法。

以嚼杏仁洗之立去,除彩色衣物等著车脂及油腻等,米研煮作饮洗之,即不损绯紫碧绿。一云车脂,嚼粟,以水洗之。蜡以蜜水洗之极验。

又方

煮水,便和皂荚洗佳。以酒洗亦佳。以蜜和汤洗之,平复不损色,并试有功。虽是小事,亦为切要,以附之服饵之末。出第九卷中。